からだと
こころが
ととのう

滋養菓子

おやつにも
間食にも
食事にもなる

沼津りえ

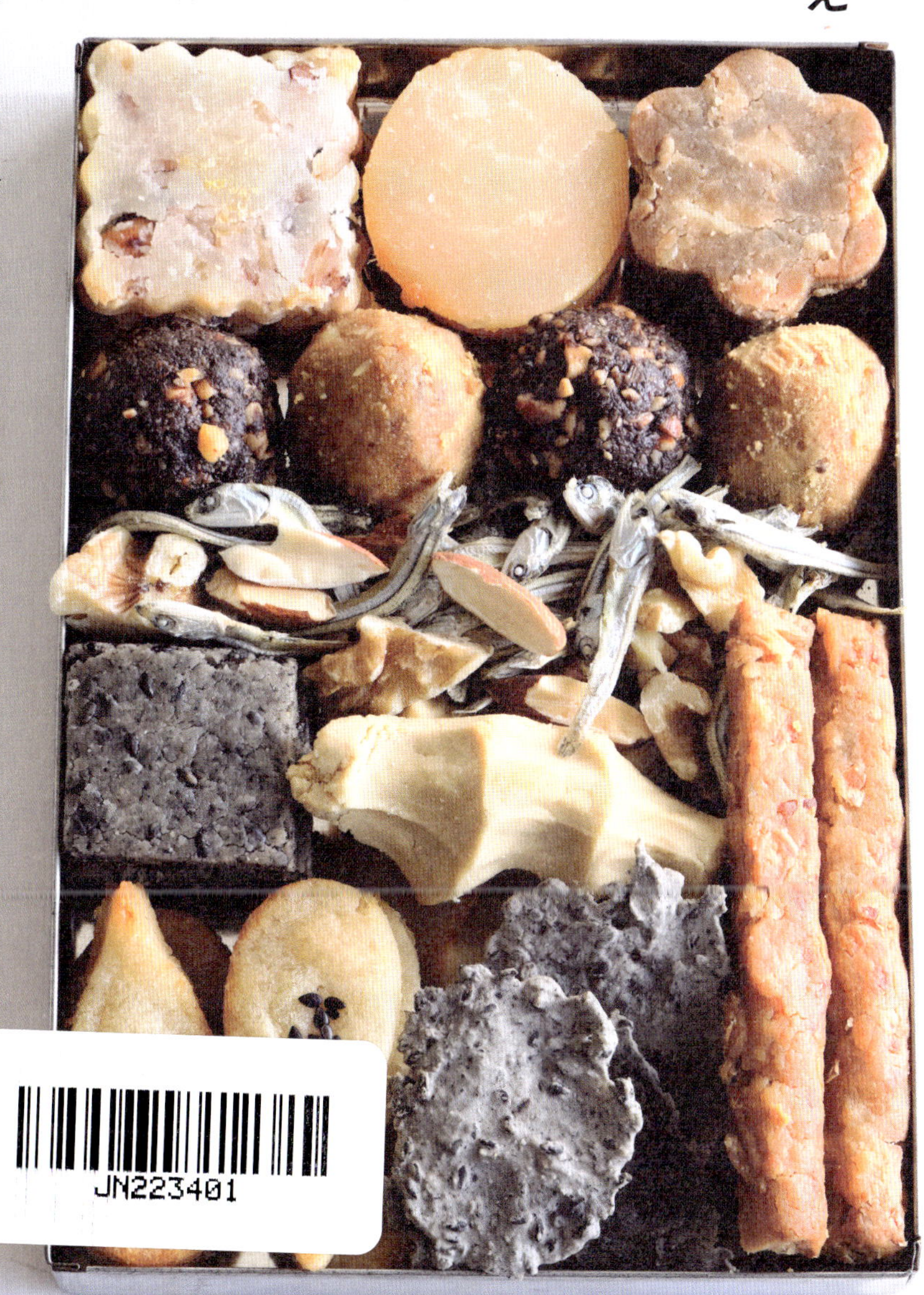

日東書院

はじめに

「滋養」とは、「体の養いとなること、そういうはたらきのあるもの」という意味があります。人は食べ物でこころとからだが作られます。口に入れるものを日々大切にし、日々「養い」を大切に暮らす。本書タイトルの「滋養菓子」にはそういう願いが込められています。

「滋養菓子」というと、材料は特別なものと思われるかもしれませんが、手に入れやすい身近な食材が基本です。それぞれの食材には、カルシウムが多い、鉄分が含まれるなどの栄養が備わっています。それを生かせば「からだの養いとなる」さらには「不調のときに寄り添える」お菓子やおやつを作ることができます。生クリームやチョコレートをふんだんに使ったスイートなお菓子も魅力的です。ときどきはよいけれど、健康は日々の積み重ね。日々のお菓子やおやつは、からだやこころに潤いを与えるものを選んではいかがでしょう？　もちろん、美味しいこと、作りやすいことが大前提です。

本書で紹介するレシピは、ほぼ3ステップの簡単レシピです。
食材の力を信じ、本来の美味しさを引き出すレシピになっています。
柔らかいお菓子もありますが、素材の味をかみしめる歯ごたえのある
お菓子も紹介しています。
昔懐かしい素朴なおやつは、栄養を強化する食材を選んで生まれ変わ
らせました。
空いた時間にちょっと手作りできて、瓶や缶に入れて、常温・冷蔵保
存でき、作り置きできるお菓子をたくさん揃えています。

食材の持つ力を生かした、「滋養菓子」。
日々の暮らしに取り入れることで、知らず知らずのうちに、からだと
こころがととのっていきますように。

沼津りえ

身近な食材で作る
からだによいお菓子です。

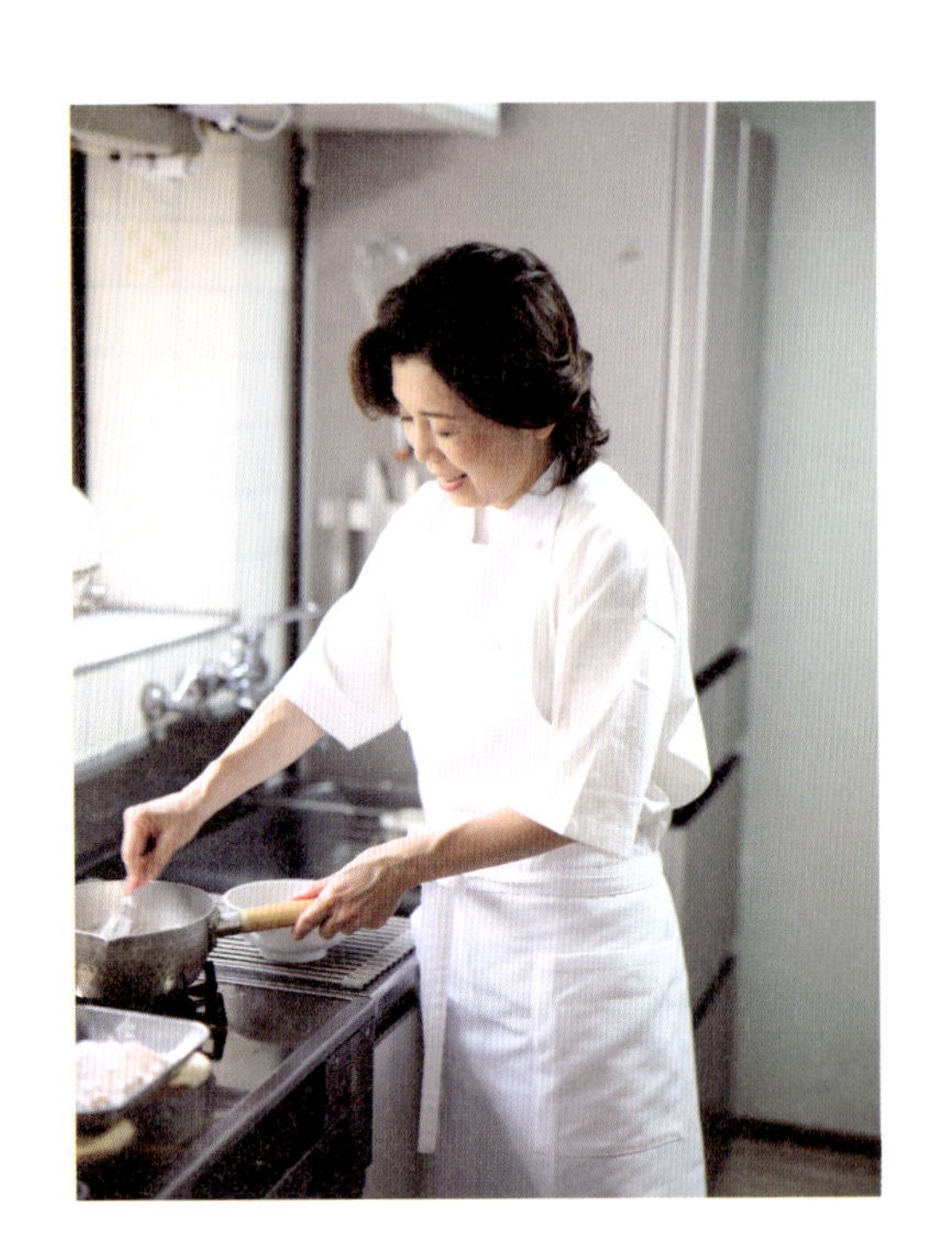

空いた時間に
楽しみながら
手作りしましょう。

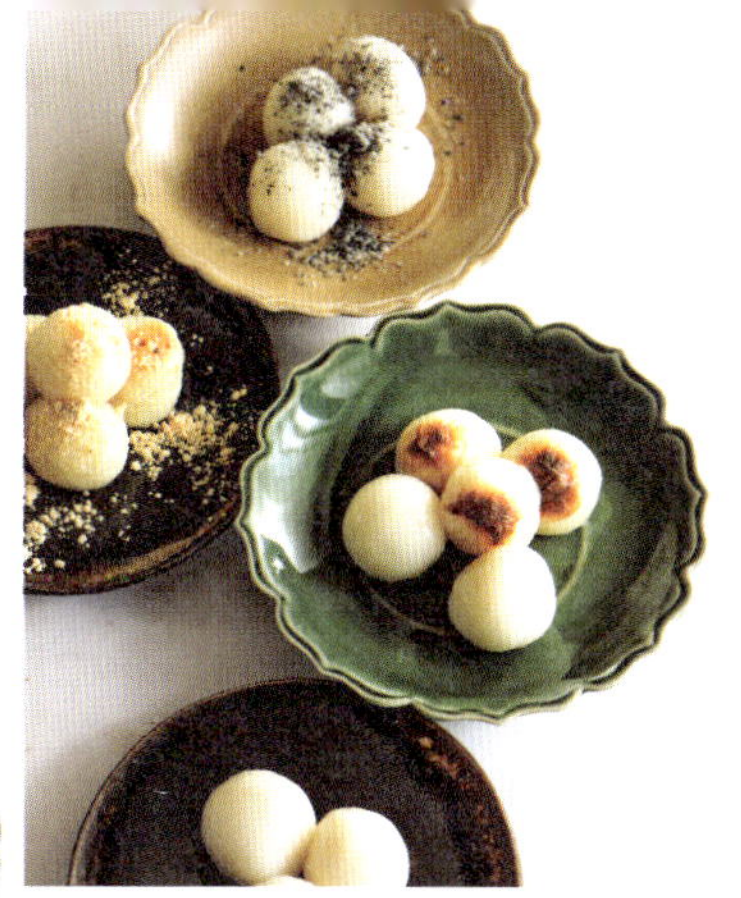

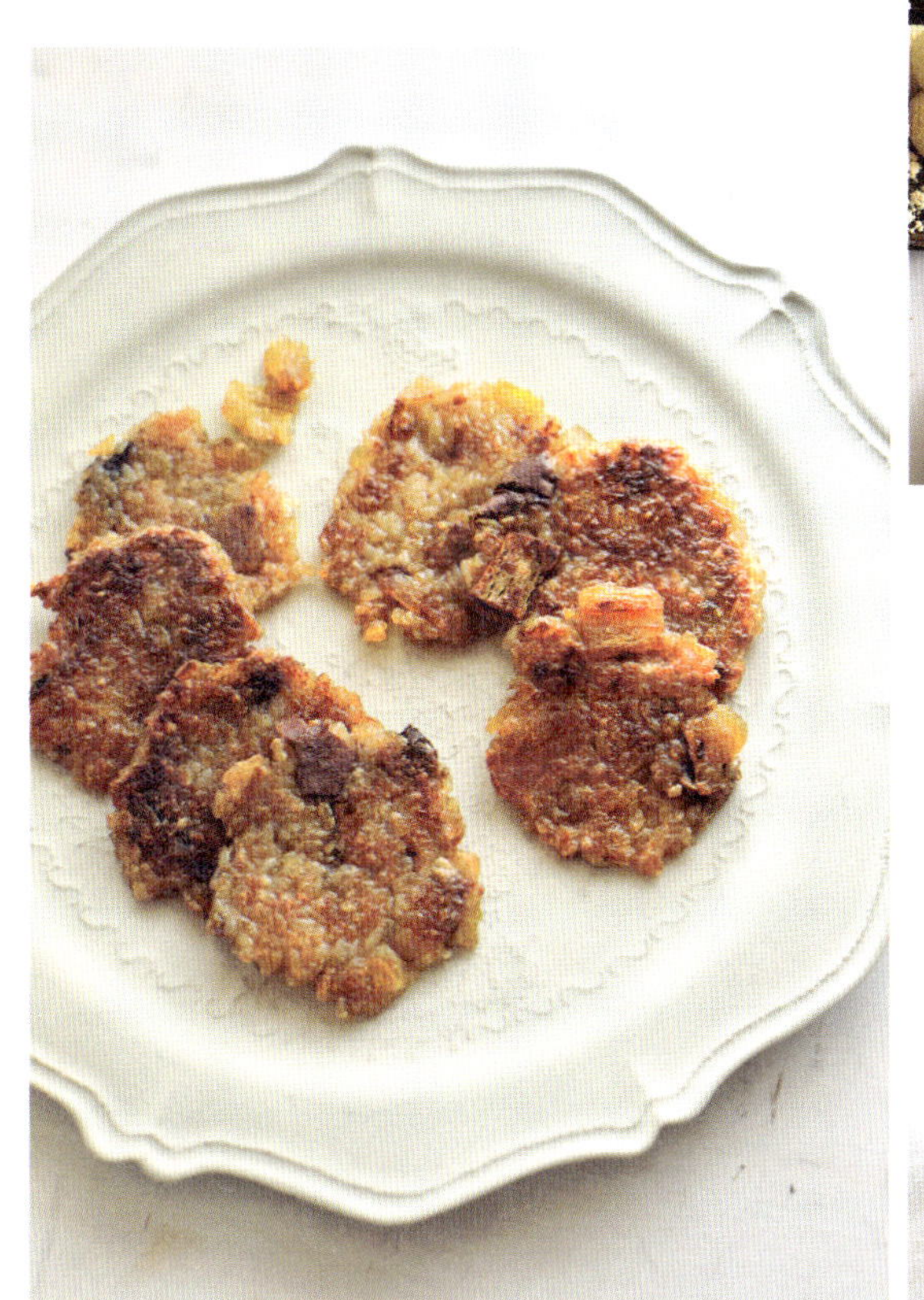

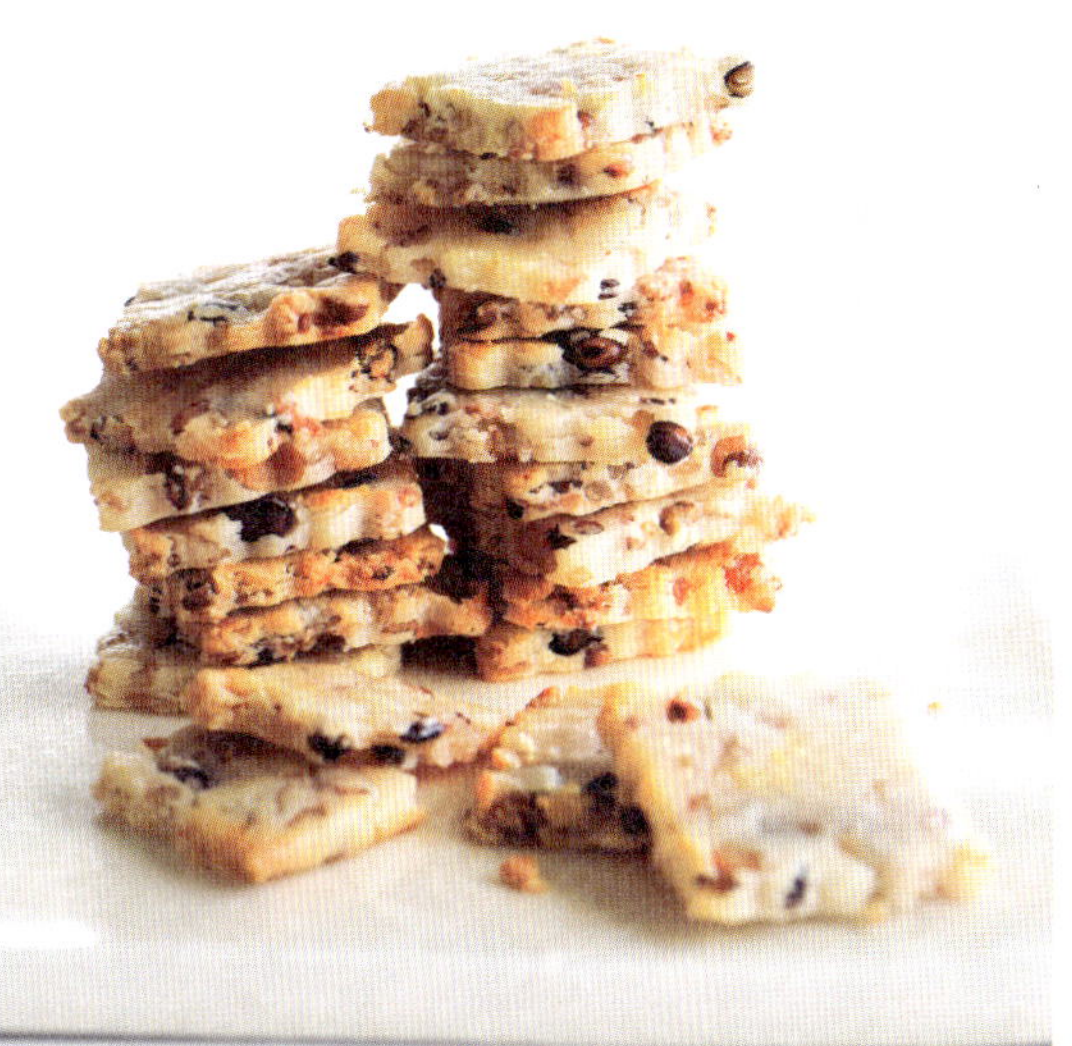

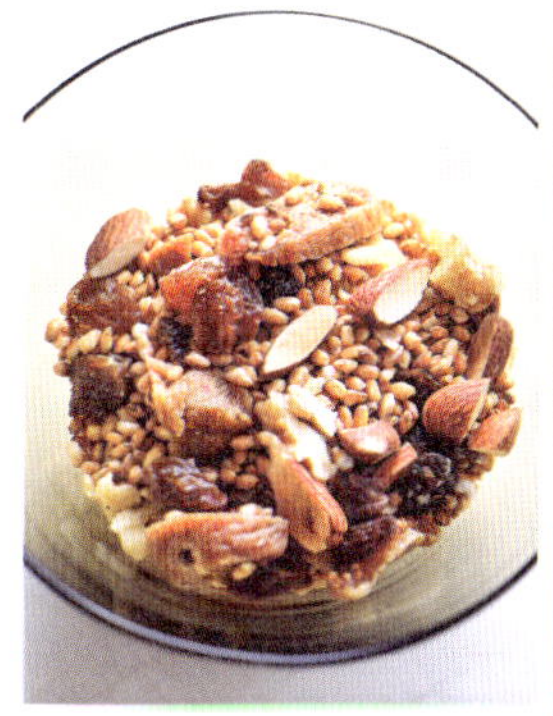

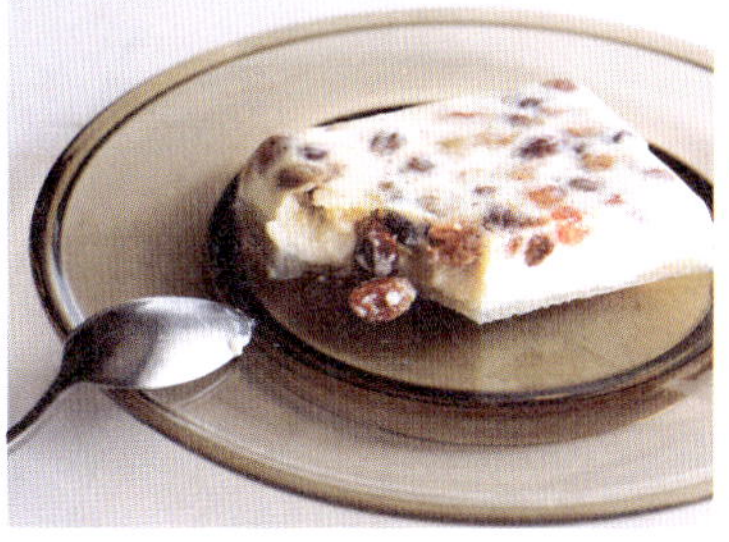

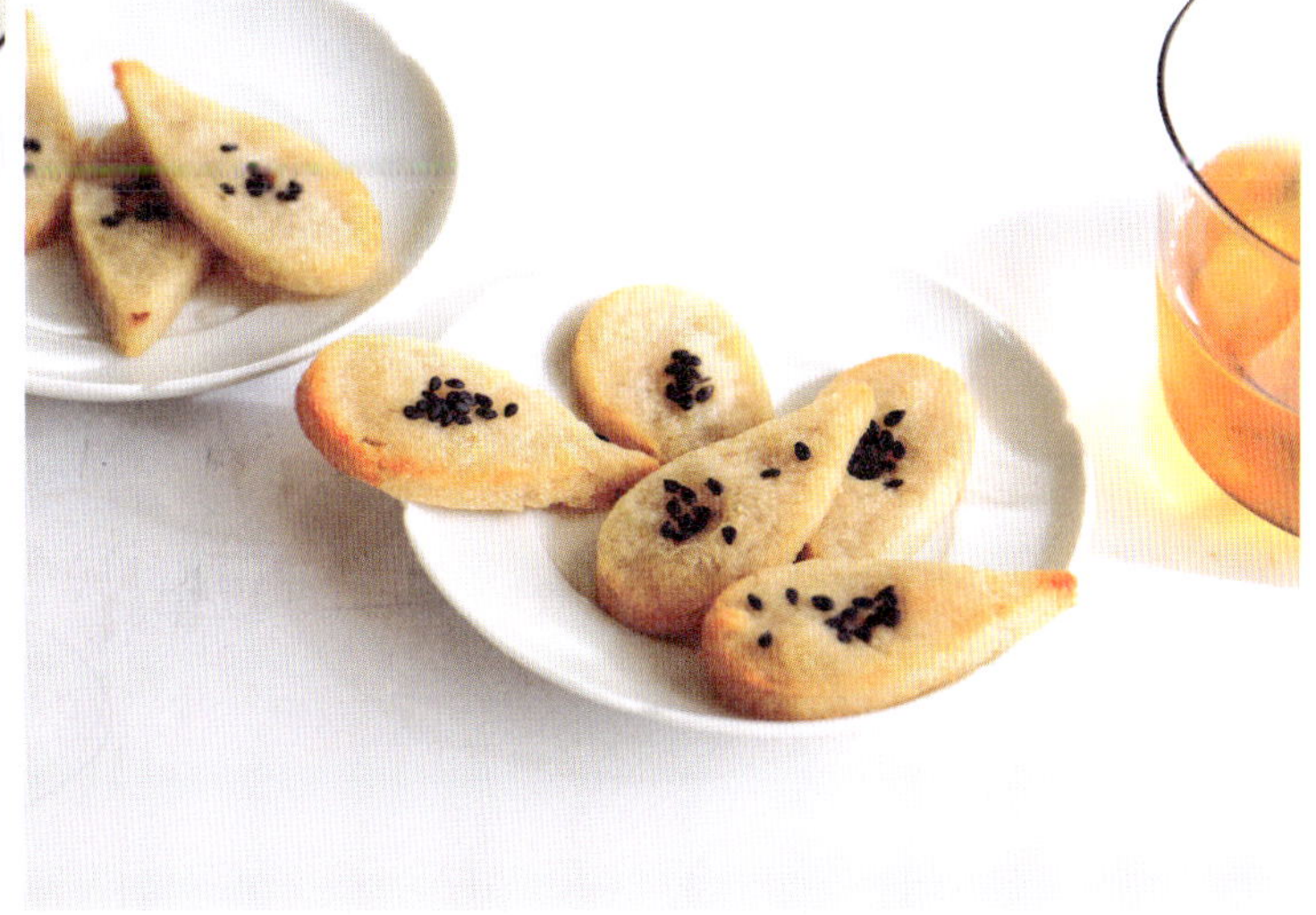

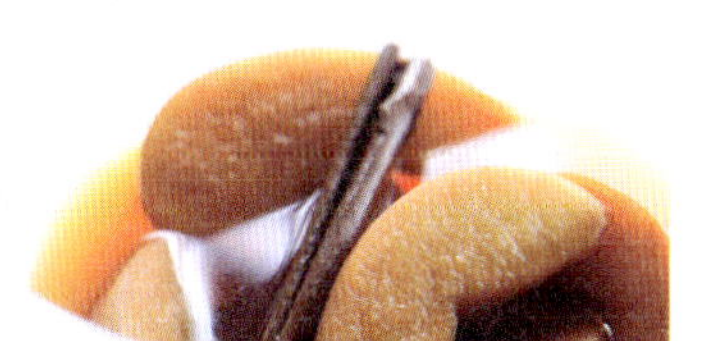

目次

2章　からだとこころを思いやる「日々のおやつ」

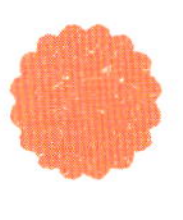

ビスケット・クッキー

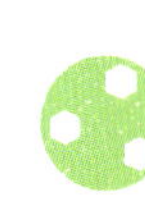

スナック菓子

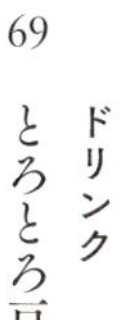

ようかん・餅・だんご

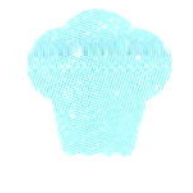

クレープ・蒸しパン・ケーキほか

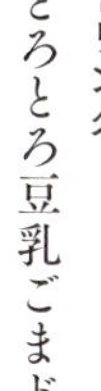
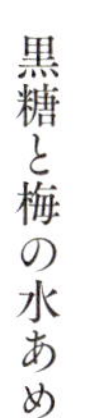
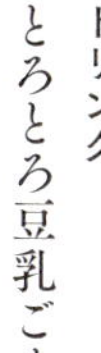
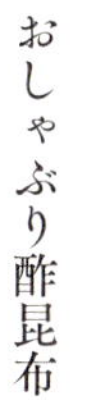
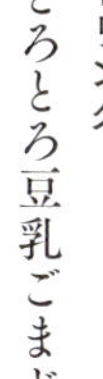
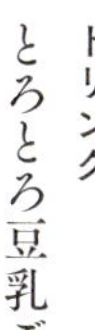

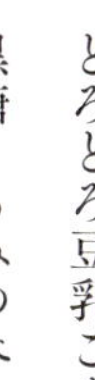
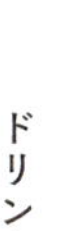
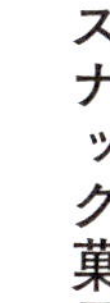
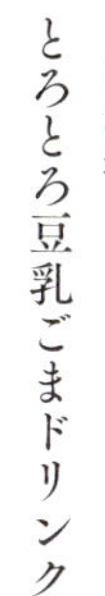
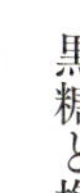
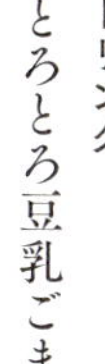
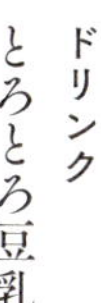

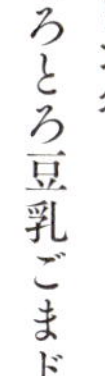
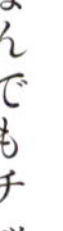
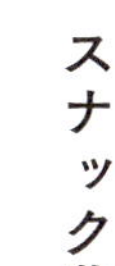
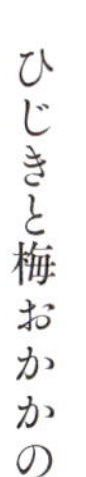
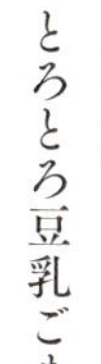
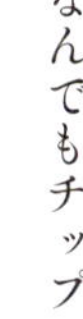
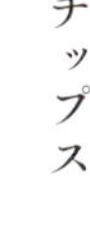
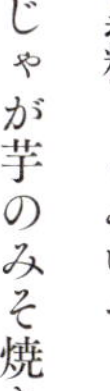
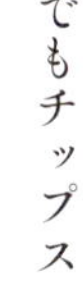
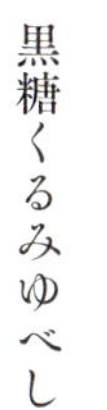
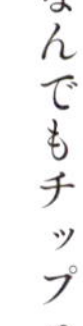
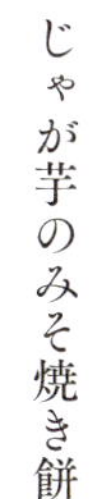
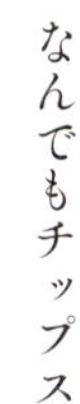
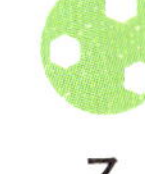
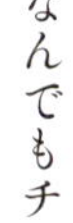

この本で使う食材4つの基本

お菓子作りに必須となる食材といえば、粉、油、砂糖類など。たくさん種類がある中で、この本のテーマ＝滋養菓子におすすめの4アイテムをご紹介します。ポイントは、栄養価が高く、精製していない、スーパーなどで買える食材です。

＊本書では小麦粉、卵、乳製品、白砂糖は控えています。

■粉類は？

米粉

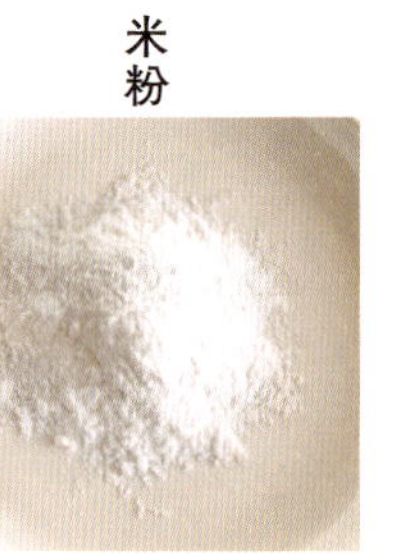

米から作った粉です。米は日本人にとって欠かすことのできない主食です。そのため日本人の体質にとても合う粉です。GI値が低く、食後の血糖値の上昇がゆるやか。さらに満足感も高いので、食べすぎにならず、ダイエットにも向いています。（P93参照）

ほかにも、穀類の中で多くのビタミン、ミネラルを含むそば粉、食物繊維、カルシウムなどが豊富なおからパウダーなども使います。

■甘みづけは？

きび砂糖

さとうきびから作られる砂糖の一種です。カルシウムやカリウムなどのミネラルを多く含んでいます。精製していないため、体内でゆっくり吸収されます。よって、急激な血糖値の上昇を防ぎます。使用するとコクが増し、色づきもよくなります。

ほかにも、甜菜から作る甜菜糖、さとうきびから作られる黒砂糖など、ミネラル分が多い未精製の砂糖を使います。

■油は？

米油

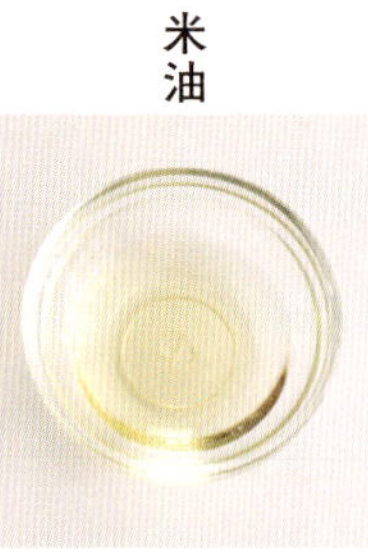

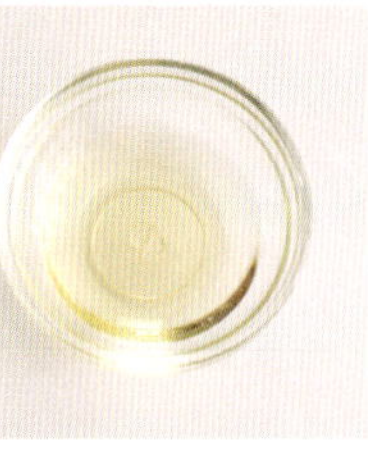

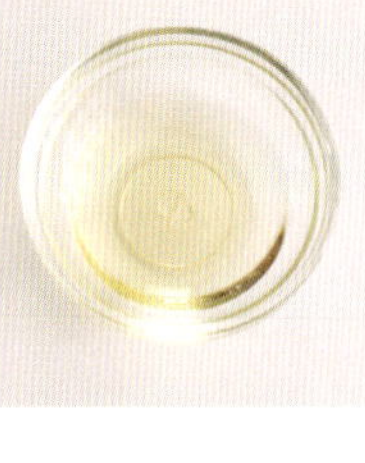

玄米を精米するときにできる米ぬかから作られます。米油は生食、加熱調理、どちらも大丈夫なので、焼き菓子にもOKです。悪玉コレステロール値を低下させる働きのあるオレイン酸、血中コレステロール値を減らし、動脈硬化を防ぐ働きのあるリノール酸などの不飽和脂肪酸を含みます。

ほかにも、抗酸化作用があり、細胞の酸化を防ぐはたらきのあるビタミンEを含んでいます。

■牛乳の代わりに？

豆乳

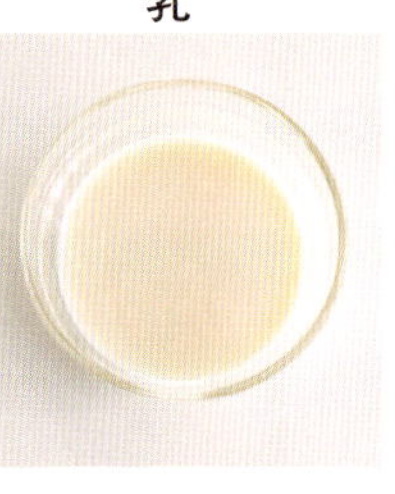

原料は大豆です。植物性の大豆たんぱくが含まれています。動物性のたんぱく質である、牛乳に比べて低カロリー、低糖質、低脂肪です。

ほかにも大豆イソフラボン（ポリフェノールの一種）や鉄が含まれており、女性の美容と健康をサポートします。

本書では、砂糖、食塩、植物油脂を加えていない、無調整豆乳を使います。

焼く、茹でる、蒸す、固める作り方は3ステップ

本書のお菓子やおやつは、どれもシンプルな作り方です。

材料を混ぜる→焼く、茹でる、蒸す、固める、ほぼ3ステップの工程。

ポリ袋や耐熱容器の中で、材料を混ぜる作業が多いので、手間も時間もかからず、洗い物も最小限。

空いた時間でさっと作業できて、作り置きできるものばかりです。

■混ぜる → 焼く

……クッキーやビスケット、クレープ、パンケーキなど

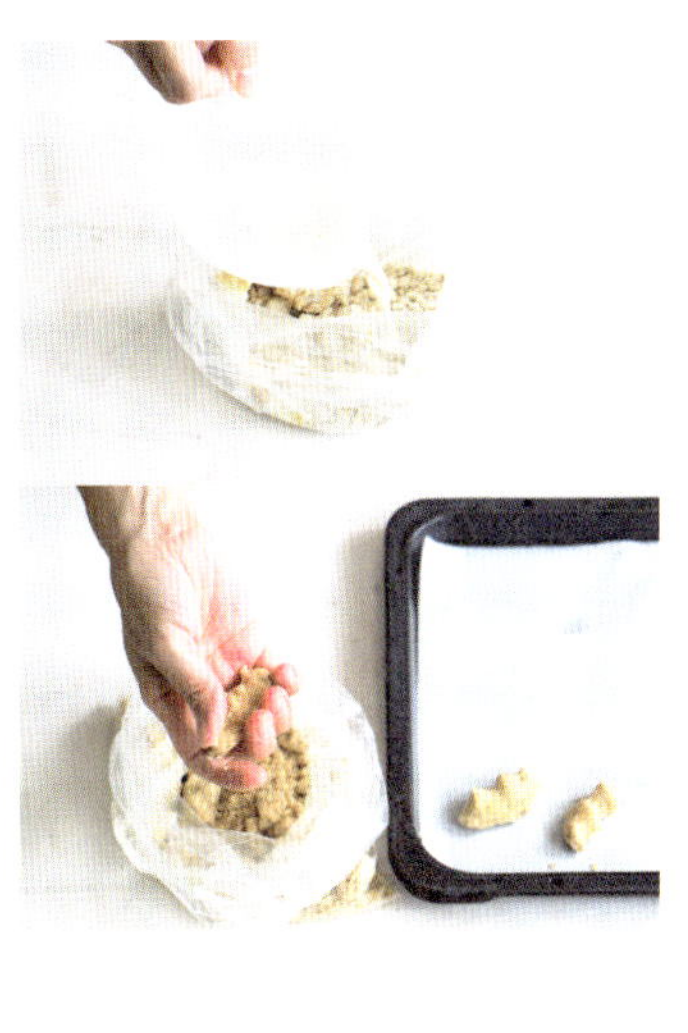

1 すべての材料を混ぜ合わせる。
2 生地を切る、または型抜きする。
3 オーブンやフライパンで焼く。

こちらが焼き菓子の基本になる作り方です。

■混ぜる → 茹でる・蒸す

……だんご、蒸しパンなど

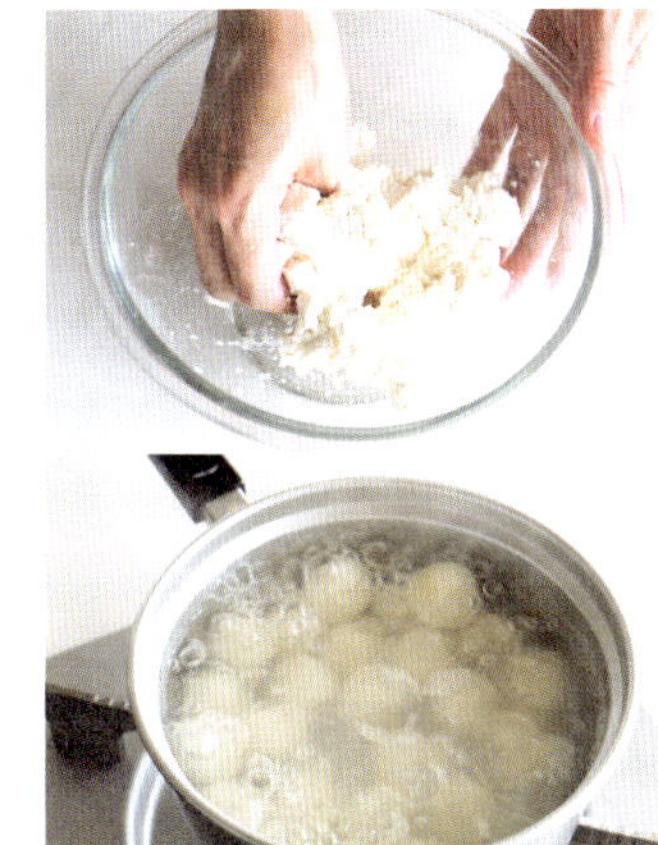

1 すべての材料を混ぜる。
2 容器に入れる、または形を整える。
3 鍋で茹でる、フライパンで手軽に蒸す。（または電子レンジで加熱する）

特別なコツも必要なく、驚くほど簡単にできます。

■混ぜる → 固める

……寒天、ようかん、わらび餅など

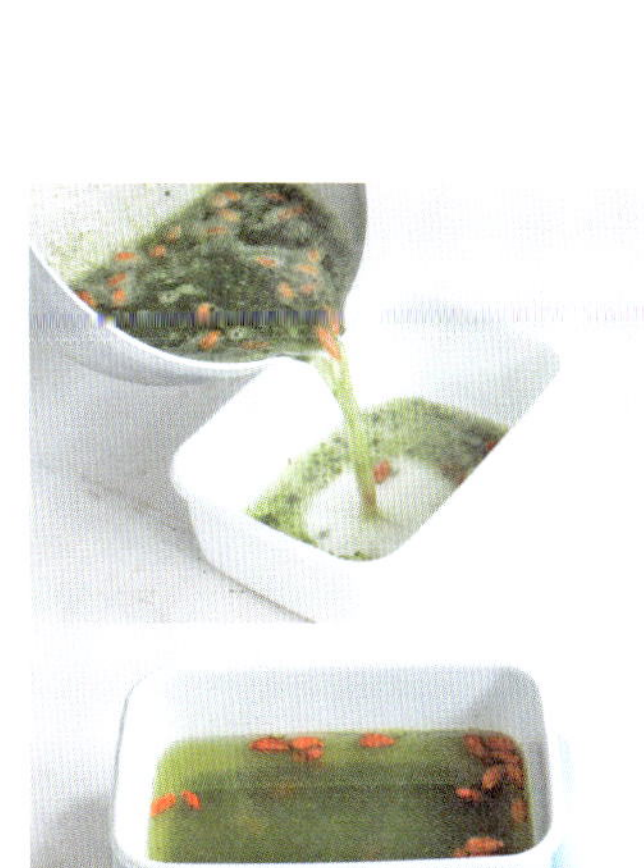

1 すべての材料を混ぜる。
2 火にかける。（または電子レンジで加熱する）
3 型に流し入れて固める。

固めるお菓子は、ほとんど常温で固まります。粗熱を取る作業がなく、短時間で作れます。

1章
「からだの不調に寄り添うととのえおやつ」

人にはそれぞれ体質があり、胃腸が弱かったり、冷えやすかったり、千差万別です。また、気候の変わり目、ストレスなどでも体調が変化します。1章では、食材の持つ力を最大限に発揮し、栄養補助食品にも負けないくらい栄養価が高く、気になる不調に寄り添うお菓子やおやつを紹介します。

01

パワーおやつ

免疫力アップ
風邪予防
花粉症予防に

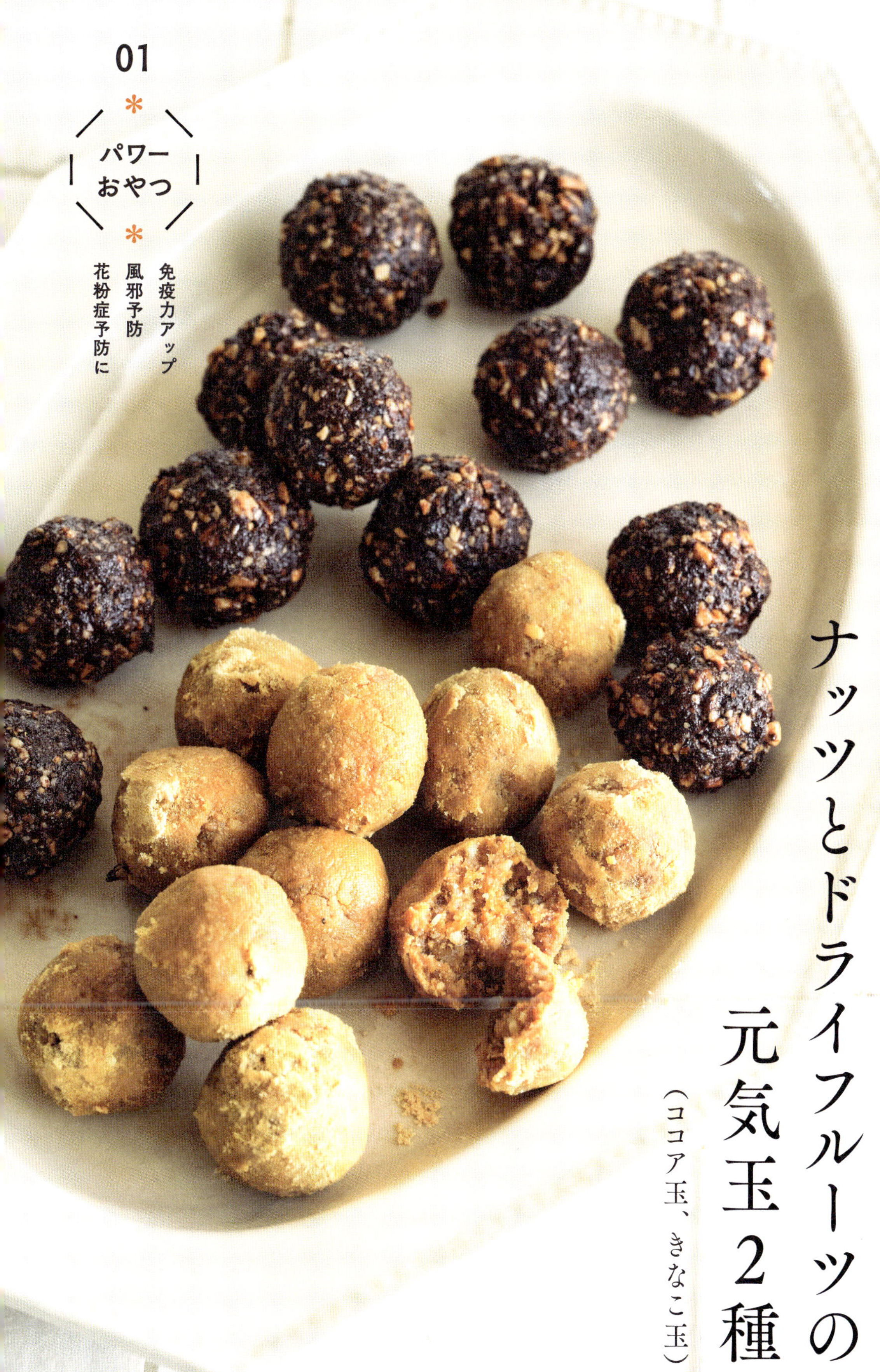

美味しさほろりと口溶ける

ナッツとドライフルーツの元気玉２種

（ココア玉、きなこ玉）

ナッツと ドライフルーツの 元気玉2種

ドライフルーツ、ナッツに、
ココアやきなこを加えたこの小さなひと玉には
ビタミン、ミネラル、抗酸化物質、
アミノ酸がバランスよく含まれています。
栄養価が高く、エネルギーを与えてくれ、疲労回復に効果的！
しかも砂糖不使用なので、血糖値の上昇もゆるやかです。
忙しい日々の中でも簡単に作れて、持ち運びにも便利な元気玉。
一日が始まる朝、食欲がない日、疲れたなと思ったとき、
この小さなひと玉でパワーチャージが叶います。

■栄養素は？

ビタミンB1、B6、カリウムやカルシウムや鉄などのミネラル、食物繊維
ドライフルーツに豊富

オレイン酸、ビタミンE
ナッツ類・米油に豊富

ポリフェノール
ココアに豊富

たんぱく質、鉄、カルシウム、ビタミンB1・B2
きなこに豊富

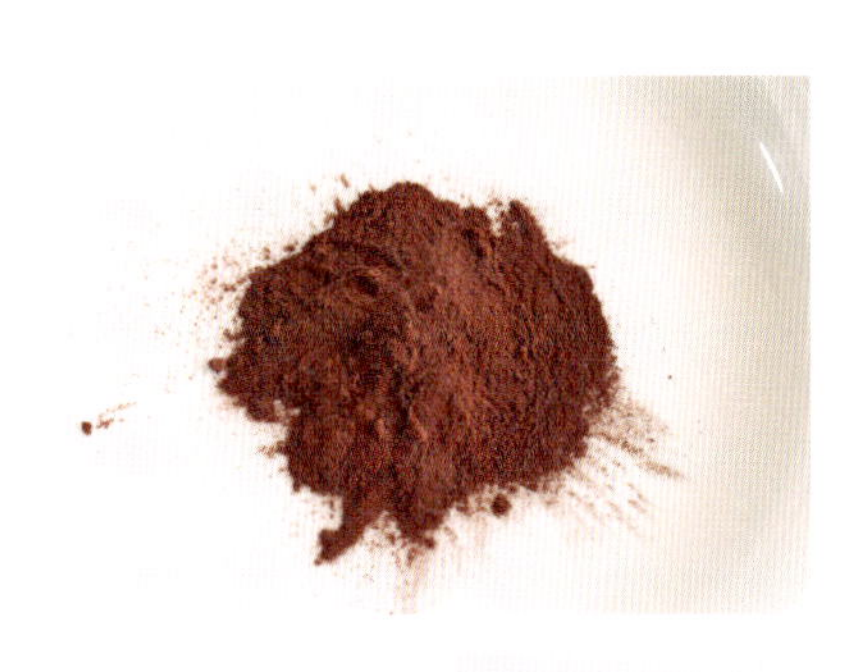
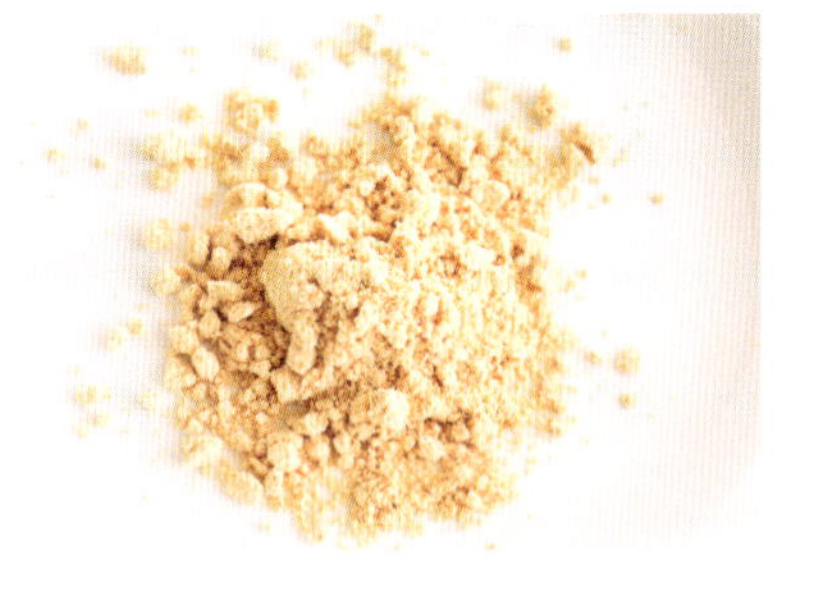
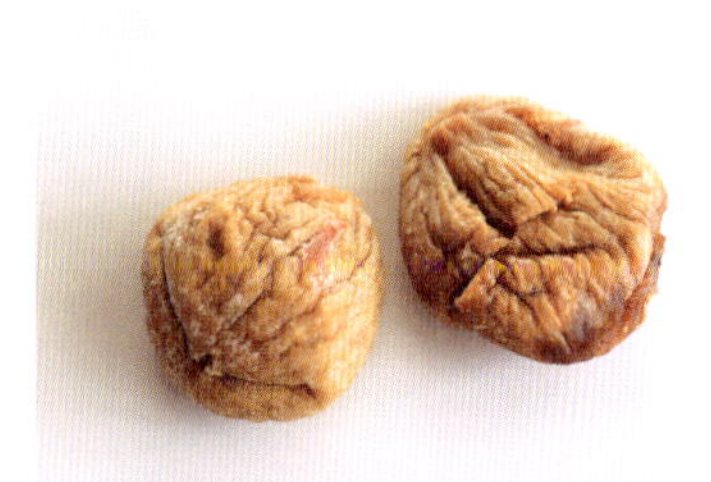
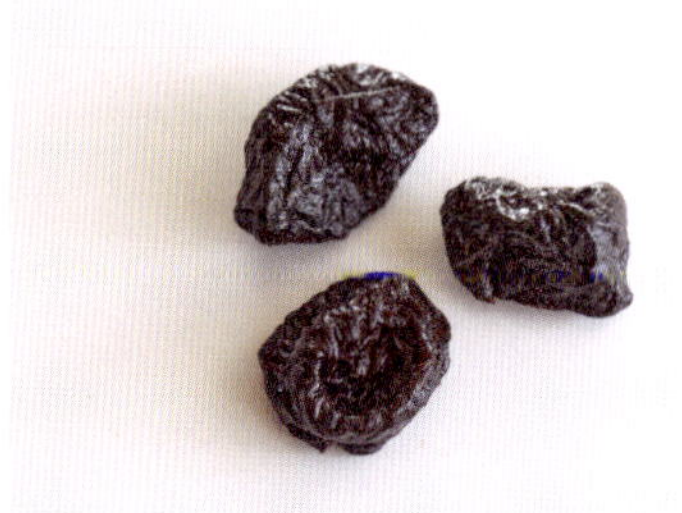
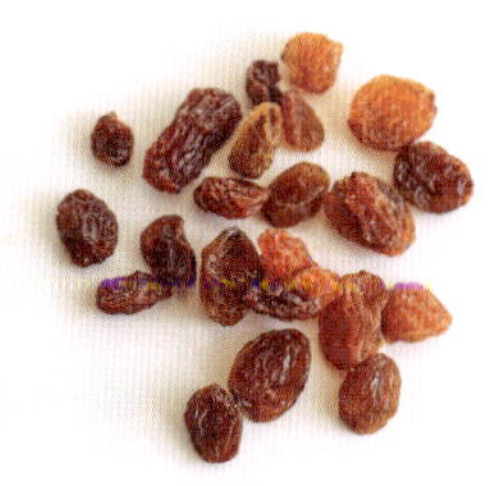
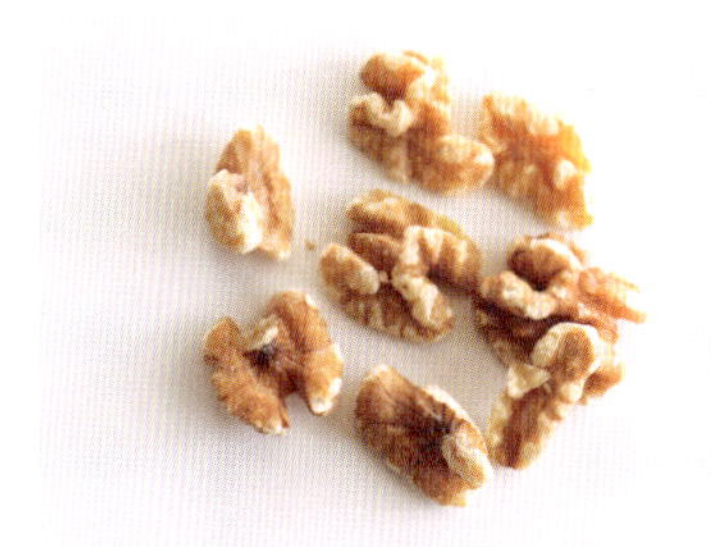
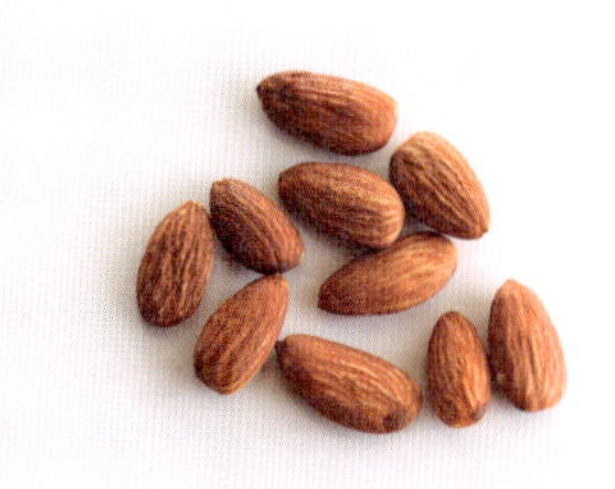

上段　無糖ココア／きなこ、中段　ドライいちじく／ドライプルーン／レーズン、
下段　素焼きくるみ（無塩）／素焼きアーモンド

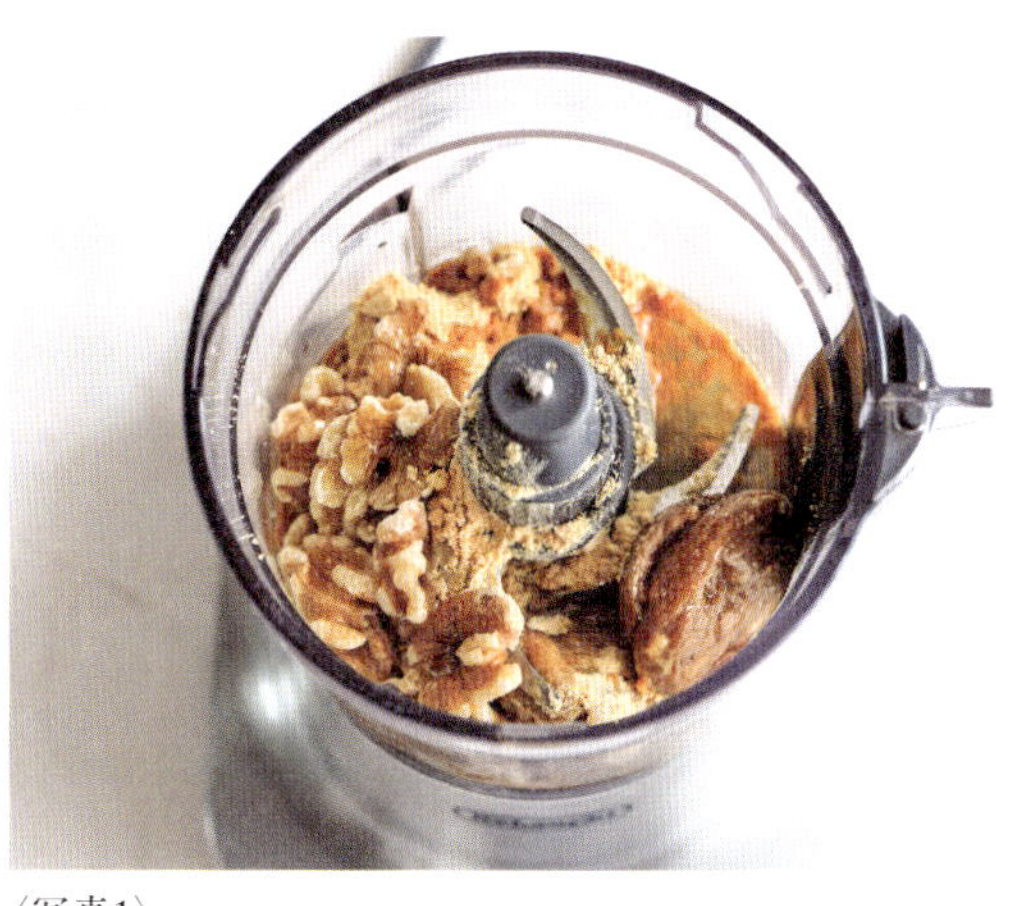

〈写真1〉

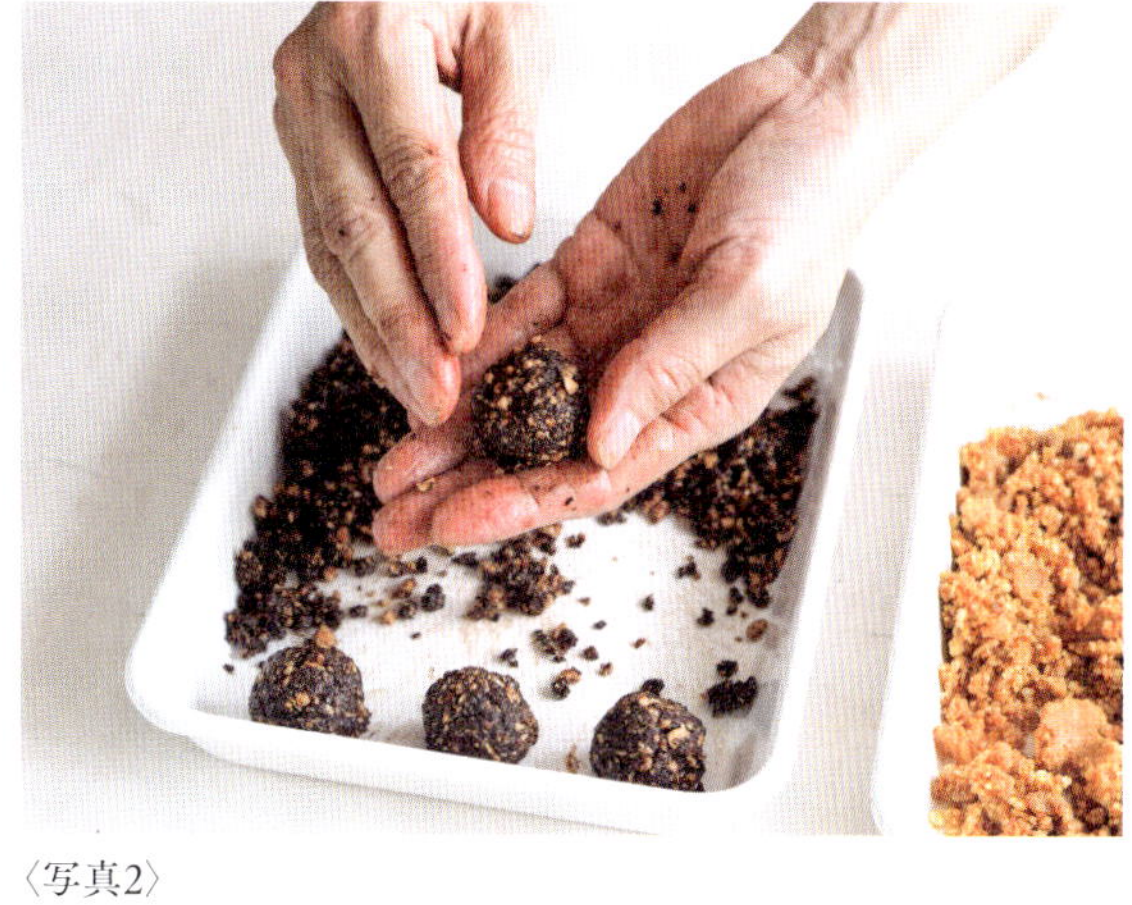

〈写真2〉

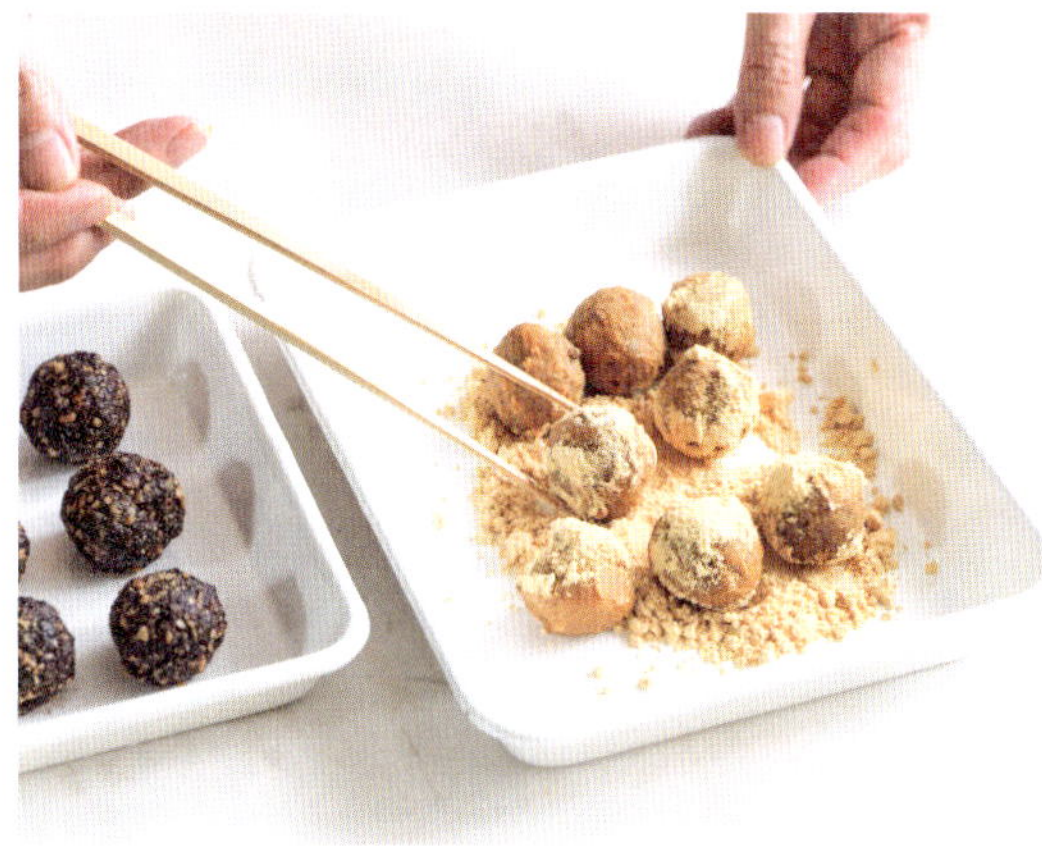

〈写真3〉

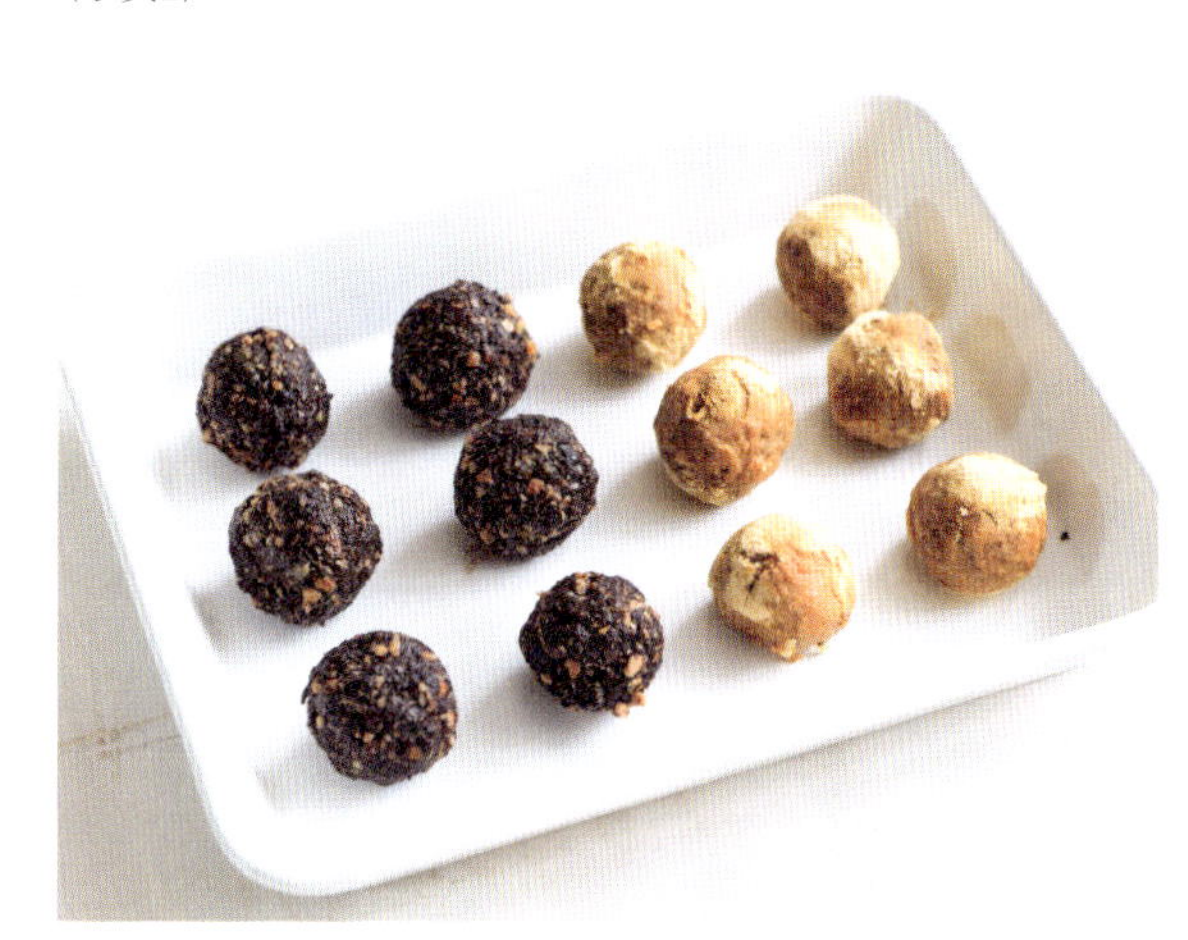

■ **賞味期限**

冷蔵／2週間、冷凍／1か月

ココア玉

材料 12個分

ドライプルーン・素焼きアーモンド各50g、レーズン20g、無糖ココア15g、米油大さじ1

作り方

フードプロセッサーで細かく刻んで混ぜる〈写真1〉。手のひらで丸める〈写真2〉。

きなこ玉

材料 12個分

ドライいちじく50g、きなこ30g、素焼きくるみ（無塩）30g、米油大さじ1～2

作り方

フードプロセッサーで細かく刻んで混ぜる〈写真1〉。手のひらで丸める。お好みできなこ（分量外）をまぶす〈写真3〉。

※米油の量はフルーツの固さで調整する。

02

ほねほね
おやつ

骨折
骨そしょう症
予防に

サクッと、香ばしい
桜えびと小魚ときくらげのチップス

小魚と桜えび、カルシウムが豊富な食材が2種。
さらにカルシウムの吸収を高めるビタミンDが
豊富なきくらげをプラスしたおやつ。
女性が気になる骨密度の低下、
日頃から、カルシウム不足が気になる方、
イライラ解消にもうれしい一品です。

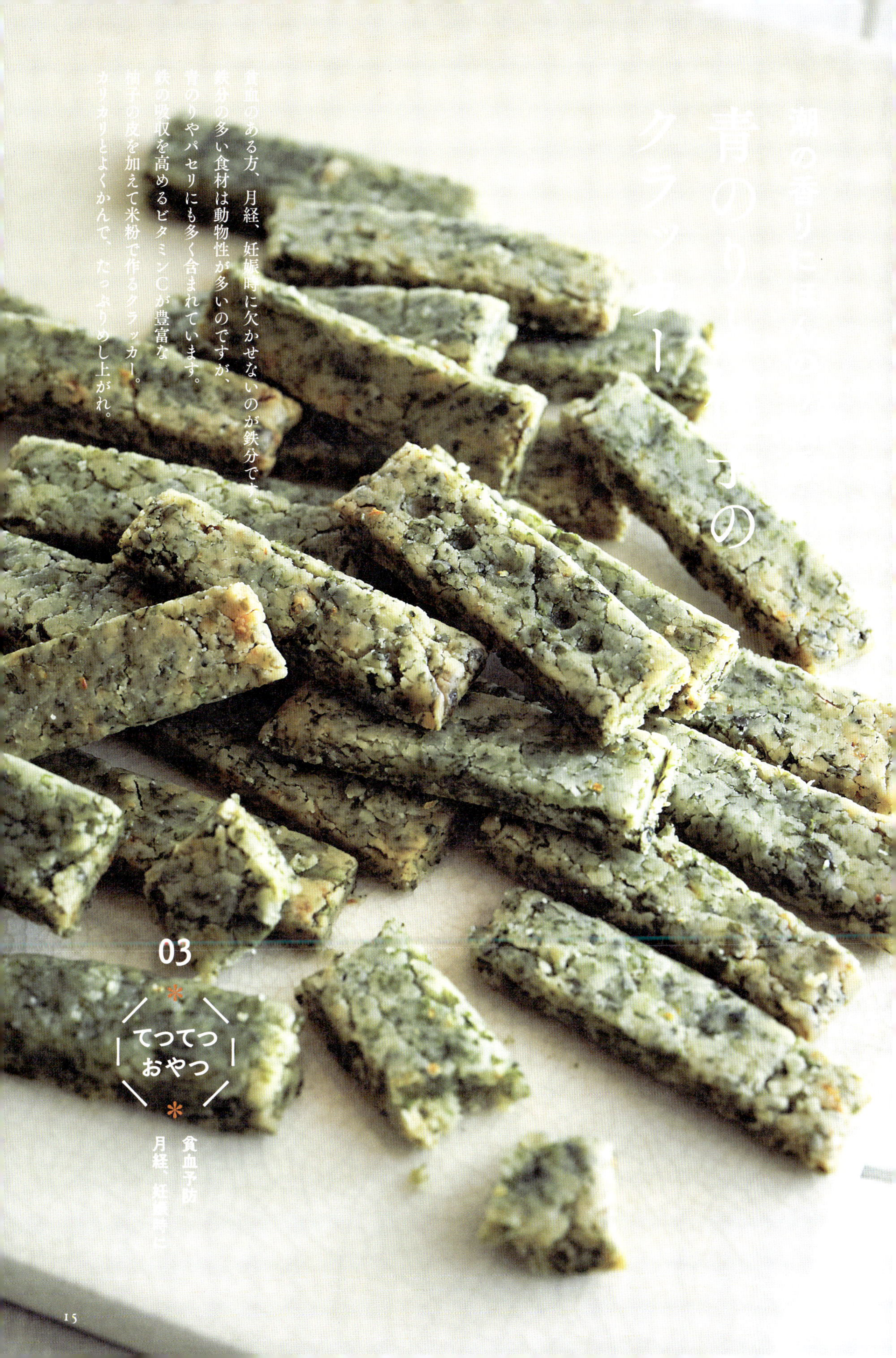

潮の香りに
青のり　のクラッカー

貧血のある方、月経、妊娠時に欠かせないのが鉄分です。
鉄分の多い食材は動物性が多いのですが、
青のりやパセリにも多く含まれています。
鉄の吸収を高めるビタミンCが豊富な
柚子の皮を加えて米粉で作るクラッカー。
カリカリとよくかんで、たっぷりめし上がれ。

03
てつてつおやつ

貧血予防
月経、妊娠時に

桜えびと小魚ときくらげのチップス

■栄養素は？

カルシウム
桜えび5g／100mg
小魚5g／125mg
合計で225mg（一日の推奨量　成人男性…700〜800mg　成人女性…600〜650mg）

ビタミンD　※カルシウムの吸収を助ける
きくらげ（ゆで）15g／1.3mg

■賞味期限

常温／1週間

材料　直径3〜4cm 30枚

桜えび5g、きくらげ（水戻ししてゆでる）15g、小魚5g、米粉40g、水20g、無調整豆乳20ml

※小魚は片口いわし（干し）を使用。

作り方

① ボウルに米粉、水、豆乳を入れ混ぜる〈写真1〉。
※とろりとした生地になればOK〈写真2〉。

② ①に桜えび、刻んだきくらげ、小魚を入れ、全体がなじむように混ぜる〈写真3〉。

③ 天板にオーブンシートを敷いて、②をスプーンで薄く広げる〈写真4〉。

④ 170℃に予熱したオーブンで10〜12分焼く。

〈写真1〉

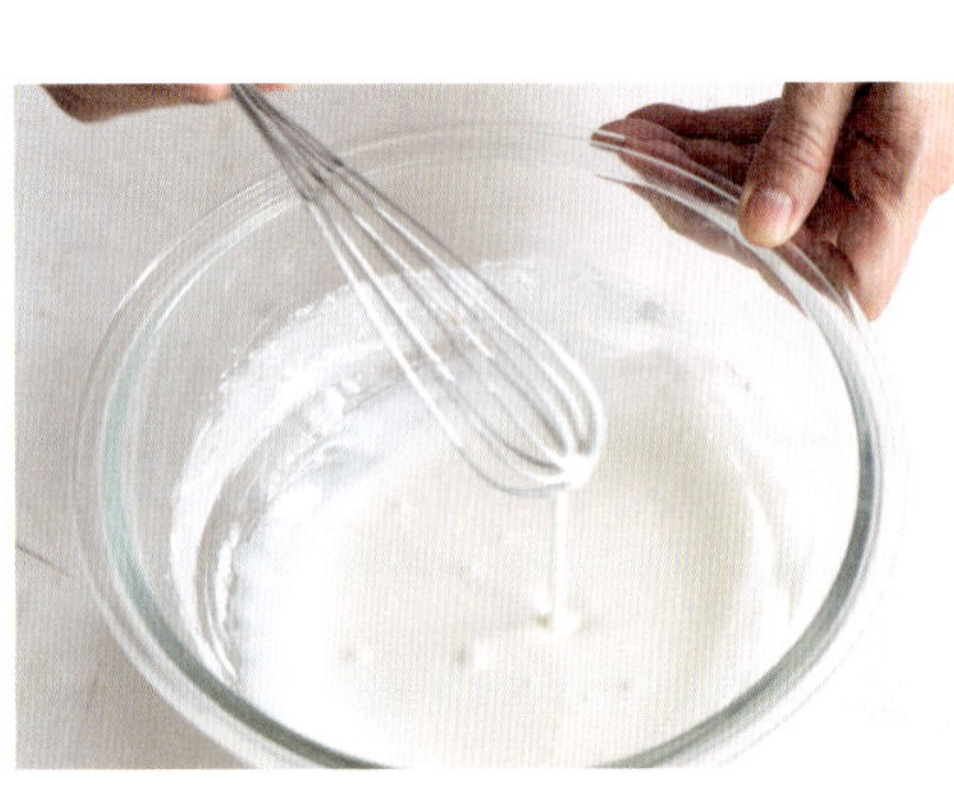

〈写真2〉

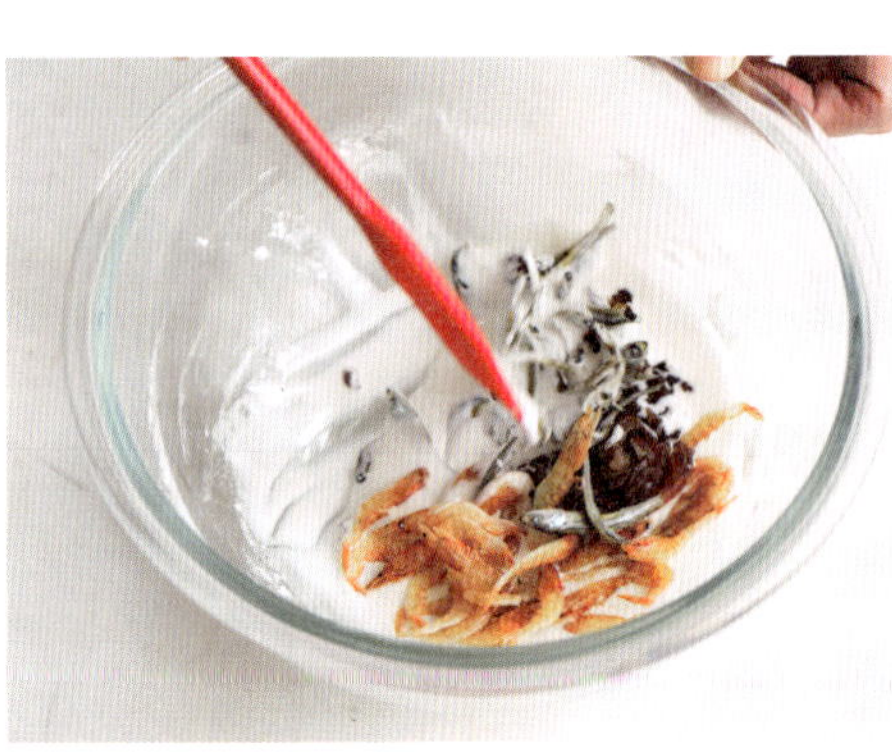

〈写真3〉

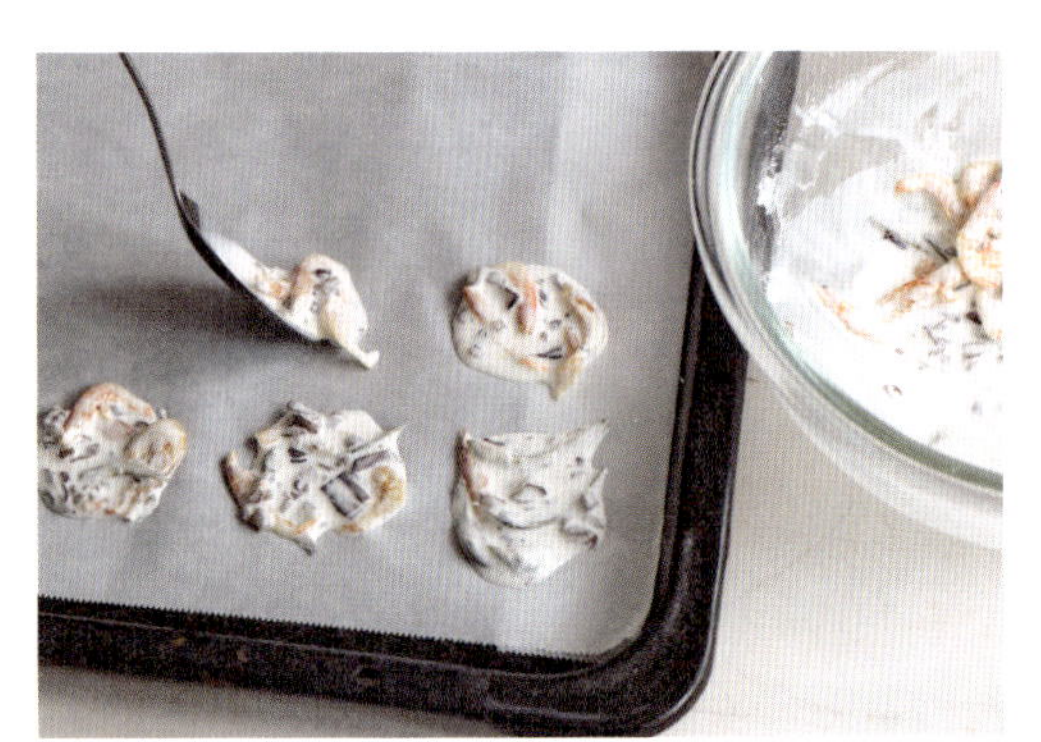

〈写真4〉

青のりと柚子のクラッカー

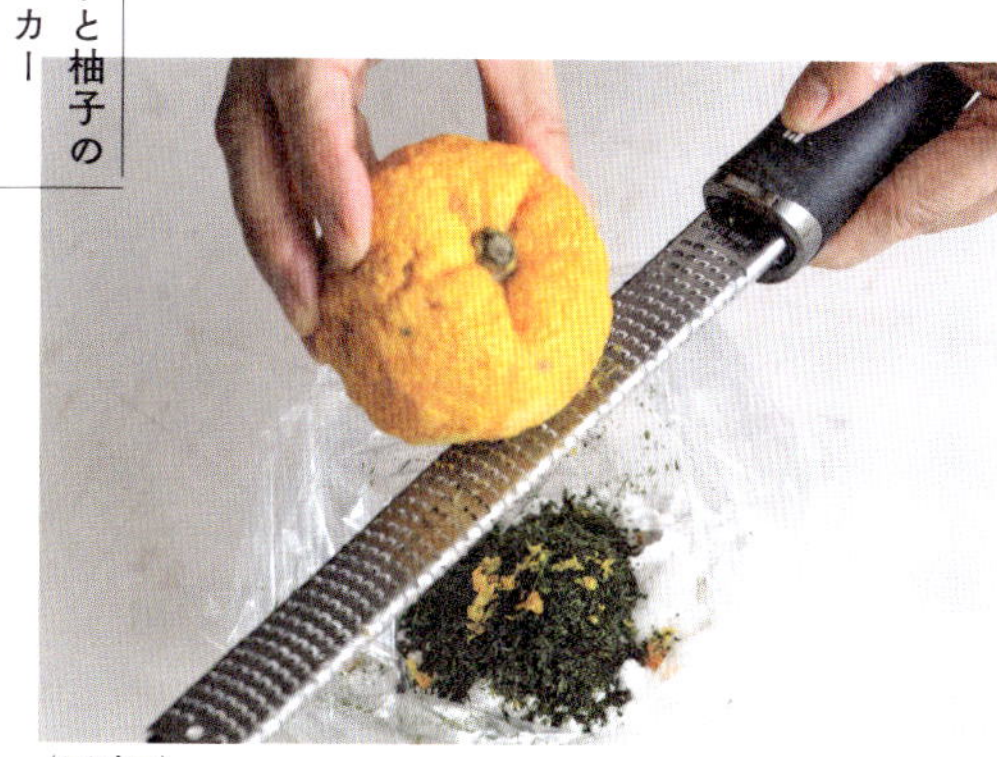
〈写真1〉

〈写真2〉

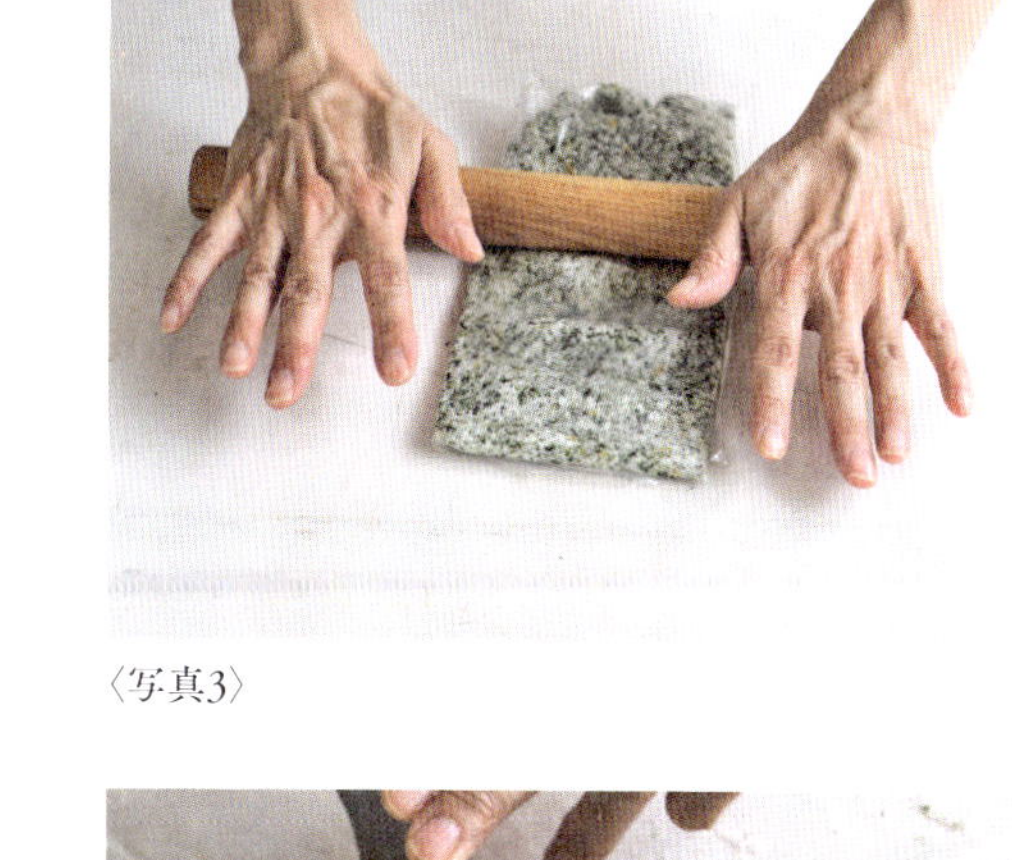
〈写真3〉

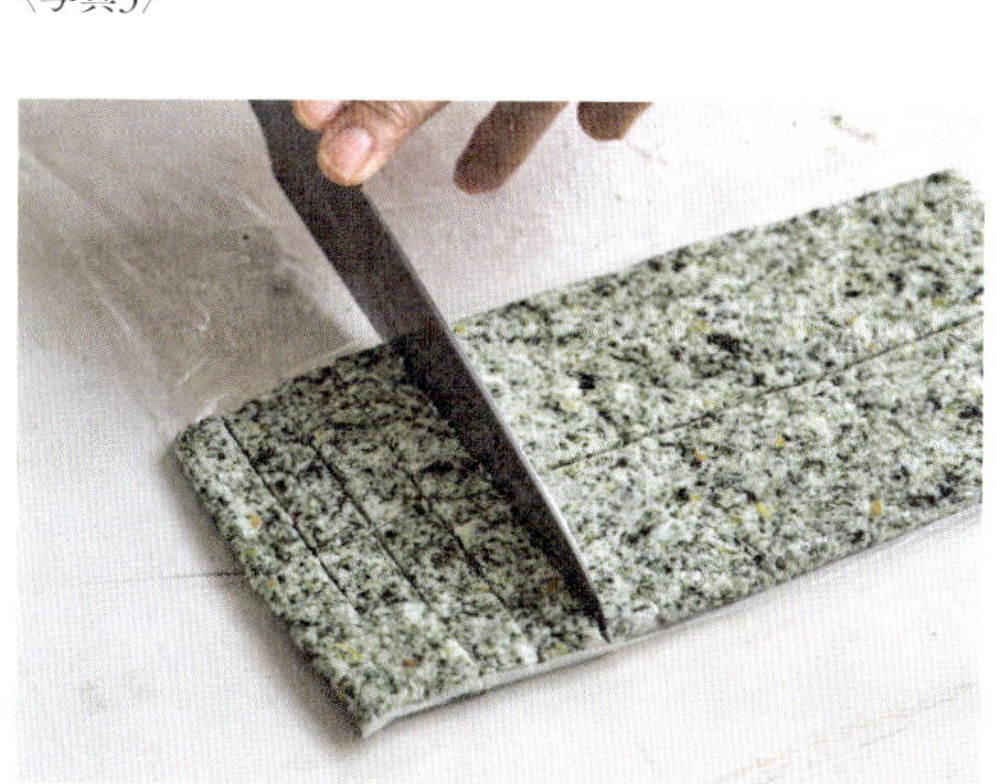
〈写真4〉

■ **栄養素は？**

鉄

青のり2・3g／2・3mg

（一日の推奨量　成人男性…7・0〜7・5mg　成人女性…10・5〜11・0mg（月経あり）6・0〜6・5mg（月経なし））

ビタミンC ※鉄の吸収を助ける

柚子の皮に豊富

■ **賞味期限**

常温／1週間

材料 32個分

青のり2〜3g、柚子の皮1個分、米粉100g、米油大さじ3、無調整豆乳大さじ3、塩小さじ1/2

作り方

① ポリ袋に米粉、米油、豆乳を入れ、さらに青のり、塩を加える。

② ①に柚子の皮をすりおろしながら加える〈写真1〉。

③ ②のポリ袋を手でもみ込む〈写真2〉。

※米粉は小麦粉に比べると生地がまとまりにくいので、粉っぽさがなくなるまでしっかりとなじませる。

④ ポリ袋を10×23cmくらいに折りたたみ、それに合わせて麺棒で押し広げる〈写真3〉。

※袋を伸ばしたい大きさに折りたたみ、生地を伸ばすとスムーズにできる。

⑤ ポリ袋をL字に切り広げ、生地を32等分に切り分ける〈写真4〉。

※縦に切り目を入れ、横16等分にするとよい。

⑥ 天板にオーブンシートを敷いて⑤を並べ、160℃に予熱したオーブンで10分焼く。

※設定温度の160℃は、小麦粉のクッキーを焼くときより低めだが、米粉の場合、高くすると焼き上がりが固くなる。

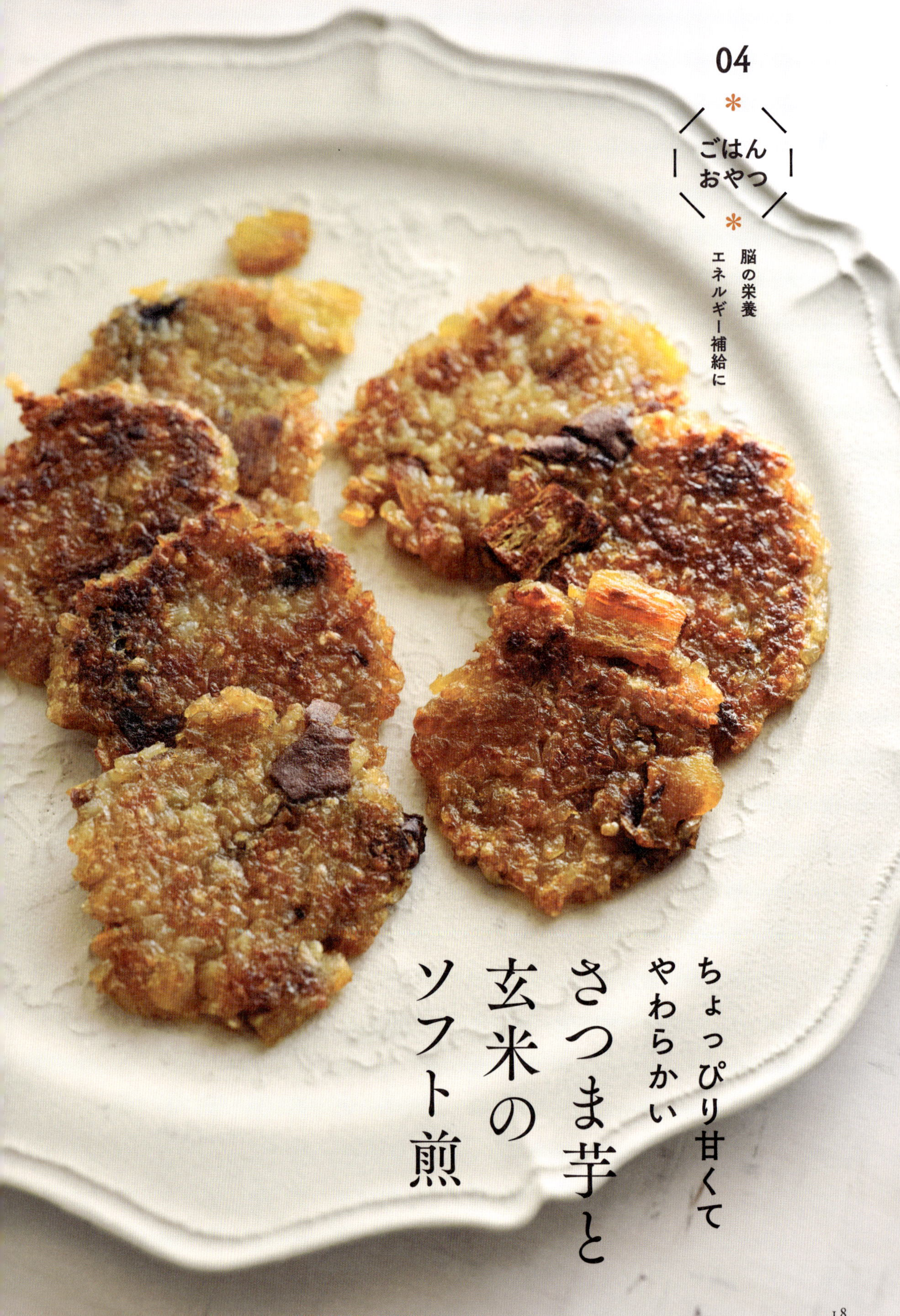

04

ごはんおやつ

脳の栄養
エネルギー補給に

ちょっぴり甘くて やわらかい さつま芋と玄米のソフト煎

玄米には炭水化物、
ビタミン、ミネラルがたっぷり。
さつま芋にも炭水化物が含まれ、
皮の部分はビタミンCと
食物繊維が豊富です。
そんな2食材で作るのは、
ごはん代わりになるおやつ。
今日は食事を摂りたくないけれど、
脳の栄養補給は大切、
エネルギー補給したいとき、
このちょっぴり甘いソフト煎はいかが？
作りたてはやわらか食感。
冷めても美味！

栄養素は？

炭水化物

玄米100g／33.4g
さつま芋50g／19.0g
合計／52.4g

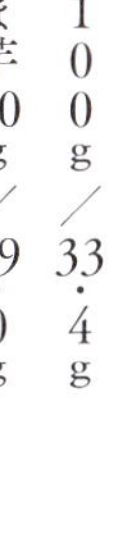

（一日の目標量｜成人男性…50～65％エネルギー　成人女性…50～65％エネルギー）
※1800kcalの場合…225～292.5g

賞味期限

常温／3日

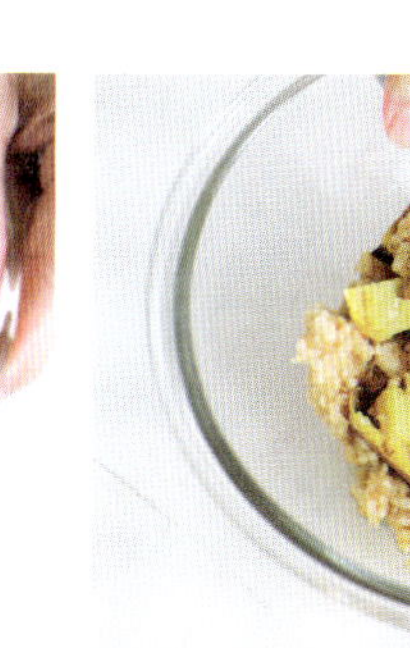

〈写真1〉

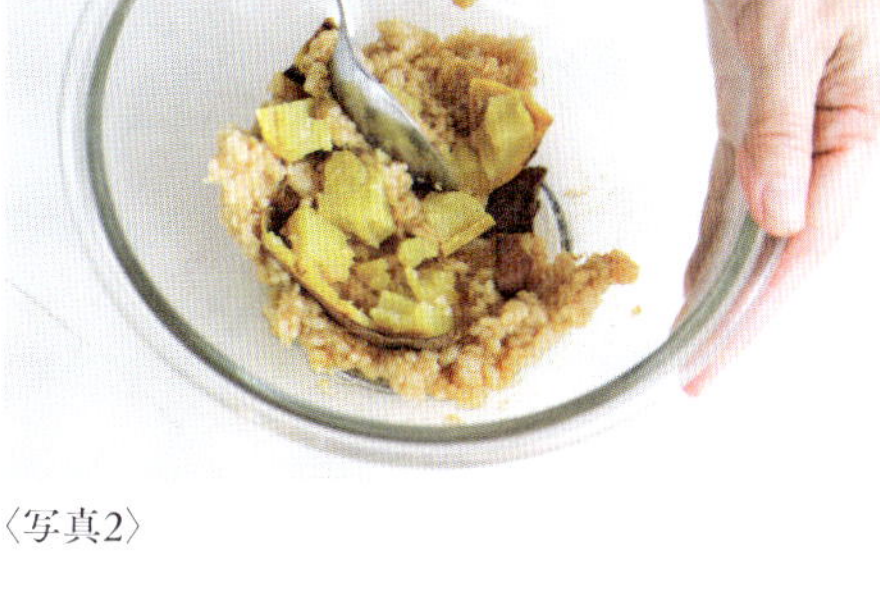

〈写真2〉

〈写真3〉

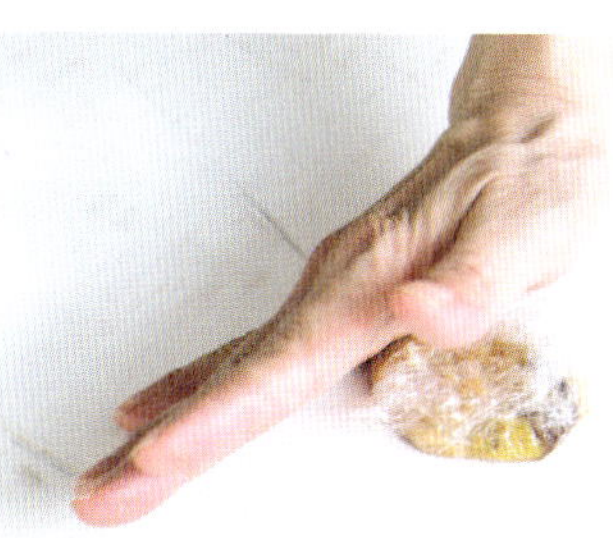

〈写真4〉

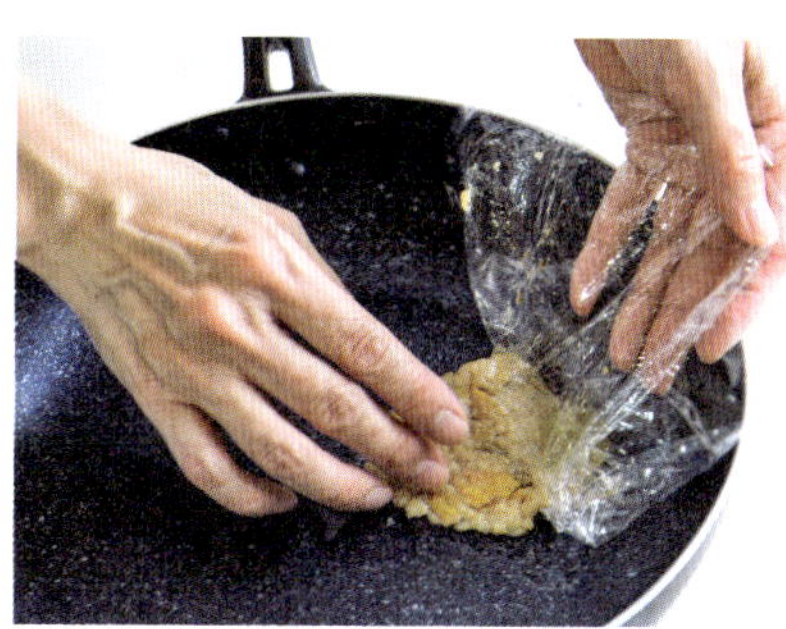

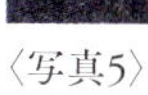

〈写真5〉

材料　直径5～6cm8枚分

炊いた玄米100g、焼き芋50g、しょう油小さじ1、みりん小さじ1、塩少々、米油（焼き油）適量
※パックの玄米ごはんを利用してもよい。

作り方

① ボウルに炊いた玄米を入れ、麺棒で押しつぶす〈写真1〉。しょう油、みりん、塩を加えて味をつける。
② 焼き芋を皮ごと加え、全体をスプーンで切るように混ぜる〈写真2〉。
※焼き芋の粒感を残すことがコツ。
③ ②の生地を8等分する。1個ずつラップで丸め〈写真3〉、手のひらを使って押しつぶす〈写真4〉。
④ 米油をひいたフライパンに③を並べる〈写真5〉。弱火でじっくりと両面に焼き目がつくまで焼く。
※火が強いと焦げて、食感も悪くなるので、弱火でじっくりと火を通す。たまにへらなどで押さえつけるとカリッと焼ける。

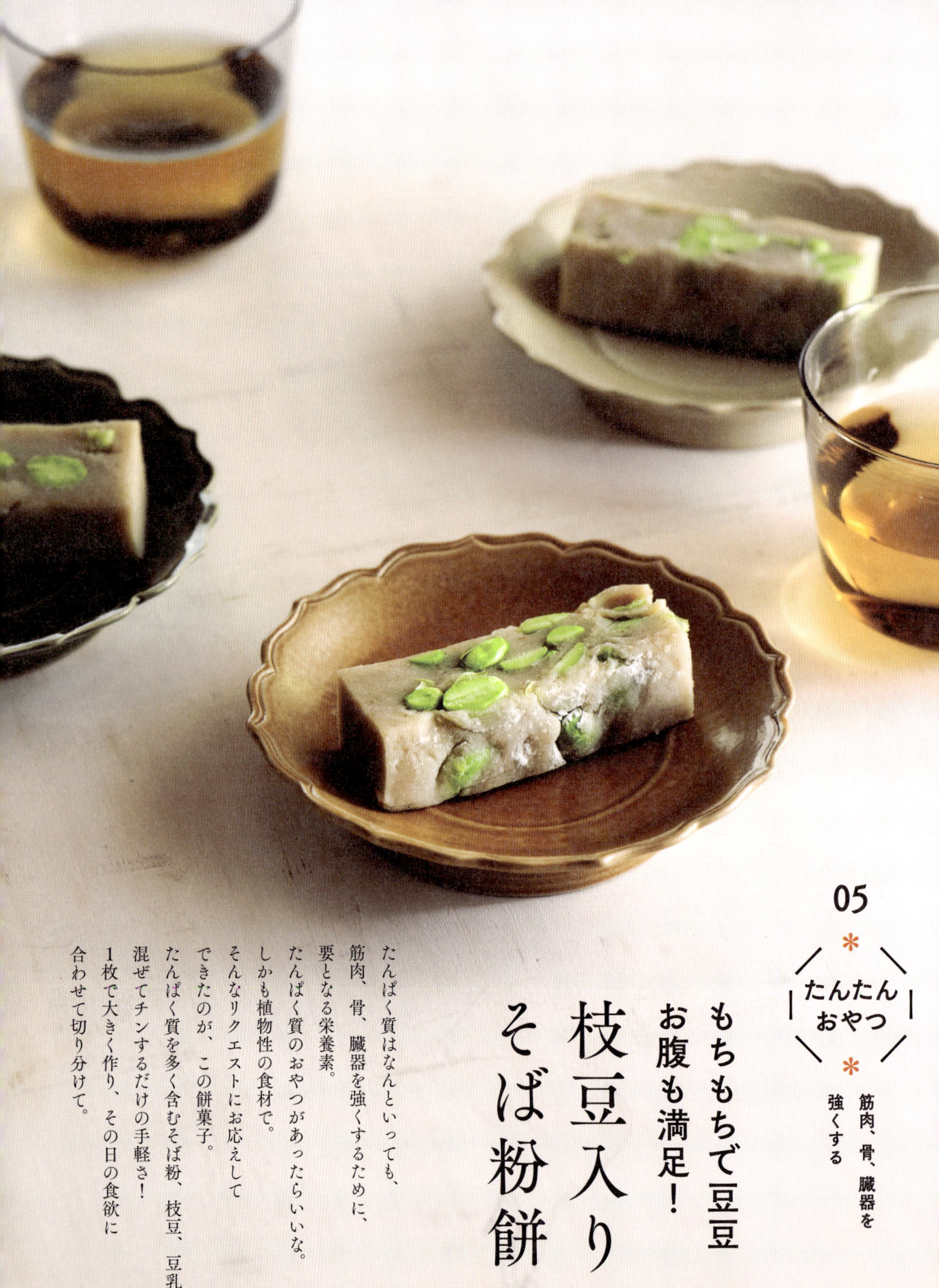

05

たんたんおやつ

筋肉、骨、臓器を強くする

もちもちで豆豆お腹も満足!
枝豆入りそば粉餅

たんぱく質はなんといっても、
筋肉、骨、臓器を強くするために、
要となる栄養素。
たんぱく質のおやつがあったらいいな。
しかも植物性の食材で。
そんなリクエストにお応えして
できたのが、この餅菓子。
たんぱく質を多く含むそば粉、枝豆、豆乳を
混ぜてチンするだけの手軽さ!
1枚で大きく作り、その日の食欲に
合わせて切り分けて。

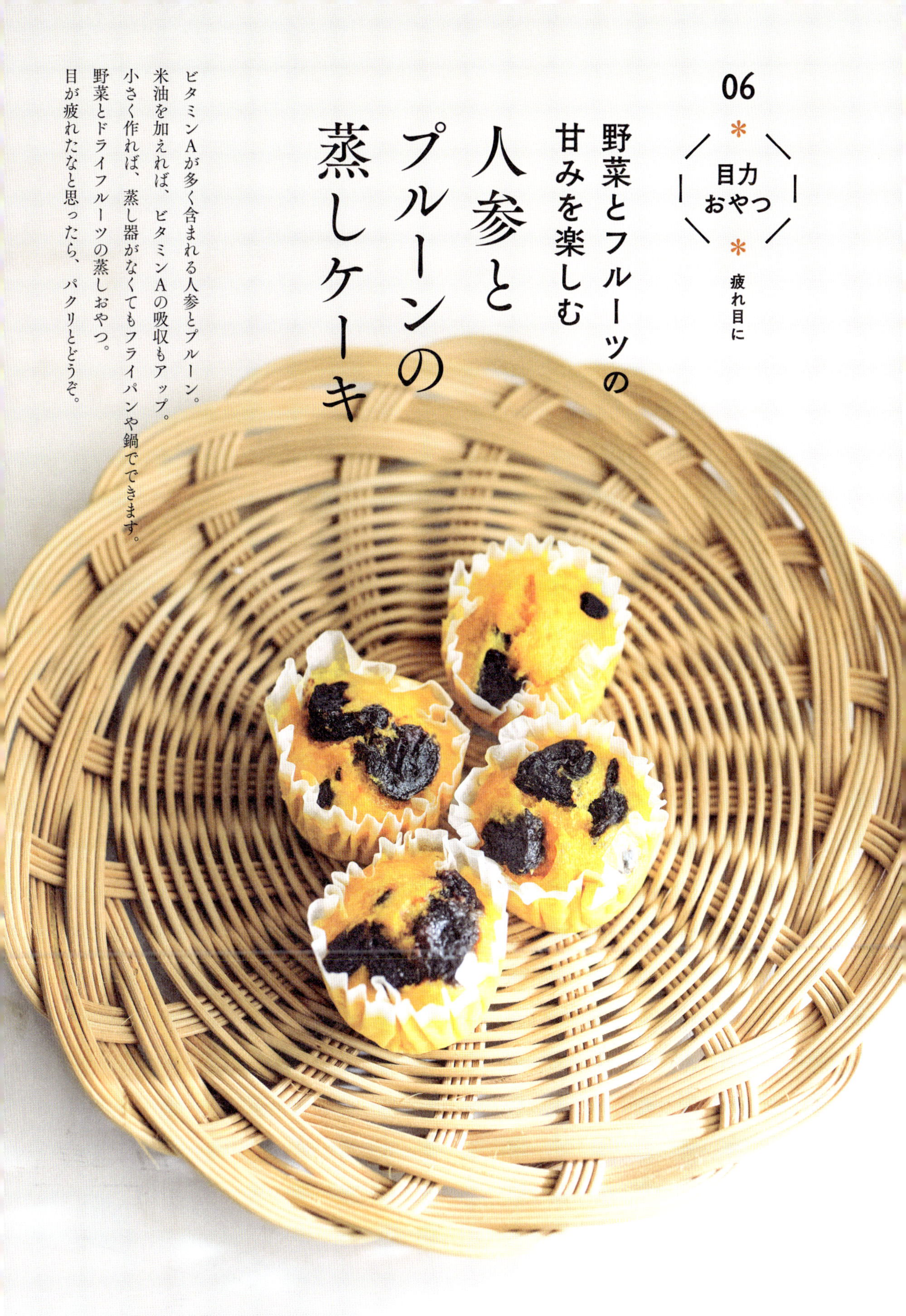

06

目力おやつ

疲れ目に

野菜とフルーツの甘みを楽しむ
人参とプルーンの蒸しケーキ

ビタミンAが多く含まれる人参とプルーン。
米油を加えれば、ビタミンAの吸収もアップ。
小さく作れば、蒸し器がなくてもフライパンや鍋でできます。
野菜とドライフルーツの蒸しおやつ。
目が疲れたなと思ったら、パクリとどうぞ。

枝豆入りそば粉餅

■**栄養素は？**

たんぱく質

そば粉100g／8.7g

茹で枝豆100g／9.8g

豆乳100mℓ／3.6g

合計／22.1g

【一日の推奨量　成人男性…60～65g　成人女性…50g】

■**賞味期限**

冷蔵／1週間

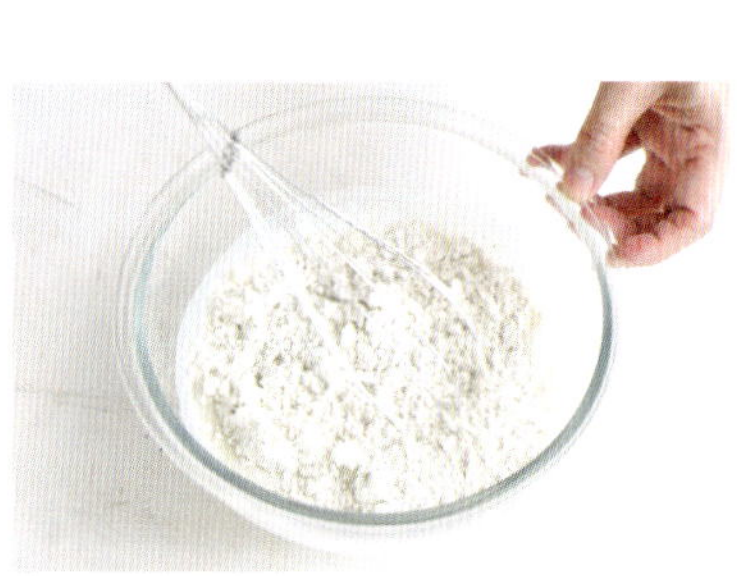

〈写真1〉

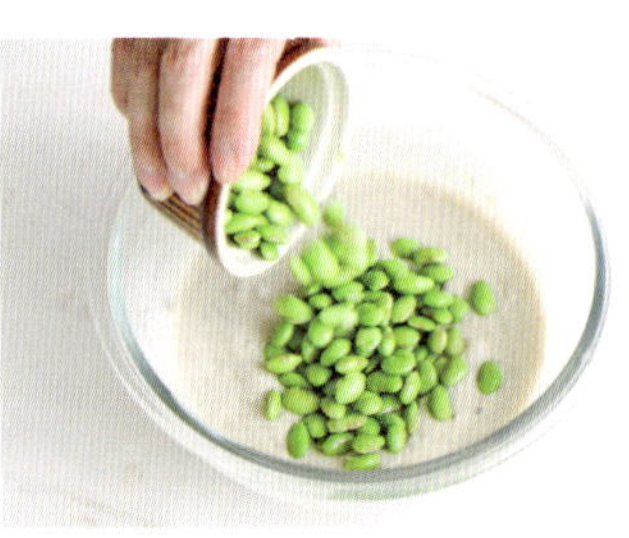

〈写真2〉

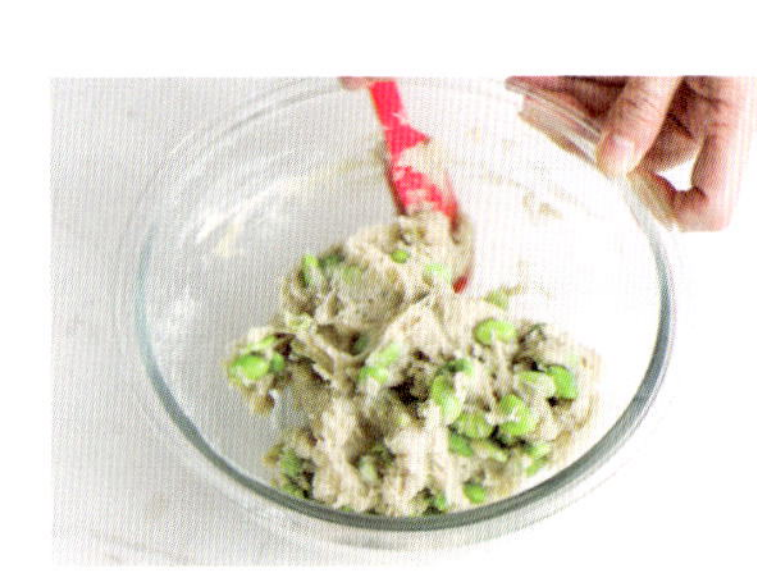

〈写真3〉

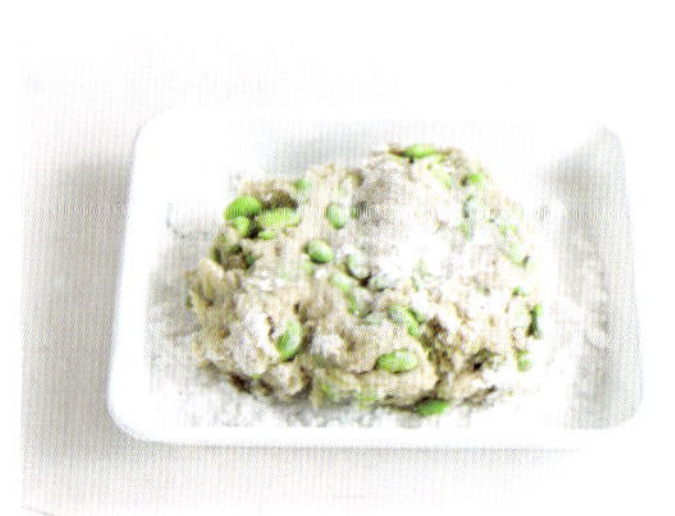

〈写真4〉

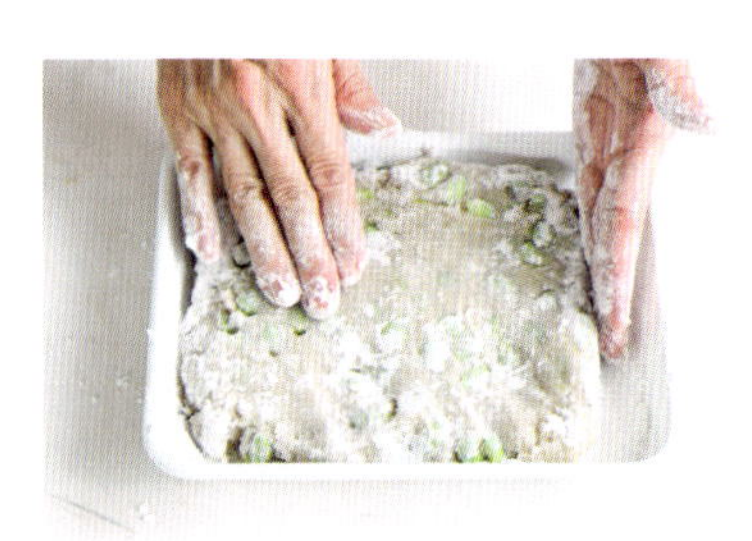

〈写真5〉

材料　10×20cmぐらいの長方形　1枚分

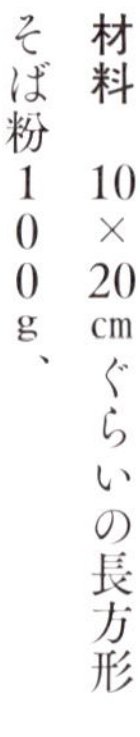

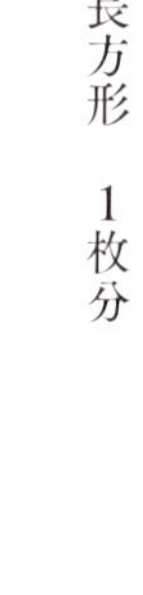

そば粉100g、

茹で枝豆（豆のみ）100g、

無調整豆乳・水各100mℓ、

きび砂糖大さじ3、

片栗粉（打ち粉）適量

作り方

① 耐熱ボウルまたは耐熱容器にそば粉、きび砂糖、豆乳、水を入れ、泡だて器でよく混ぜる〈写真1〉。

② ①をラップをせずに、電子レンジ600Wで1分30秒加熱する。

③ 一旦取り出し、全体がなじむようにざっくりと混ぜ、茹で枝豆を加えて、さらに全体を混ぜる〈写真2〉。

④ 再び、ラップをせずに電子レンジ600Wで1分30秒加熱して混ぜる〈写真3〉。

※水分がなくなりムチッとした生地で、透明感があればOK。火が通っていなければ、さらに30秒ずつ電子レンジにかける。

⑤ 片栗粉を敷いたバットに④をゴムべらで置き、粗熱を取るために2分ほど置いておく〈写真4〉。

※電子レンジから出した直後は生地が熱いので、やけどに注意。

⑥ 手で触れるぐらいになったら、両面に片栗粉をつけて、10×20cmぐらいの長方形に広げる〈写真5〉。

⑦ ラップに包み、冷蔵庫で冷やし、食べやすい大きさに切る。

※温かくても美味しい。

人参とプルーンの蒸しケーキ

■栄養素は？

ビタミンA

人参50g／360μg

プルーン40g（約4個）／40μg

合計／400μg

［一日の推奨量］成人男性…800～900μg
成人女性…650～700μg

ほかにも目によいとされるビタミン類やミネラル類を含んでいる。

■賞味期限

冷蔵／3～4日間（個別ラップ包装）

材料 直径5cm高さ4cm／4個分

人参50g、ドライプルーン3～4個、米油大さじ1、米粉50g、ベーキングパウダー小さじ1、きび砂糖大さじ1、無調整豆乳50ml

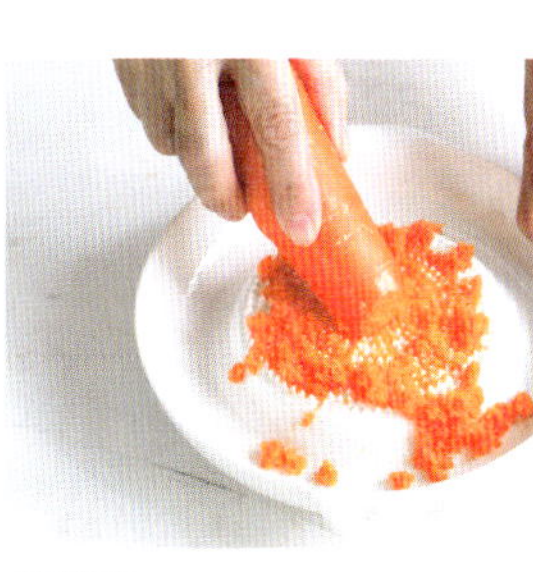

〈写真1〉

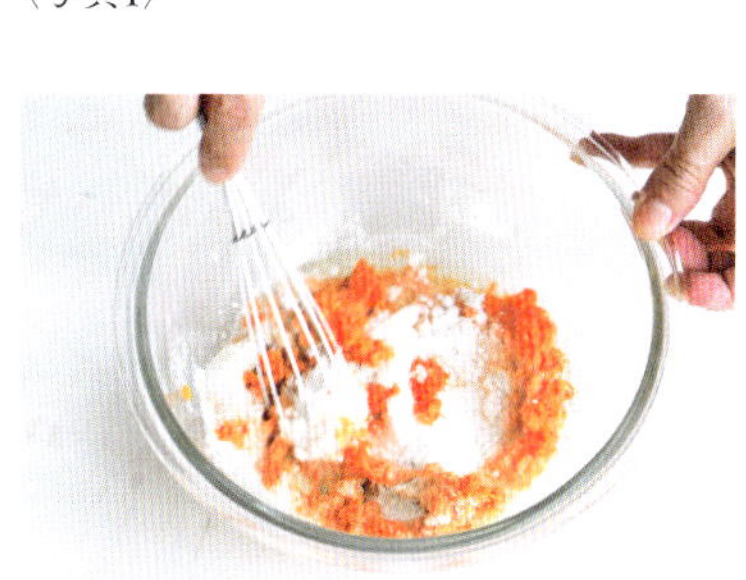

〈写真2〉

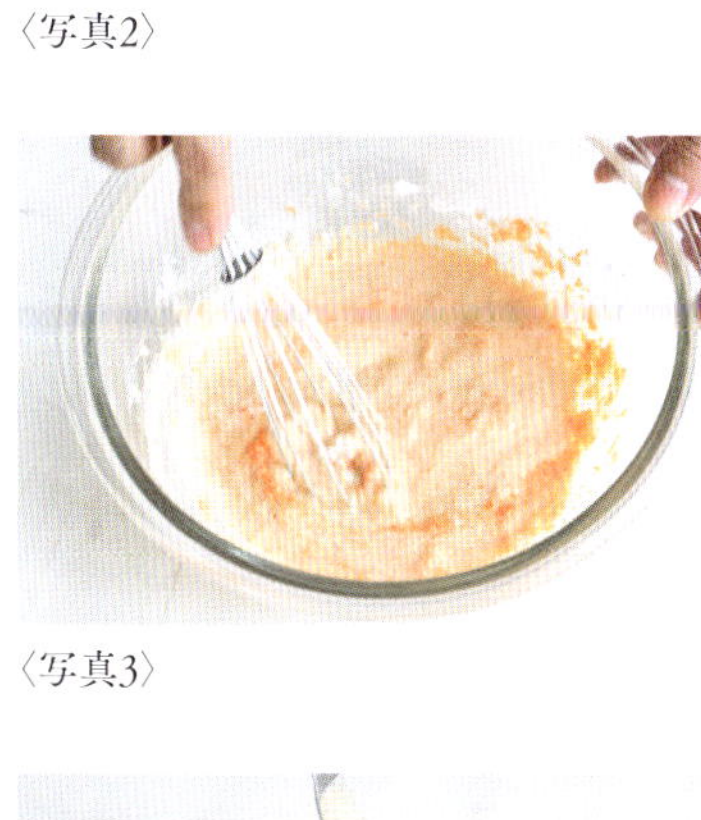

〈写真3〉

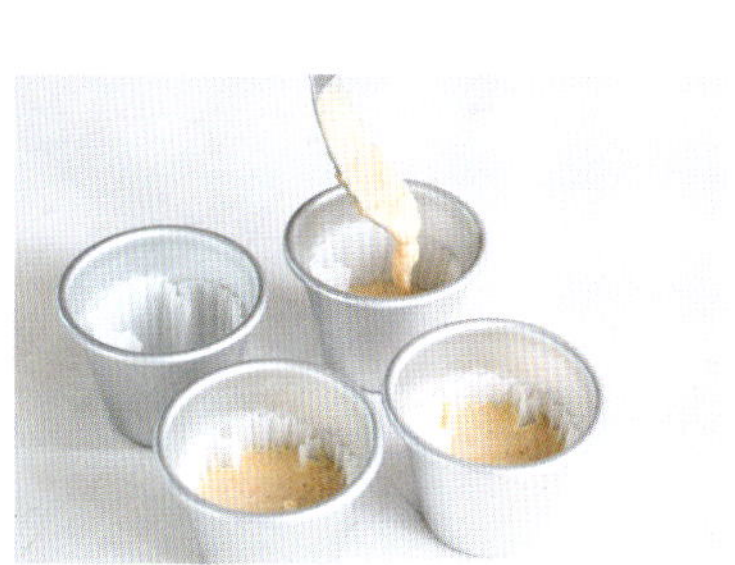

〈写真4〉

作り方

① 人参をすりおろす〈写真1〉。米油と合わせておく。

※人参は油と相性がいいので、先に合わせる。米粉のケーキは時間が経つとパサつきがちなので、パサつき防止になる。

② ボウルに米粉、ベーキングパウダー、きび砂糖、①を入れ、全体がなじむように泡だて器で軽く混ぜる〈写真2〉。

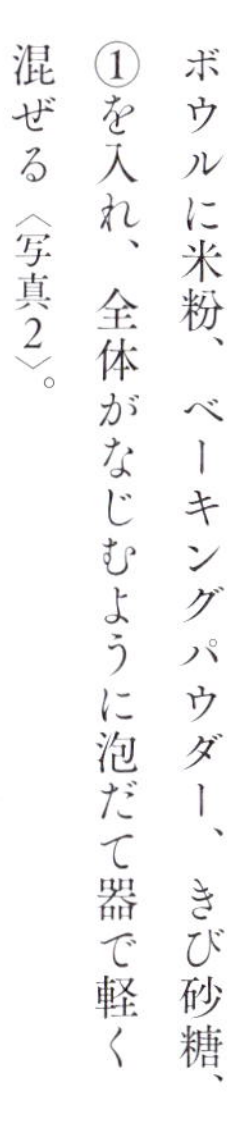

③ ②に豆乳を加え、泡だて器で全体がなじむように軽く混ぜる〈写真3〉。

※米粉の生地はサラッとしていてOK。

④ 生地が流れ出ないように、容器に紙カップを入れる。その中に、スプーンで③の生地を入れる〈写真4〉。プルーンを手でちぎってのせる。

※生地は熱すると膨らむので、紙カップの8分目まで入れる。

⑤ 深めのフライパンや鍋にキッチンペーパーを敷き、水を2～3cm入れて火にかける。沸騰したら火を止め、④を並べる。

※この時やけどに注意。

⑥ 生地に水滴が落ちないようにふたとフライパンの間にペーパーや清潔なふきんをはさむ。

※ペーパーやふきんが、燃えないようにサイズを合わせ、目を離さないようにする。蒸し器を使用してもよい。

⑦ 再び強火で8分加熱し、竹串を刺して、生地がつかなければ完成。

07

あげあげおやつ

気分の落ち込み
不眠に

ゼラチンを使わなくてもぷるぷる バナナ豆乳プリン

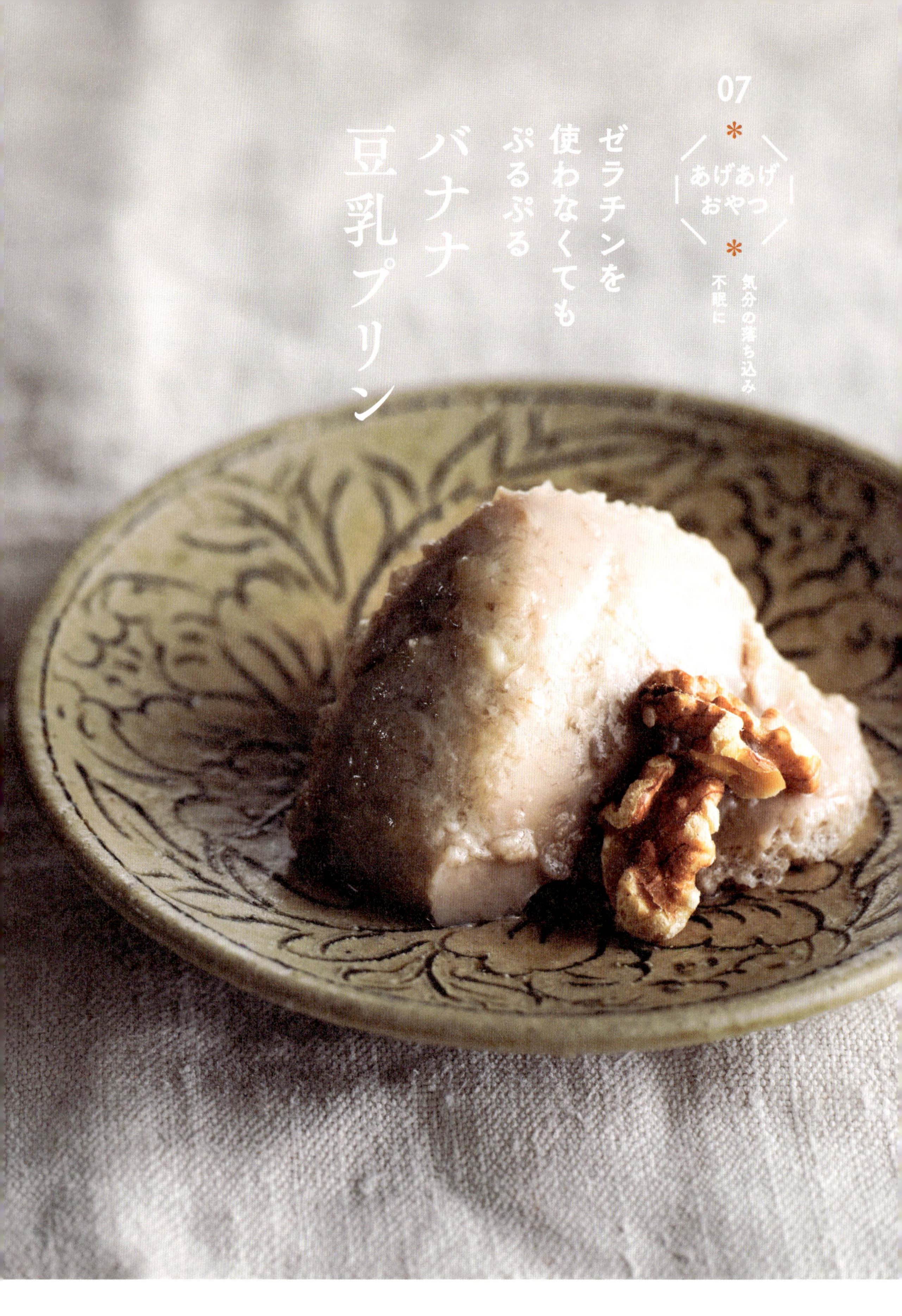

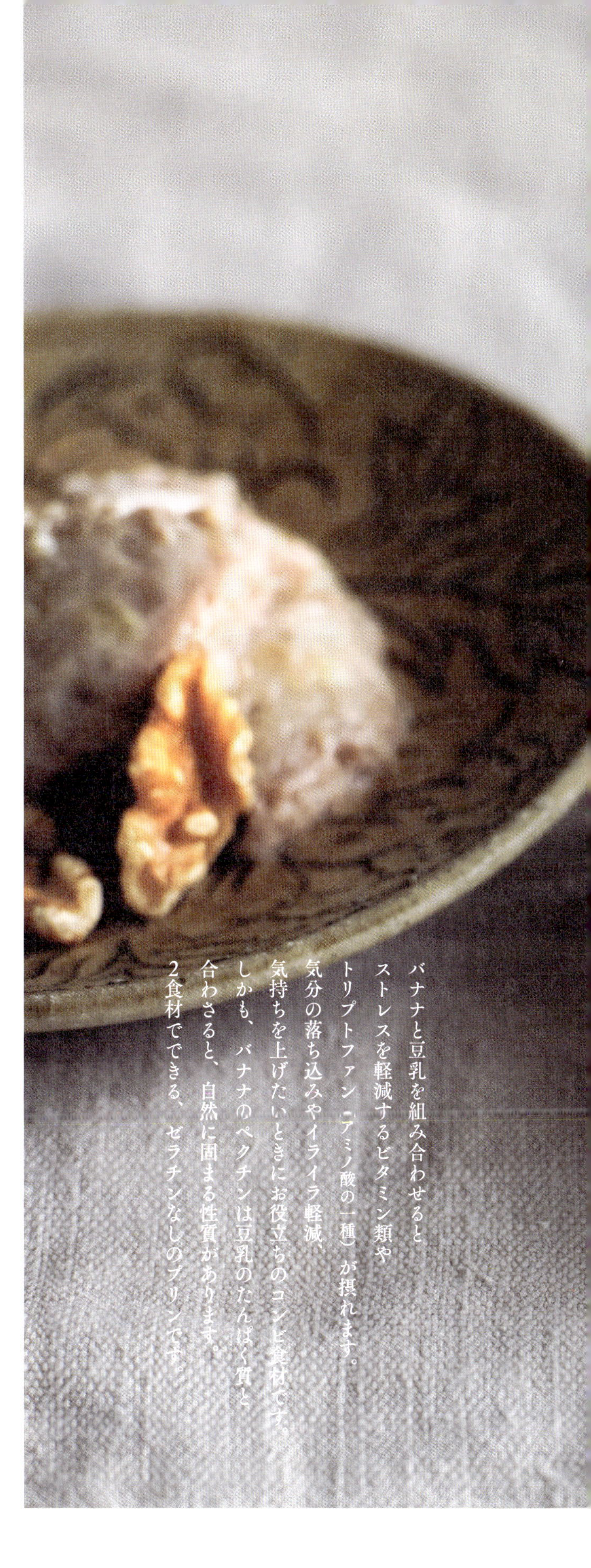

バナナと豆乳を組み合わせると
ストレスを軽減するビタミン類や
トリプトファン（アミノ酸の一種）が摂れます。
気分の落ち込みやイライラ軽減、
気持ちを上げたいときにお役立ちのコンビ食材です。
しかも、バナナのペクチンは豆乳のたんぱく質と
合わさると、自然に固まる性質があります。
2食材でできる、ゼラチンなしのプリンです。

栄養素は？

マグネシウム、ビタミンB_6、
トリプトファン
（ビタミンB_6と結びつくと体内でリラックス効果の高いセロトニンというホルモンに変わる）
バナナに豊富

トリプトファン
豆乳に豊富

賞味期限

冷蔵／3～4日

材料 10×15㎝の耐熱容器1個分

完熟バナナ100g、
無調整豆乳100g、
きび砂糖小さじ1

作り方

① 耐熱ボウルまたは耐熱容器にバナナを入れ、フォークなどで粗くつぶす。
※バナナは完熟のものを使用しないと固まりにくくなる。

② 電子レンジ600Wで1分加熱する。

③ 電子レンジから取り出し、フォークでなめらかになるまでよく混ぜる。

④ きび砂糖、豆乳を加えてよく混ぜてラップし、冷蔵庫で固まるまで冷やす。
※くるみなどをトッピングしても美味しい。

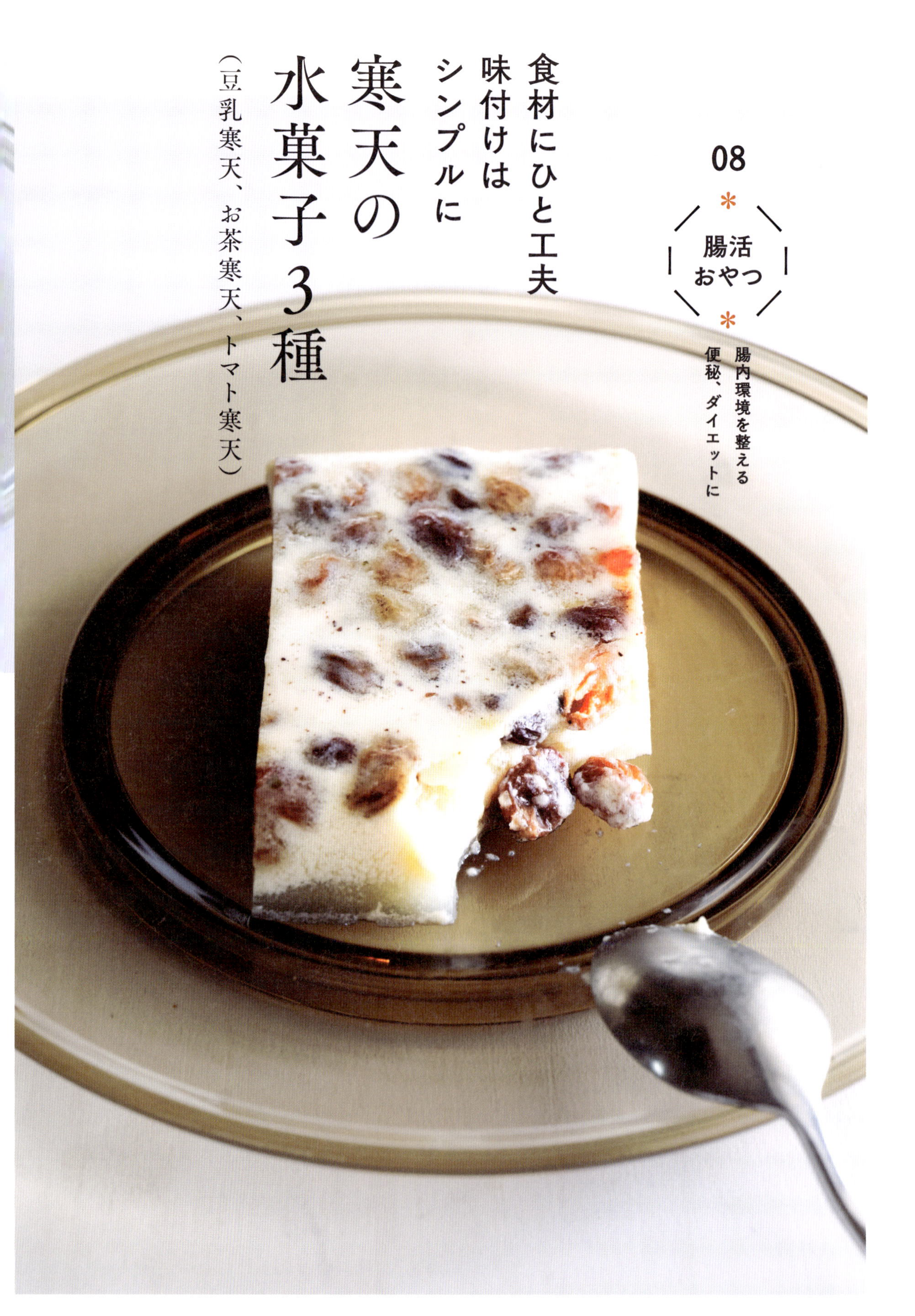

08

腸活おやつ

腸内環境を整える
便秘、ダイエットに

食材にひと工夫 味付けはシンプルに
寒天の水菓子3種
（豆乳寒天、お茶寒天、トマト寒天）

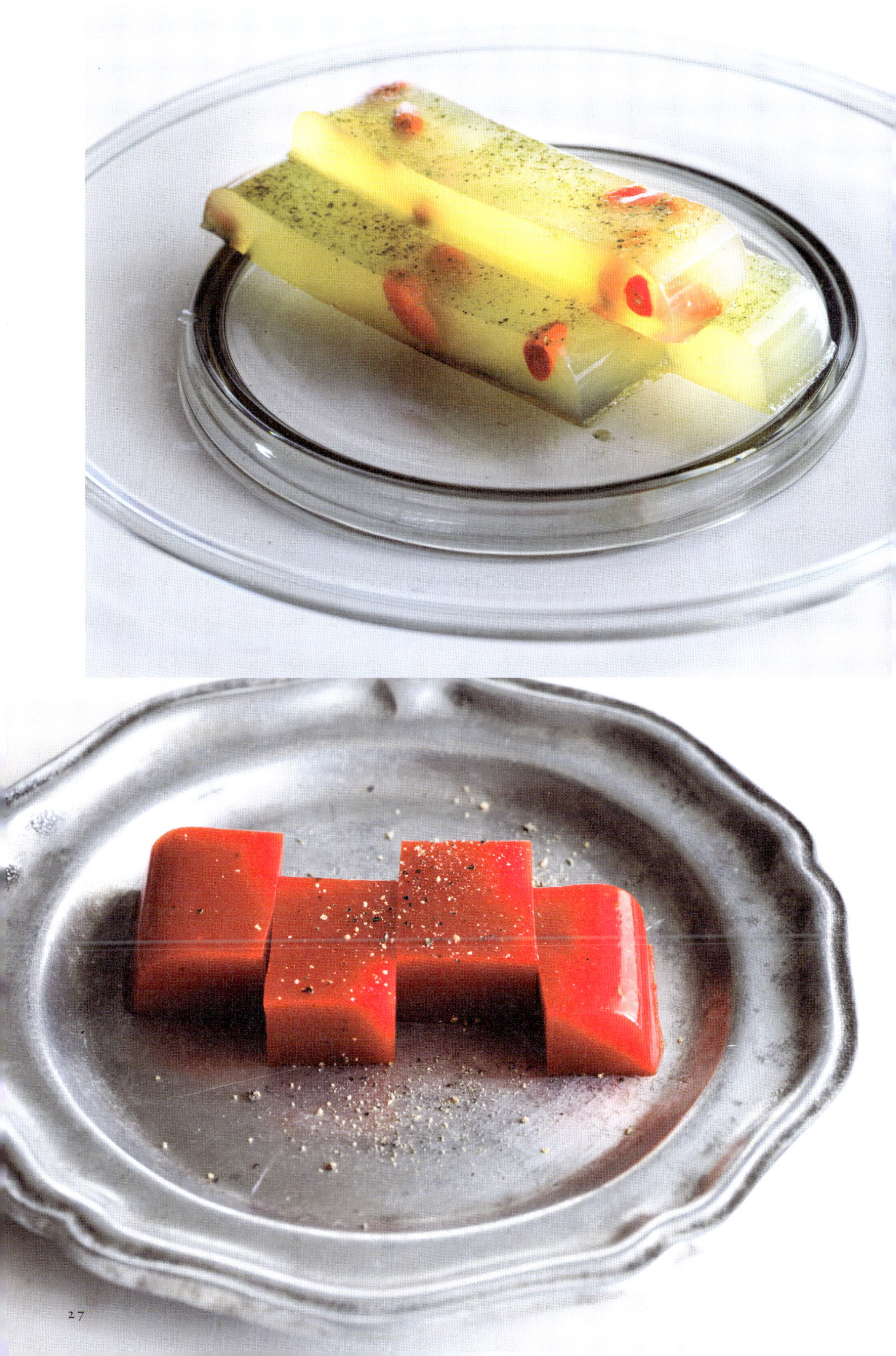

寒天の水菓子 3種

腸活にはなんといっても食物繊維。
おやつ作りなら、
海藻類の寒天が強い味方になってくれます。
寒天の繊維は約100倍の水を吸収するので、
腹もちがよく、腸内環境を整えます。
レーズンの甘みでいただく、豆乳寒天、
漢方食材、クコの実入りの甘くないお茶寒天、
前菜のようなトマト寒天、
3種をご紹介します。

栄養素は？

食物繊維
粉寒天6g／4.7g（3種類の合計）
［一日の目標量］成人男性：20〜21g以上 成人女性：17〜18g以上
他にもトマトジュース、レーズン、緑茶、クコの実にも食物繊維が含まれている。

賞味期限

冷蔵／1週間

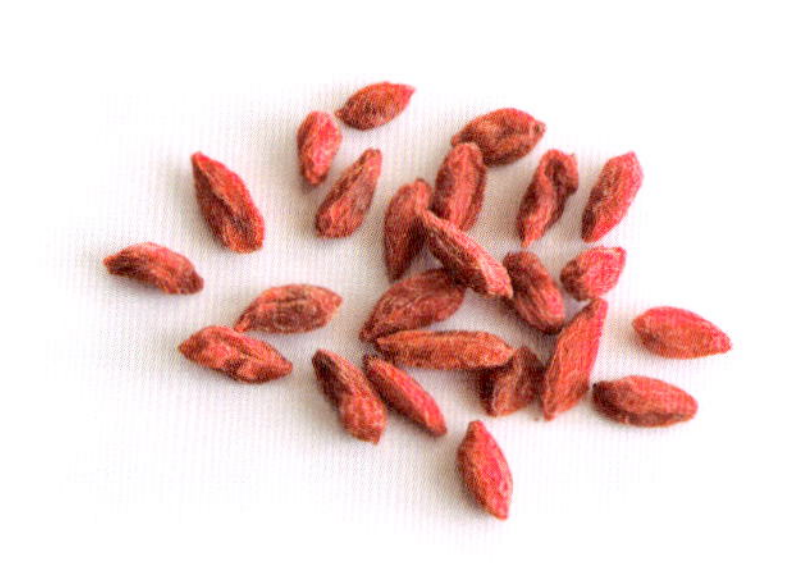

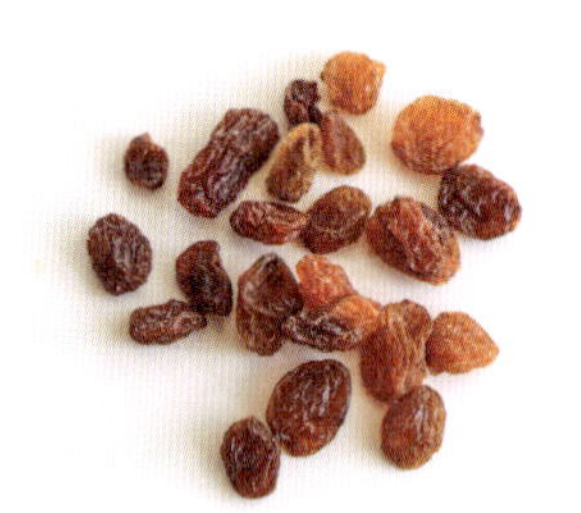

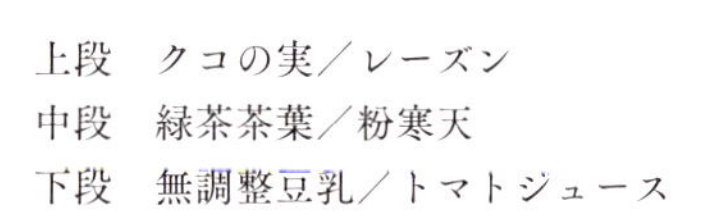

上段　クコの実／レーズン
中段　緑茶茶葉／粉寒天
下段　無調整豆乳／トマトジュース

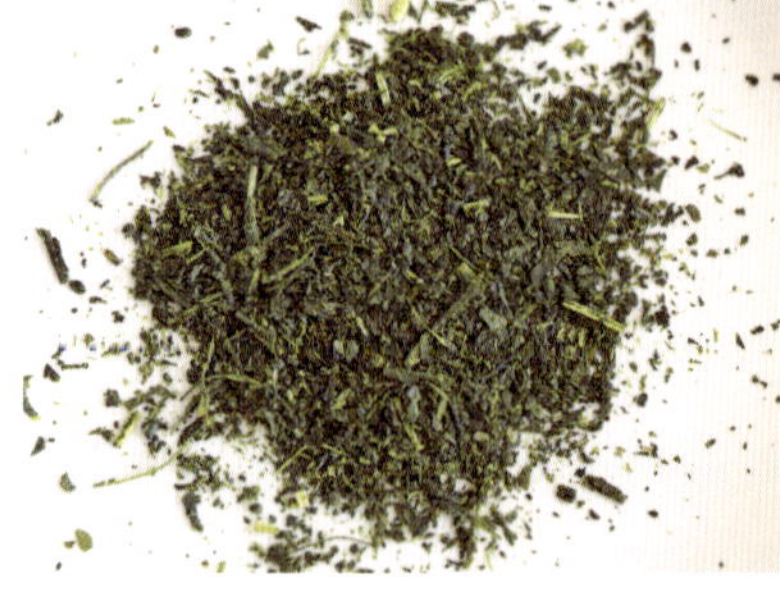

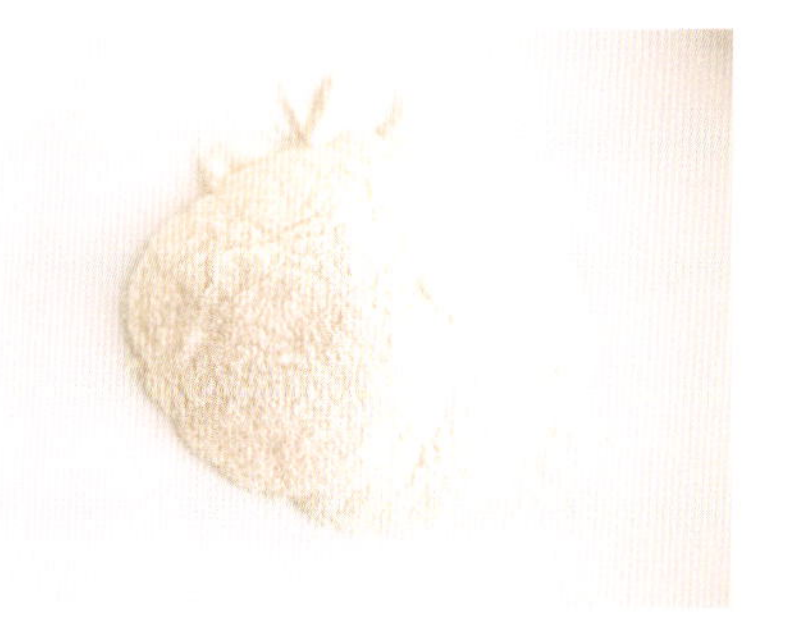

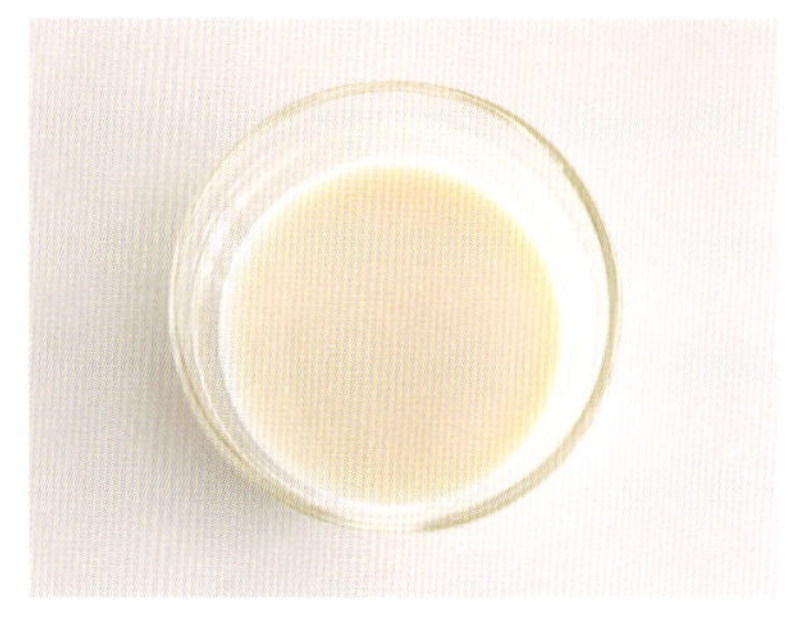

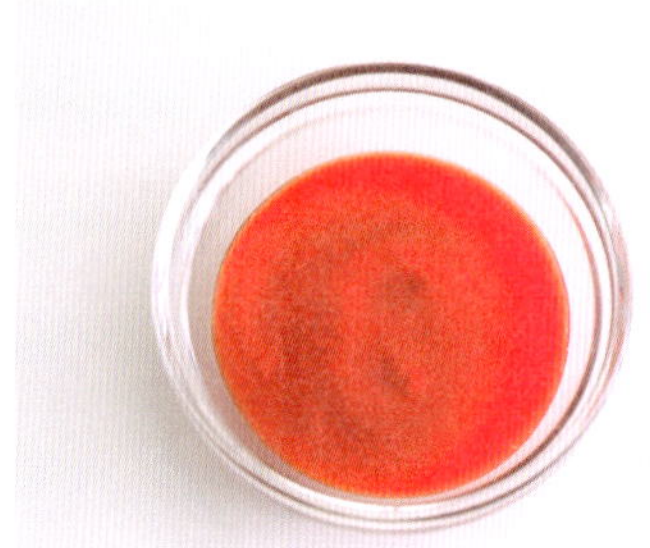

材料　15×10×6（深さ）cmの耐熱容器　各1個分

豆乳寒天
粉寒天2g、無調整豆乳300mℓ、
レーズン40g

お茶寒天
粉寒天2g、緑茶（300mℓの水＋茶葉小さじ1）、
クコの実5g

トマト寒天
粉寒天2g、トマトジュース（無塩）300mℓ、
粗びき黒こしょう　適量

作り方（3種共通）

① 鍋に各水分を入れ、粉寒天をふるい入れる〈写真1〉。泡だて器で寒天が溶けるまでよく混ぜる。
※お茶寒天の茶葉は水分と一緒に入れる。

② ①に各具材を入れて火にかけ、沸騰したら中火にし、グツグツさせながら1分加熱して火を止める。
※一度しっかりと沸騰させることがコツ。沸騰が足りないと固まりが悪くなる。

③ 耐熱容器に流し入れる〈写真2〉。

④ 耐熱容器の下に保冷剤を敷き、固まるまで置く〈写真3〉。
※熱い状態で冷蔵庫に入れると庫内の温度が上がり、ほかの食材に影響がある。

⑤ 耐熱容器から出し〈写真4〉、お好みの大きさにカットする。トマト寒天は黒こしょうをかける。
※容器のサイズは目安、お手持の容器でOK。

〈写真1〉

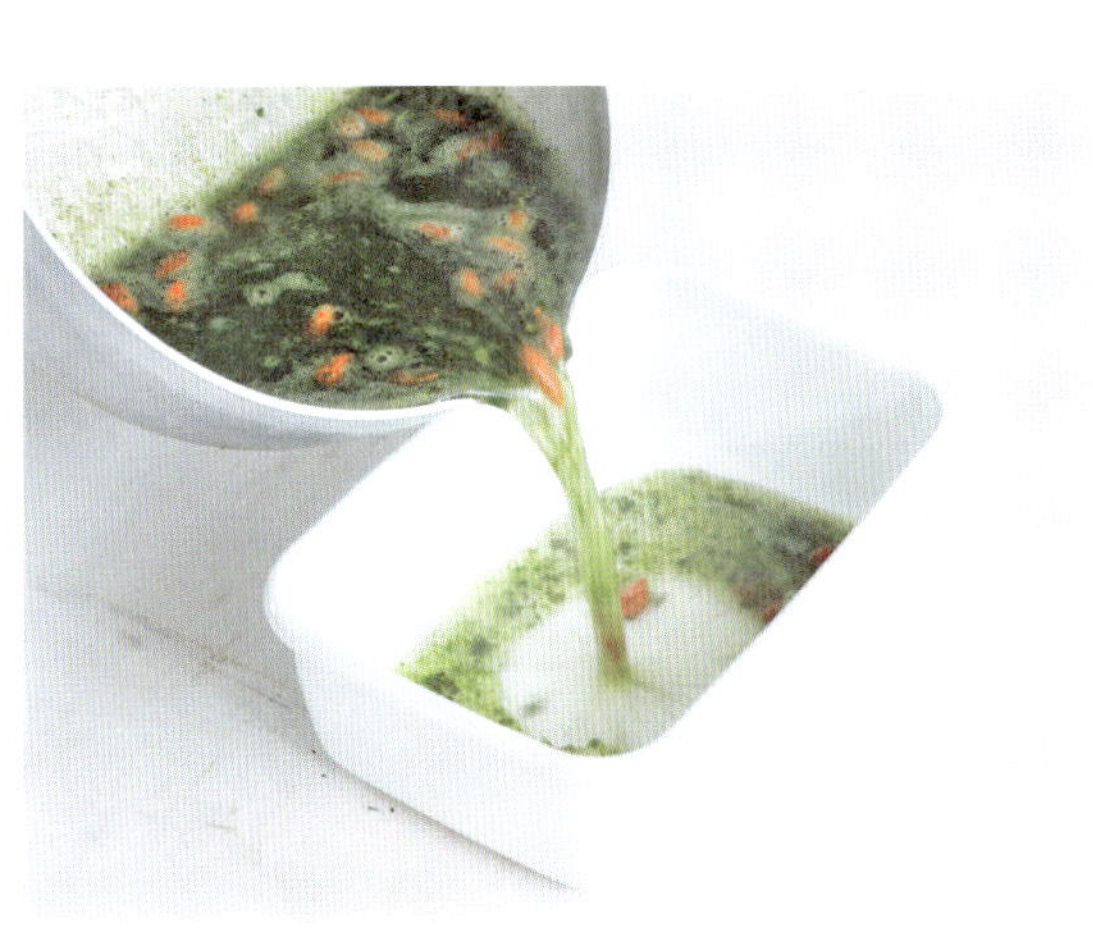

〈写真2〉

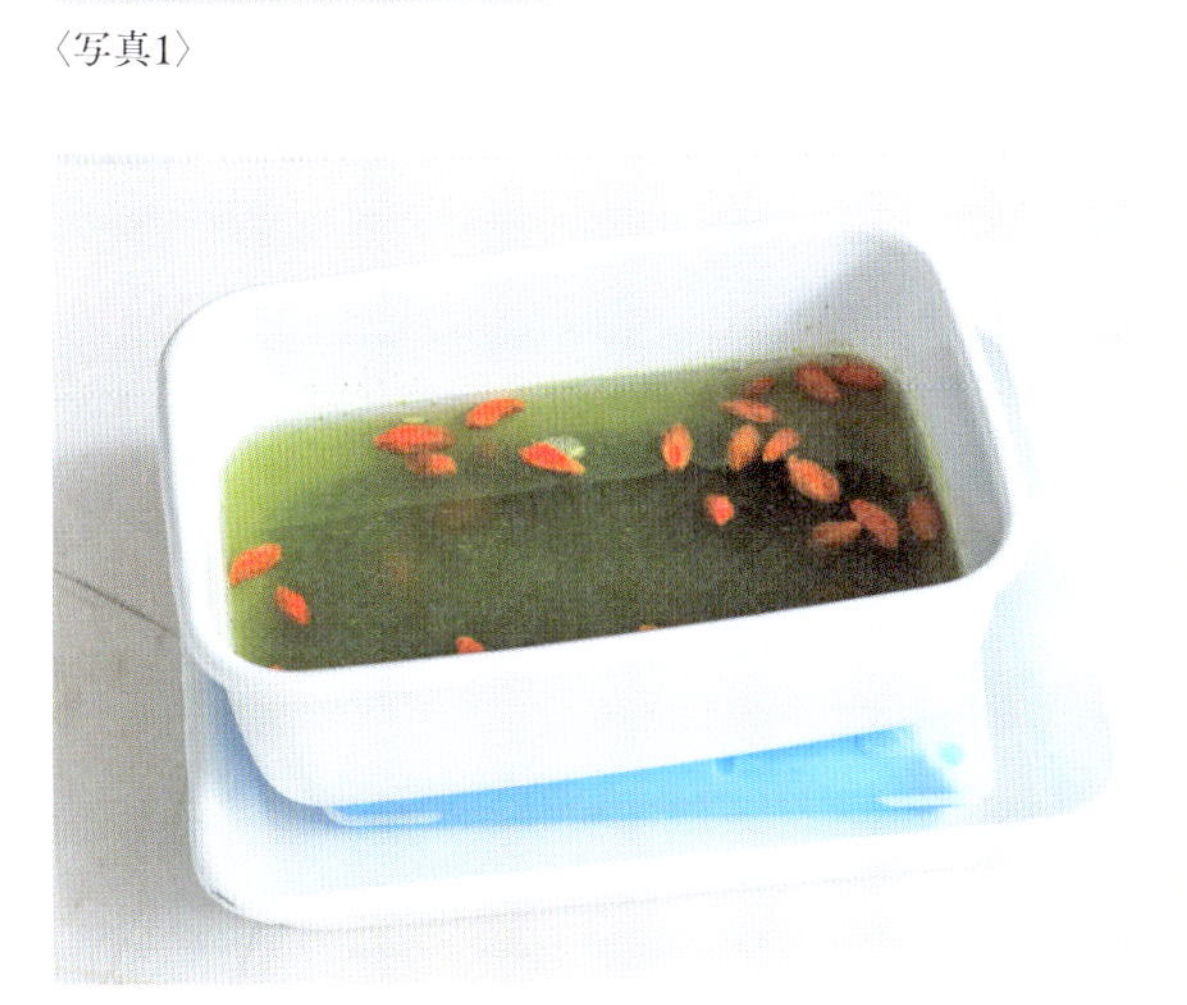

〈写真3〉

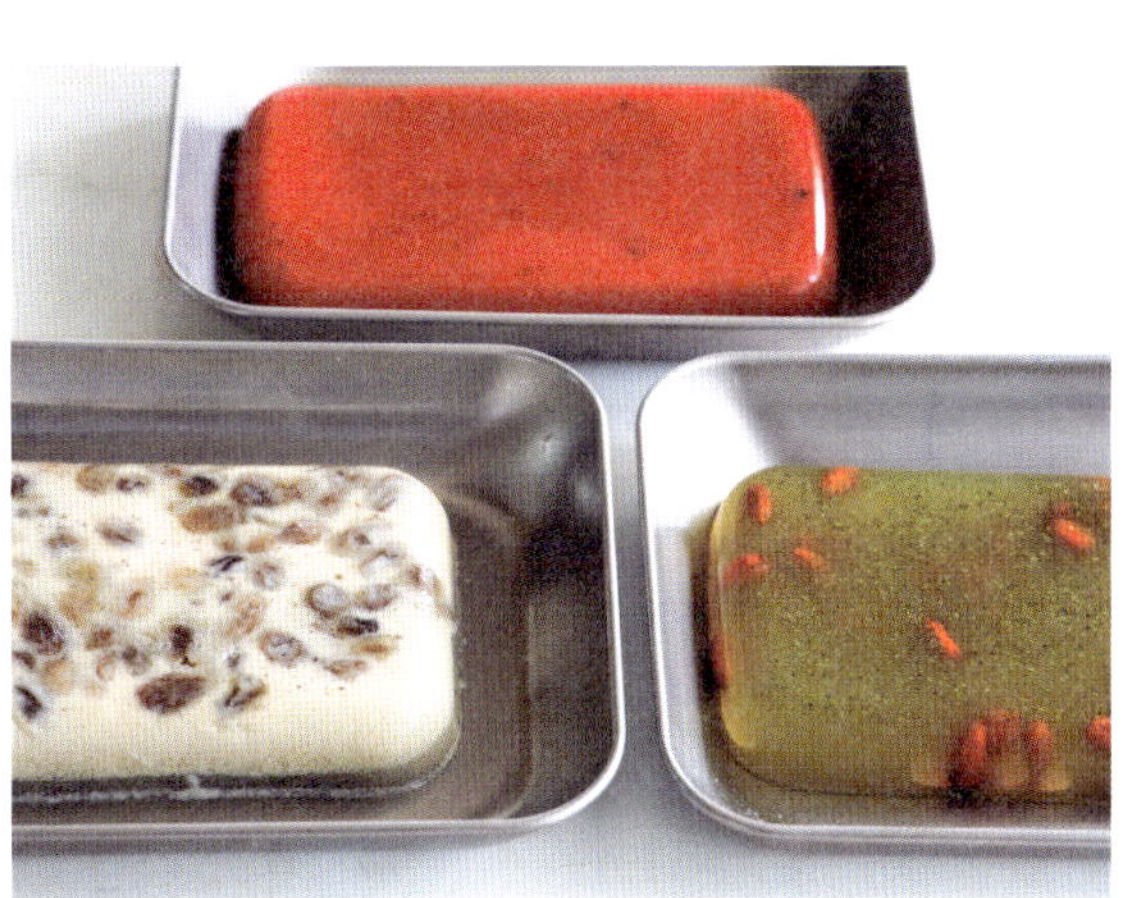

〈写真4〉

09

ほかほかおやつ

冷えが気になる
自律神経を整えたい

濃厚で、とろとろ ピスタチオとごま入り甘酒

からだの冷えは栄養不足や血行不良が原因。
そこで、ご提案するのは、
ビタミンB1・B2・B6を含む甘酒、
ビタミンB1・B6・たんぱく質が豊富なピスタチオ、
ビタミンEを含んだ不飽和脂肪酸の
すりごまを混ぜた栄養ドリンクです。
ビタミンB6が筋力低下を防止、
ビタミンEが血行を促進して、
血流改善が期待できます。
ピスタチオは砕くと香りが立ち、
消化吸収も高まります。

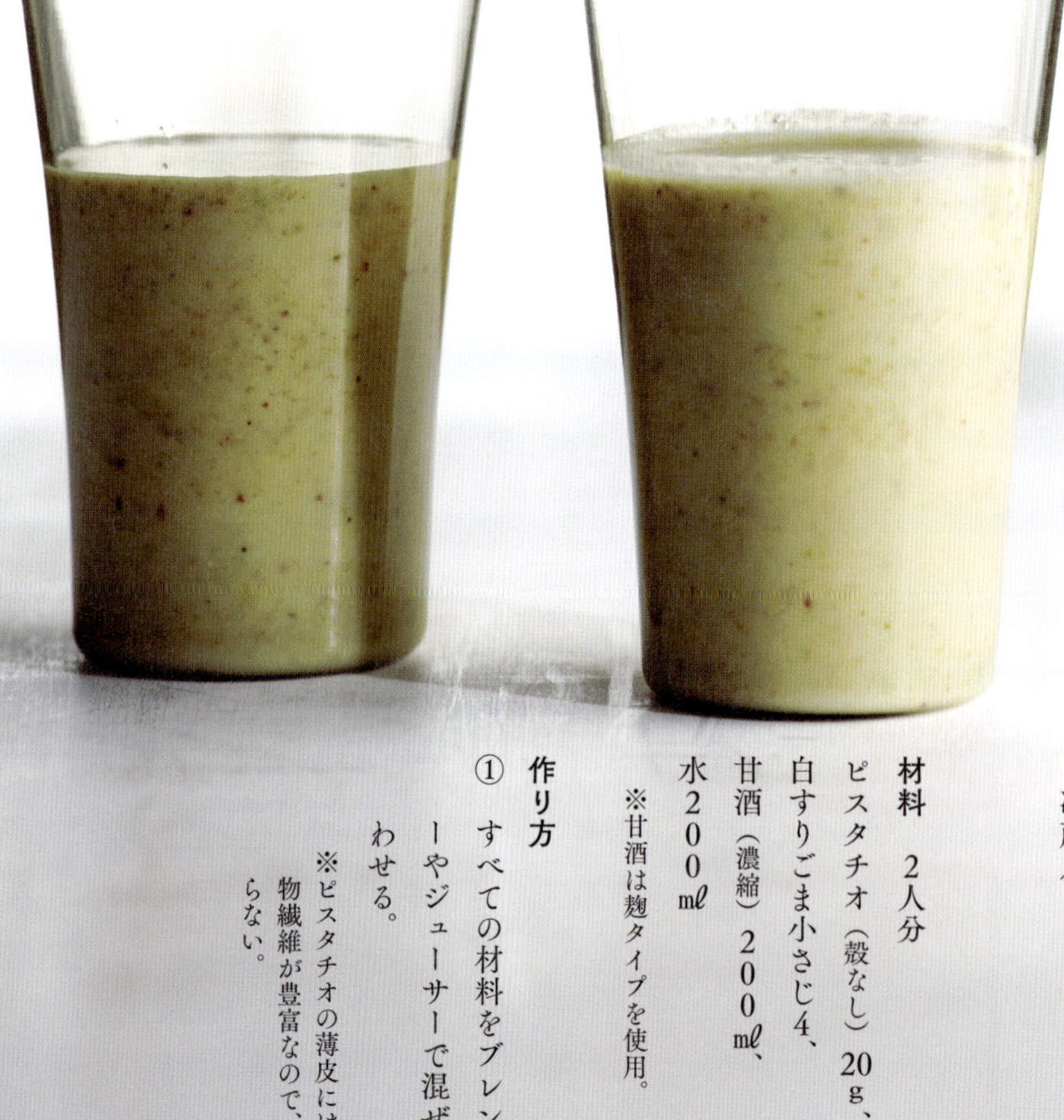

■栄養素は？

たんぱく質
ピスタチオ／3.2g
ごま／1.6g
甘酒／2.6g
合計／7.4g

ビタミンB1・B6
甘酒・ピスタチオに豊富
カルシウム・鉄・ビタミンE
ごまに豊富

■賞味期限

冷蔵／4〜5日

材料 2人分

ピスタチオ（殻なし）20g、
白すりごま小さじ4、
甘酒（濃縮）200㎖、
水200㎖

※甘酒は麹タイプを使用。

作り方

① すべての材料をブレンダーやジューサーで混ぜ合わせる。

※ピスタチオの薄皮には食物繊維が豊富なので、取らない。

10

美肌おやつ

日焼けによるシミ
シワ予防に

フルーティで、とろりと美味しい
ゼラチンフルーツ茶

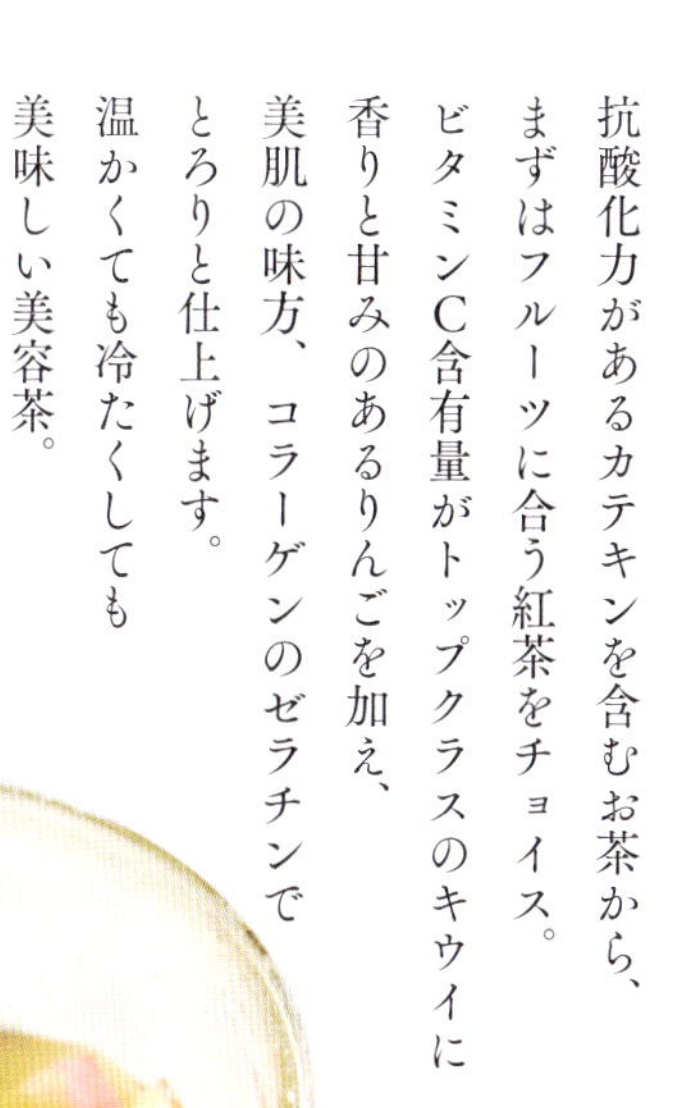

抗酸化力があるカテキンを含むお茶から、
まずはフルーツに合う紅茶をチョイス。
ビタミンC含有量がトップクラスのキウイに
香りと甘みのあるりんごを加え、
美肌の味方、コラーゲンのゼラチンで
とろりと仕上げます。
温かくても冷たくしても
美味しい美容茶。
紫外線による
肌老化の対策に。

栄養素は?

コラーゲン
ゼラチン5g／4・3g

ビタミンC
キウイ50g（約1/2個）／36mg
一日の推奨量　成人男性…100mg　成人女性…100mg

賞味期限
冷蔵／3～4日

材料　2人分
紅茶（煮出したもの）300ml、粉ゼラチン5g、キウイ1/2個、りんご1/4個、きび砂糖小さじ2

作り方
① キウイとりんごを薄切りにする。
② 温かい紅茶に粉ゼラチンをふり入れ、よく溶かす。
③ ②に①ときび砂糖を入れ、混ぜ合わせる。

「ととのえおやつ」総集編

1章のお菓子・おやつの食材&栄養のお話をもうちょっと詳しく知りたい方のために、QA方式でご紹介します。

Q **「パワーおやつ・ナッツとドライフルーツの元気玉」**（P11）の食材は、おなじみのナッツとドライフルーツでした。各食材の栄養素について教えてください。

A 「元気玉」には、心身をリラックスさせ、老化防止の効果が高い栄養素がぎゅっと詰まっていて、心身に総合的にはたらきかけます。

元気になるには、エネルギーチャージに関心がいきがちですが、不調を抑えることがなにより大切だからです。それぞれの栄養素を紹介します。

ドライフルーツ……ビタミンB_1、B_6、カリウム、カルシウム、鉄などのミネラル、食物繊維。

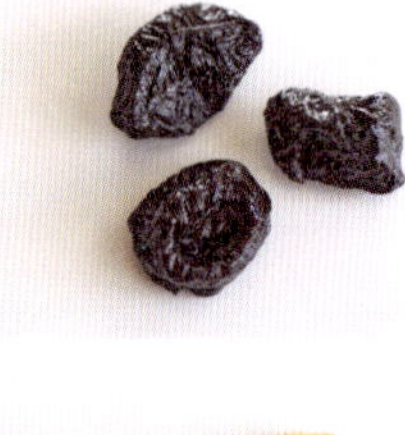

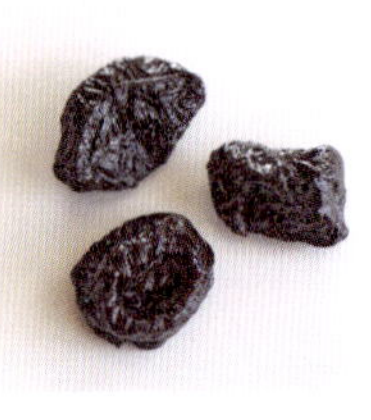

素焼きアーモンド

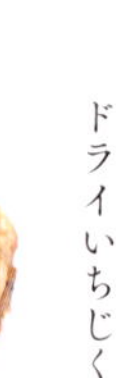

ドライプルーン

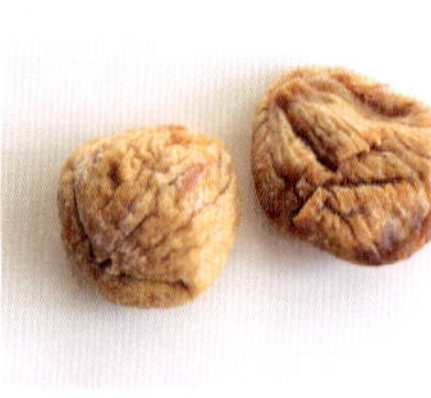

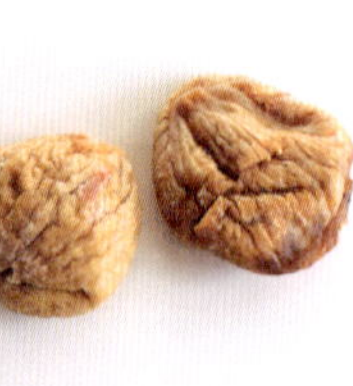

ドライいちじく

きなこ

レーズン

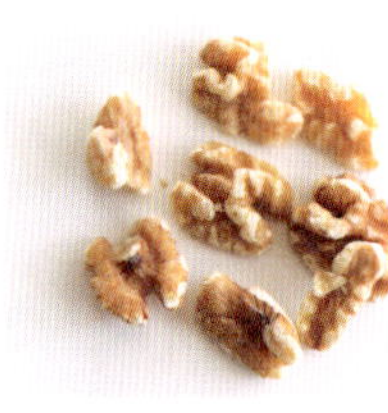

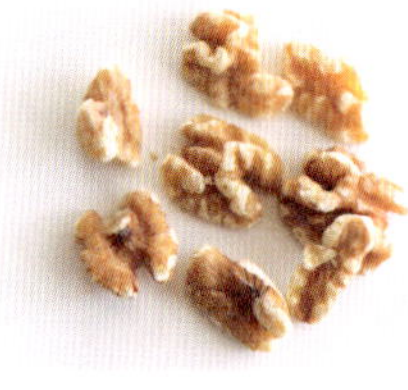

素焼きくるみ（無塩）

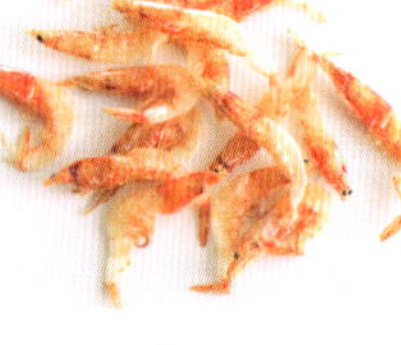

無糖ココア

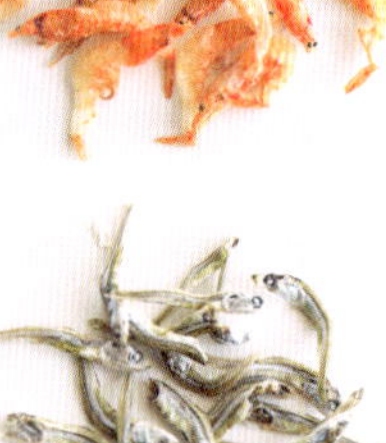

桜えび

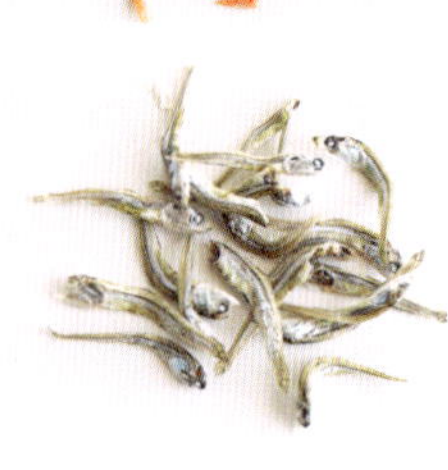

小魚

きなこ……良質なたんぱく質、鉄やカルシウムなどのミネラル、ビタミンB_1・B_2などのビタミン、脂質、炭水化物。

ナッツ類……オレイン酸が多く、ビタミンE、脳神経のはたらきを助けるナイアシン、脳細胞の活性化を促すレシチン。

ココア……強い抗酸化作用があるポリフェノール。

Q 食材を組み合わせることによって、栄養の相乗効果がある食材コンビもいくつかありました。ベストマッチな食材例を詳しく教えてください。

A 栄養価を高め合う食材は、とても相性がよいので、組み合わせるとバランスのよい味、美味しいお菓子ができあがります。

◆**「ほねほねおやつ・桜えびと小魚ときくらげのチップス」**（P14）**のカルシウムとビタミンDの関係**……ビタミンD（きくらげに含まれる）は食事からカルシウム（桜えびと小魚）を吸収するのを助けます。さらにビタミンKをプラスするとカルシウムが骨に定着するのを助けます。

◆**「てつてつおやつ・青のりと柚子のクラッカー」**（P15）**の鉄とビタミンCの関係**……ビ

タミンC（柚子の皮）には鉄（青のり）を吸収しやすくするはたらきがあります。

◆**「目力おやつ・人参とプルーンの蒸しケーキ」**（P21）の**ビタミンAと油の関係**……ビタミンA（プルーンと人参）は体内で吸収されにくい成分です。脂溶性で油（米油）に溶けることで吸収が高まります。

◆**「あげあげおやつ・バナナ豆乳プリン」**（P24）の**バナナと豆乳の関係**……ビタミンB_6（バナナ）などを含む食材は、たんぱく質（豆乳）の吸収を高めてくれます。

Q **「たんたんおやつ・枝豆入りそば粉餅」**（P20）のたんぱく質量は、18歳以上の女性が一日に必要な約半量（全量の場合）が摂れるとありました。枝豆とそば粉についてもう少し詳しく教えてください。

A 枝豆は色が青いうちに収穫された、未成熟の大豆です。「畑の肉」と呼ばれるように、大豆と同様、良質なたんぱく質のほか、カリウム、歯や骨の形成に必要なカルシウムも豊富です。さらに大豆とは異なり、カロテンやビタミンCも多く含みます。

そば粉の効能といえばポリフェノールの一種であるルチンです。抗酸化作用が高く、血液をサラサラにし、毛細血管の弾力性をもたらします。穀物の中ではそば粉にしか含まれていない栄養素ですが、そば粉はたんぱく質の栄養価を表すアミノ酸スコアも高く、穀類の中ではトップクラスです。

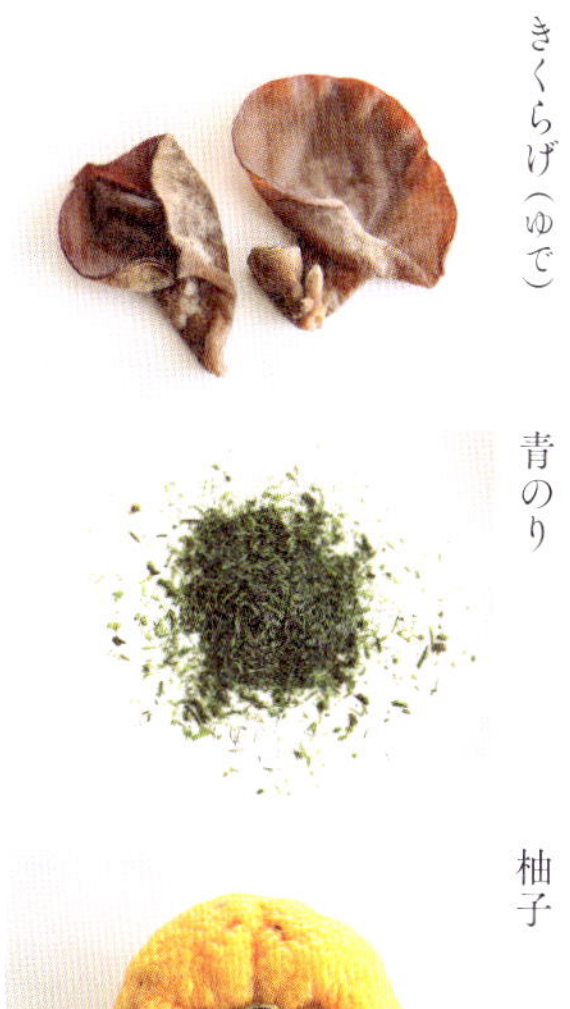
きくらげ（ゆで）

玄米

枝豆

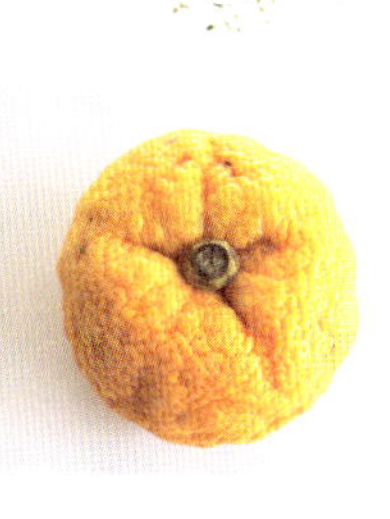
青のり

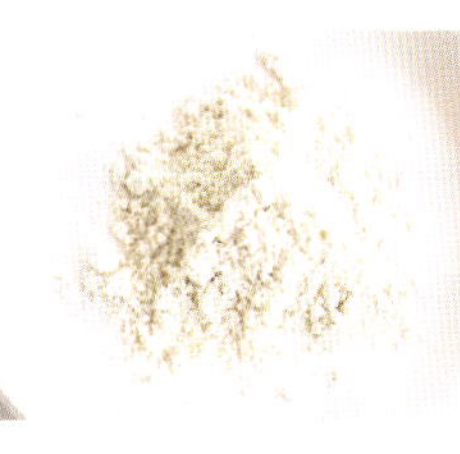
さつま芋

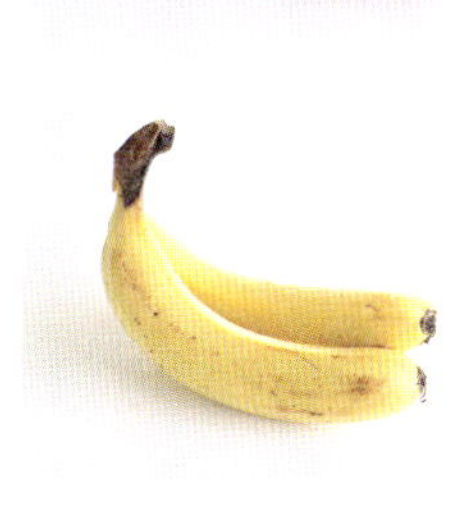
人参

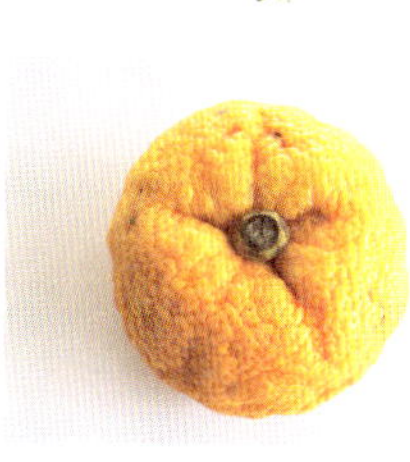
柚子

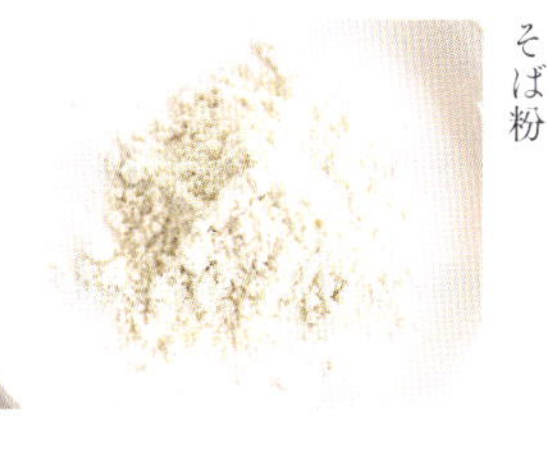
そば粉

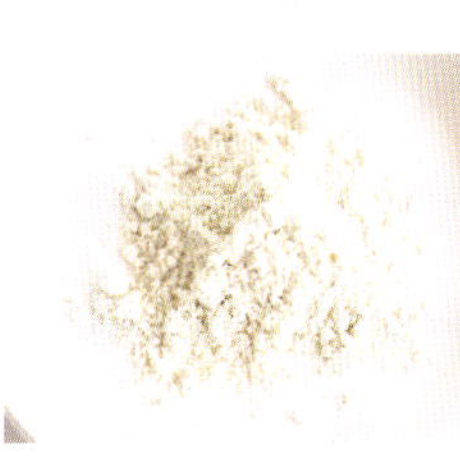
バナナ

Q 便秘のお悩みを持つ方は多いと思います。食物繊維を摂ることが有効だとは思いますが**「腸活おやつ・寒天の水菓子3種」**（P26）の寒天について教えてください。

A 寒天はてんぐさなど海藻を原料としています。この寒天の約80%が食物繊維で、水溶性と不溶性の食物繊維の両方が豊富に含まれています。

水溶性食物繊維は主に糖の吸収スピードを抑え、不溶性は便秘解消効果があります。

食物繊維の機能は多岐にわたるため、水溶性と不溶性をバランスよく摂取することが有効で、寒天にはどちらも含まれています。

ほかにも、今回は玄米やごぼう、さつま芋、りんごなど、食物繊維を豊富に含むお菓子を2章でご紹介していますので、お役立てください。

Q 「ほかほかおやつ・ピスタチオとごま入り甘酒」（P30）のピスタチオが冷えにいいとは意外でした。体を温める効果ですか？

A ピスタチオの栄養効果の中には、血行改善、血行促進、筋力維持があります。

加温効果のある食べ物の代表選手として、生姜や唐辛子などを思い浮かべる方も多いでしょう。汗をかくと一時的にホットになりますが、その後、汗で体が冷えてしまいがちです。

ピスタチオに含まれるオレイン酸とリノール酸は、血中コレステロールを調整することで、血流がよくなります。血行がよくなると、体の隅々まで血液が行き渡るようになり、結果、冷え性の改善が期待できるというわけです。

体内からアプローチして、冷え冷え体質を根本から変えていくことが大切です。

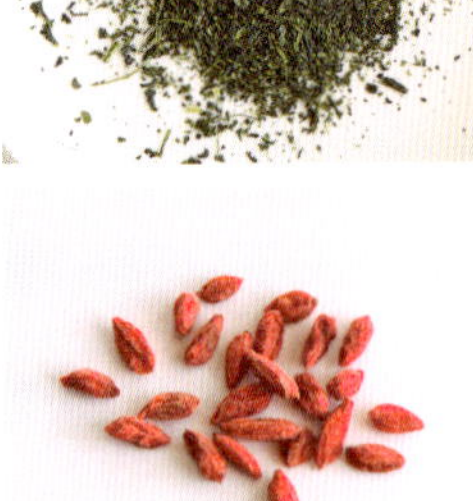
寒天

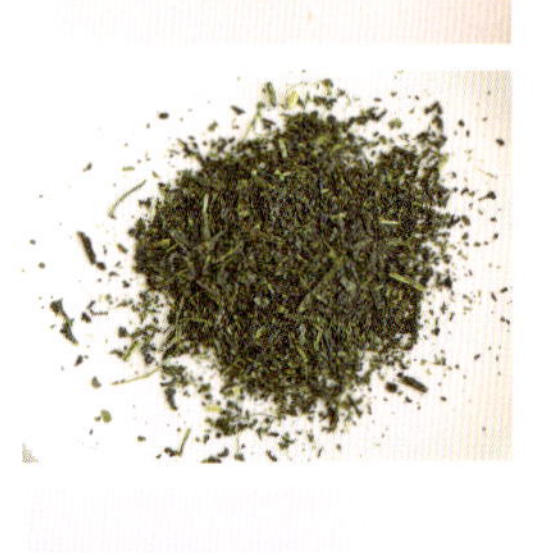
緑茶茶葉

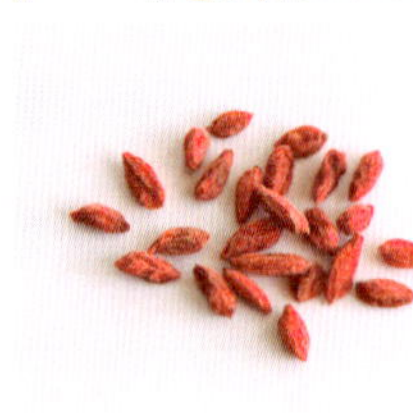
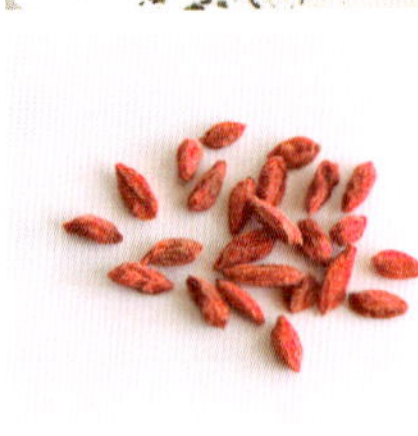
クコの実

トマトジュース

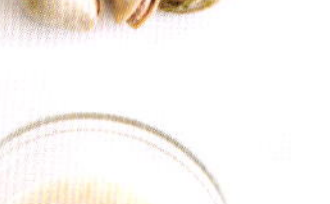
ピスタチオ

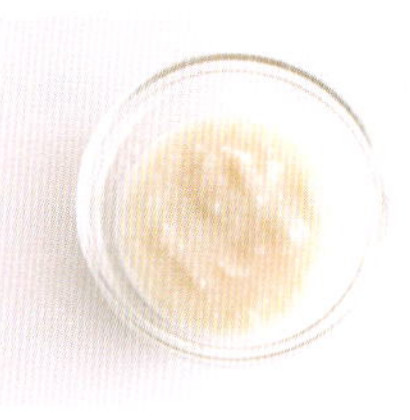
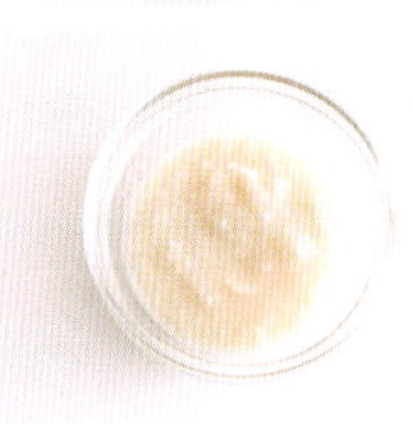
甘酒

粉ゼラチン

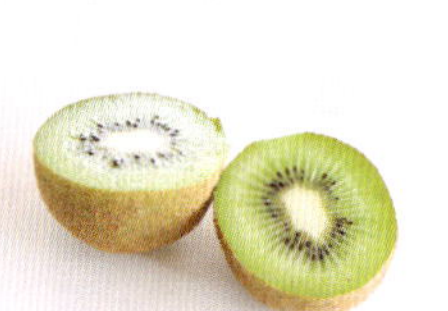
キウイ

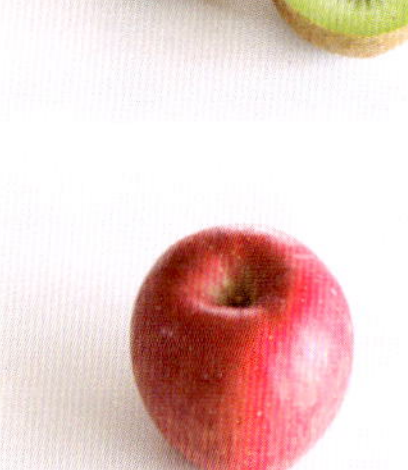
りんご

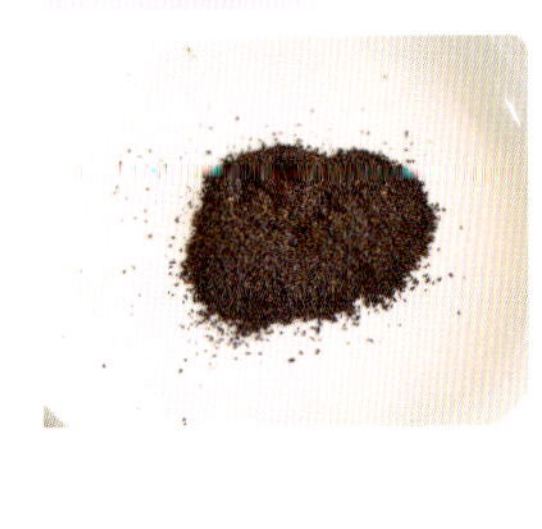
紅茶茶葉

Q 「美肌おやつ・ゼラチンフルーツ茶」（P31）の中でキウイはビタミンCの多い果物とありました。ビタミンCの含有量はレモンよりも多いですか？

A レモンのビタミンCの含有量は果汁の場合、100gあたり50mg。それに対し、グリーンキウイ（全量）は100gあたり71mg、果肉が黄色いゴールデンキウイ（全量）に至っては140mgと高い数値を誇ります。なおかつ、キウイはレモンに比べて甘くて食べやすいので、ビタミンCが摂りやすい果物と言えるでしょう。

さらに、レモンには含まれないビタミンEが摂れ、ビタミンCとEとの相乗効果でより強力な抗酸化力を発揮します。

※含有量は日本食品標準成分表（八訂）より

「ととのえおやつ」を組み合わせると一食分のバランス献立に！

栄養価の高い滋養菓子をいくつか組み合わせると、バランスのよい献立になります。
作り置きしておけば、食欲のない朝食に、昼食を食べ損ねたときの栄養補給、
夜遅く帰ったときの夜食、お酒のお供にもぴったりです。

ナッツとドライフルーツの元気玉2種
＋
桜えびと小魚ときくらげのチップス
＋
ゼラチンフルーツ茶

ひと口サイズの元気玉と
桜えびと小魚ときくらげのチップス、
ゼラチンフルーツ茶は食欲のない
ときの栄養補給によい組み合わせ。
動物性たんぱく質、植物性たんぱく質、
ビタミン、ミネラル、食物繊維や
コラーゲンなど多くの栄養素を
豊富に含み、それぞれの相乗効果で
吸収率を高めています。
しかも素材の持つ甘みを活用しているので、
お菓子なのに砂糖不使用。
胃がもたれることもありません。

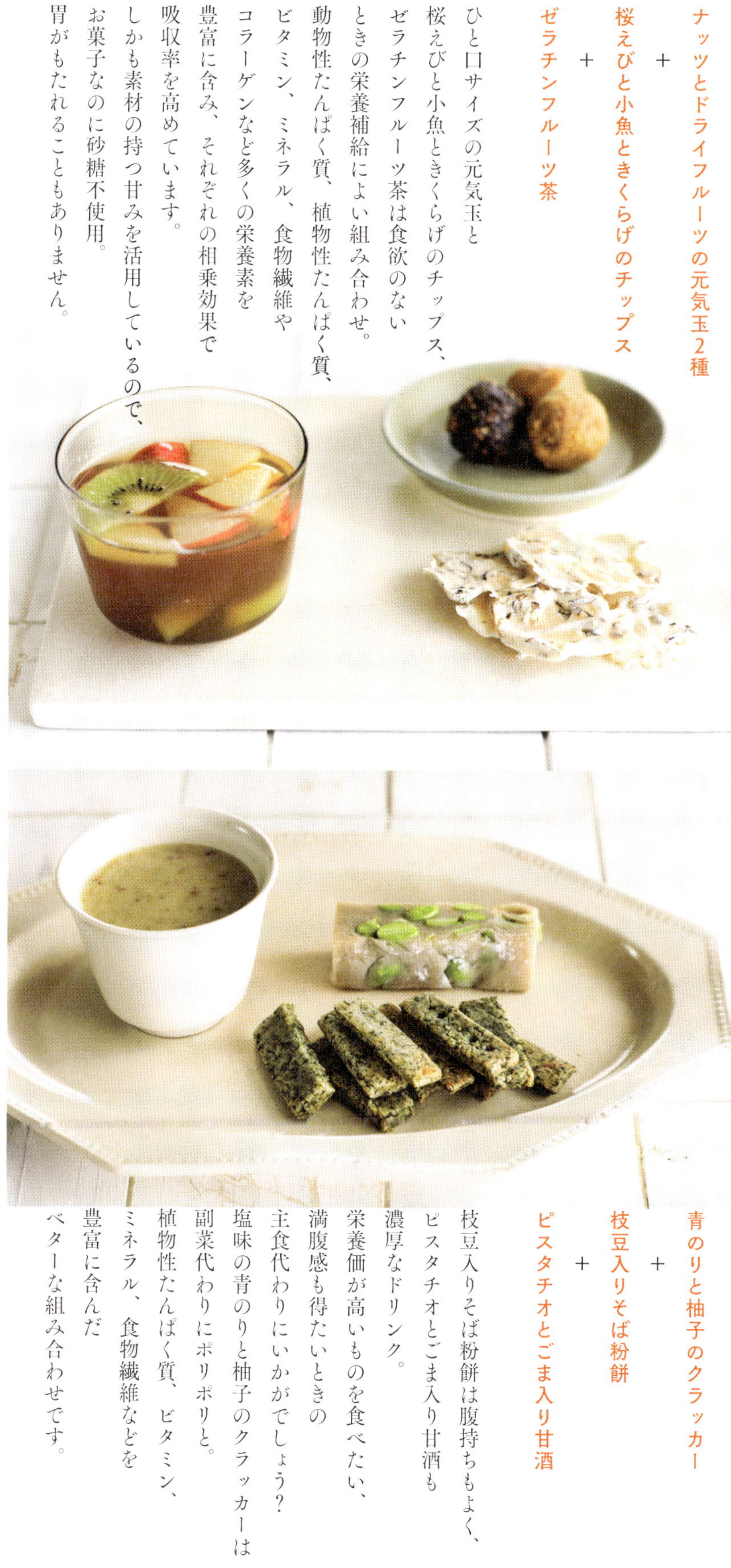

青のりと柚子のクラッカー
＋
枝豆入りそば粉餅
＋
ピスタチオとごま入り甘酒

枝豆入りそば粉餅は腹持ちもよく、
ピスタチオとごま入り甘酒も
濃厚なドリンク。
栄養価が高いものを食べたい、
満腹感も得たいときの
主食代わりにいかがでしょう？
塩味の青のりと柚子のクラッカーは
副菜代わりにポリポリと。
植物性たんぱく質、ビタミン、
ミネラル、食物繊維などを
豊富に含んだ
ベターな組み合わせです。

2章

からだとこころを思いやる「日々のおやつ」

お菓子やおやつは
ほんのひと口で
幸福感に満たされたり、
テンションを上げたりしてくれます。
さらにからだにとっても
うれしい効果があれば最高です。
2章では食材の持つ栄養素、
食材の本来の味を生かし、
日々の生活の中で楽しめる
お菓子とおやつを紹介します。

ビスケット・クッキー

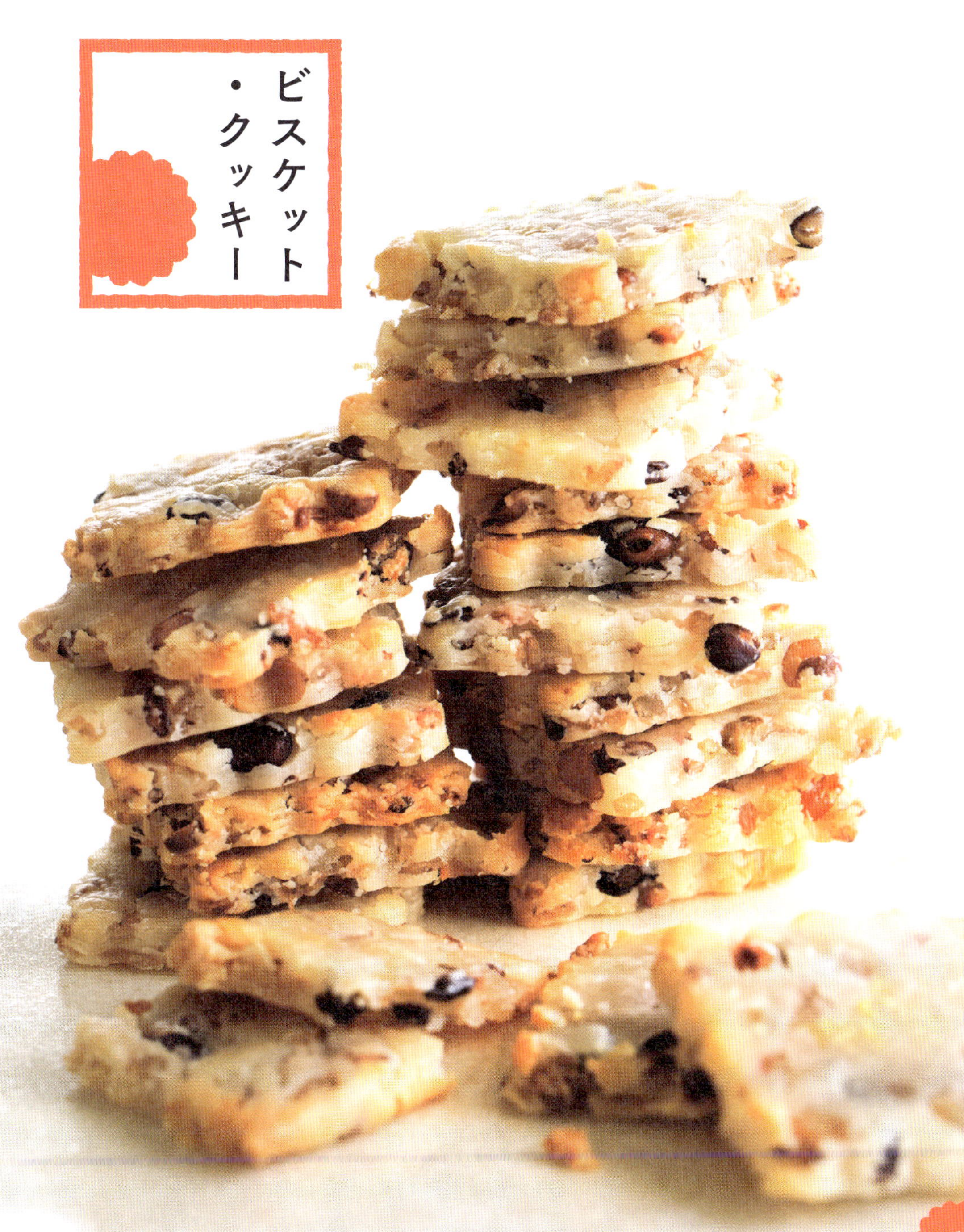

1

つぶつぶ雑穀にレモンがさわやか

レモンと雑穀のビスケット

食物繊維やビタミン、ミネラル豊かな雑穀のビスケット。香りづけにはビタミンCの多いレモンを使います。多くの有効成分がある皮の方をすりおろし、残ったレモン汁はレモネードに。ビタミンCは疲労物質の乳酸を分解しますので、お疲れ気味のお肌にうれしいおやつ。

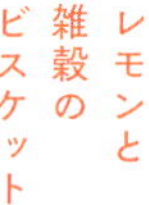

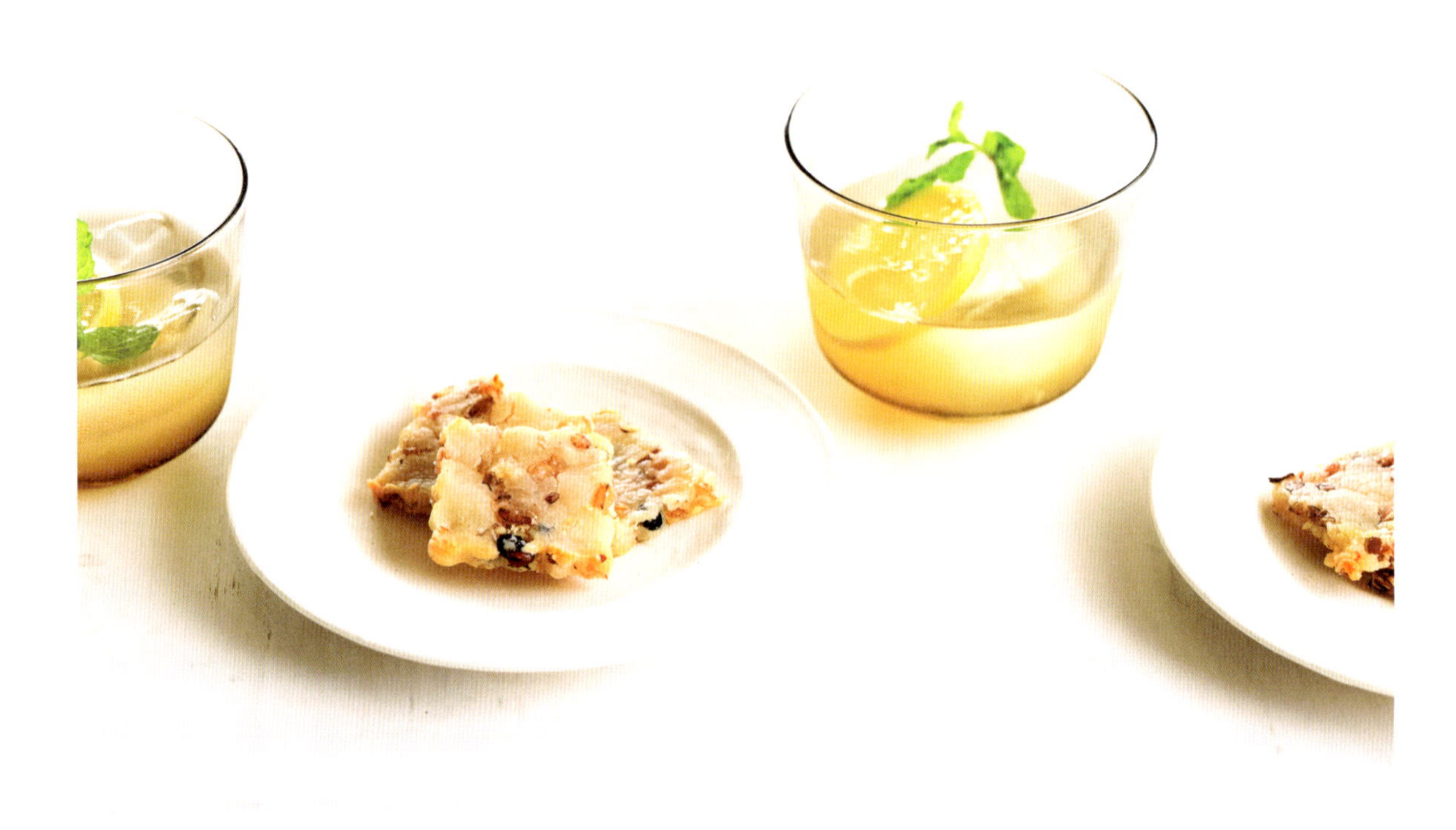

賞味期限　常温／5日

材料　12×23cm×5（厚さ）mm 1枚分（約25個分）
米粉100g、雑穀（ドライタイプ）70g、
塩小さじ1/4、レモンの皮1個分、
米油大さじ3、無調整豆乳大さじ2、
レモン汁大さじ1（残りはレモネードに使用）

作り方

① ポリ袋に米粉、雑穀、塩、レモンの皮をおろしながら加え、ふり混ぜる〈写真1〉。

② ①に米油を加えて、ふり混ぜる〈写真2〉。

③ 豆乳、レモン汁を加え、ポリ袋が破れないように気をつけながら、生地がしっとりするまで1分ぐらい、よく揉む〈写真3〉。

④ 袋を12×23cm×5（厚さ）mmぐらいに折りたたみ、それに合わせて生地を麺棒で押し広げる〈写真4〉。
※雑穀が入ると形がくずれやすいので、しっかりと押さえるのがコツ。
※角の部分は、角に向かって麺棒を当てるときれいな四角になる。

⑤ ポリ袋をL字に切り広げ、生地をお好みの型で型抜きする〈写真5〉。

⑥ 天板にオーブンシートを敷いて、⑤を並べ、160℃に予熱したオーブンで10分焼く。

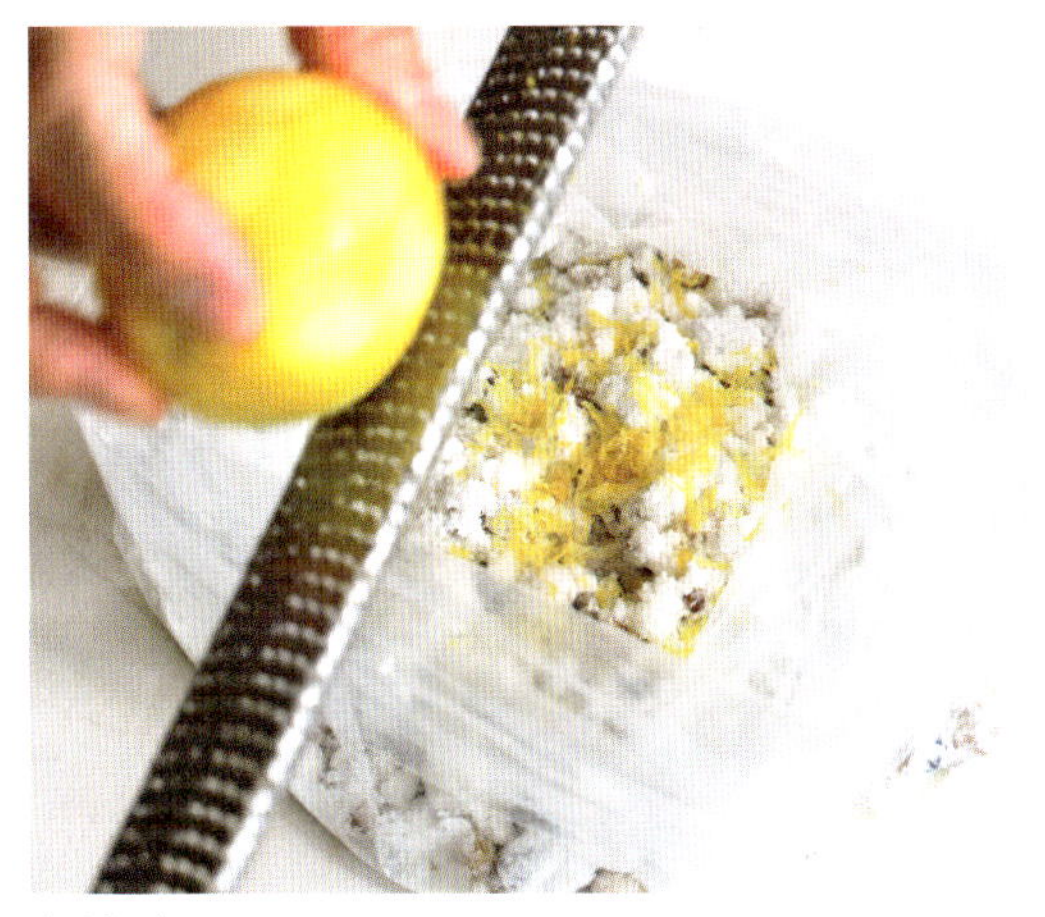

〈写真1〉

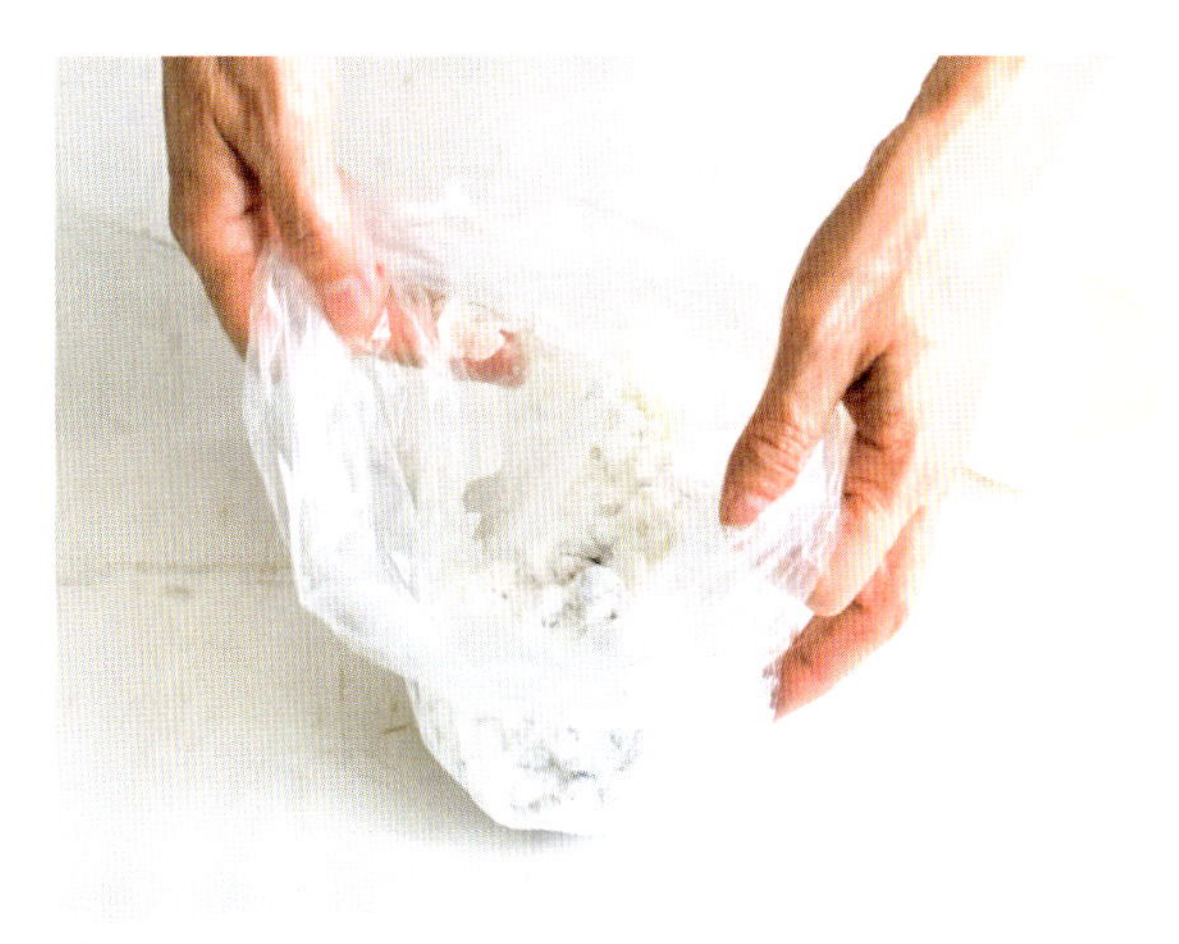

〈写真2〉

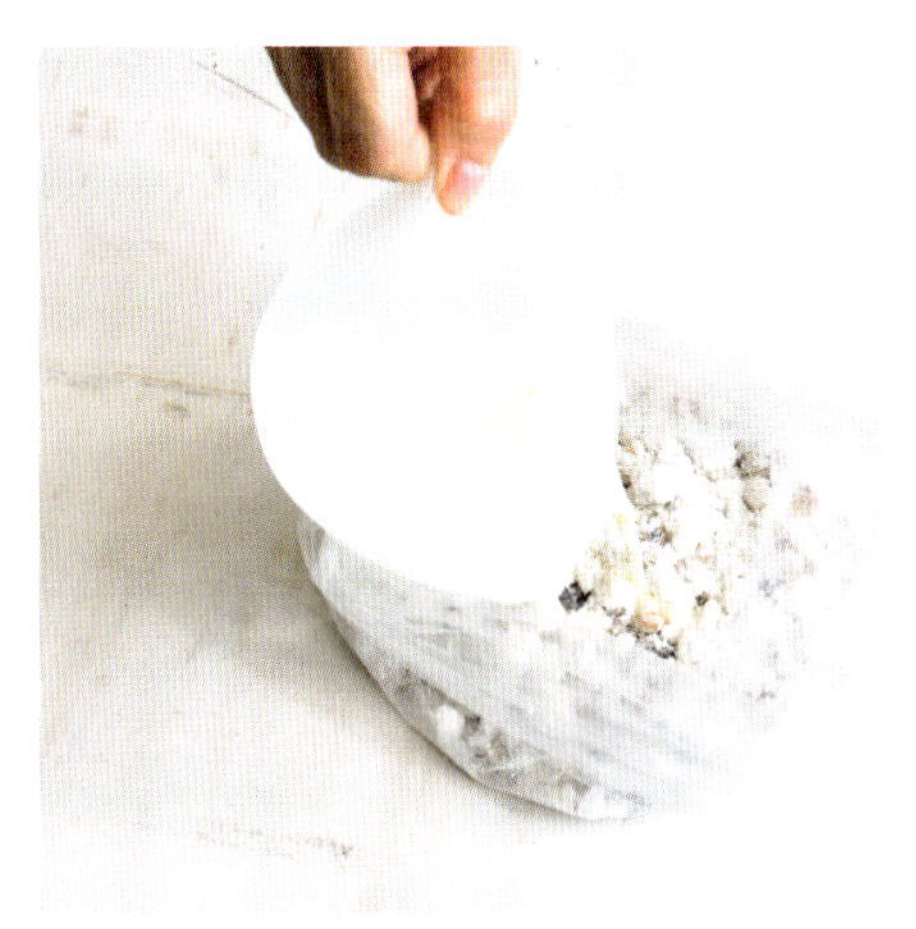

〈写真3〉

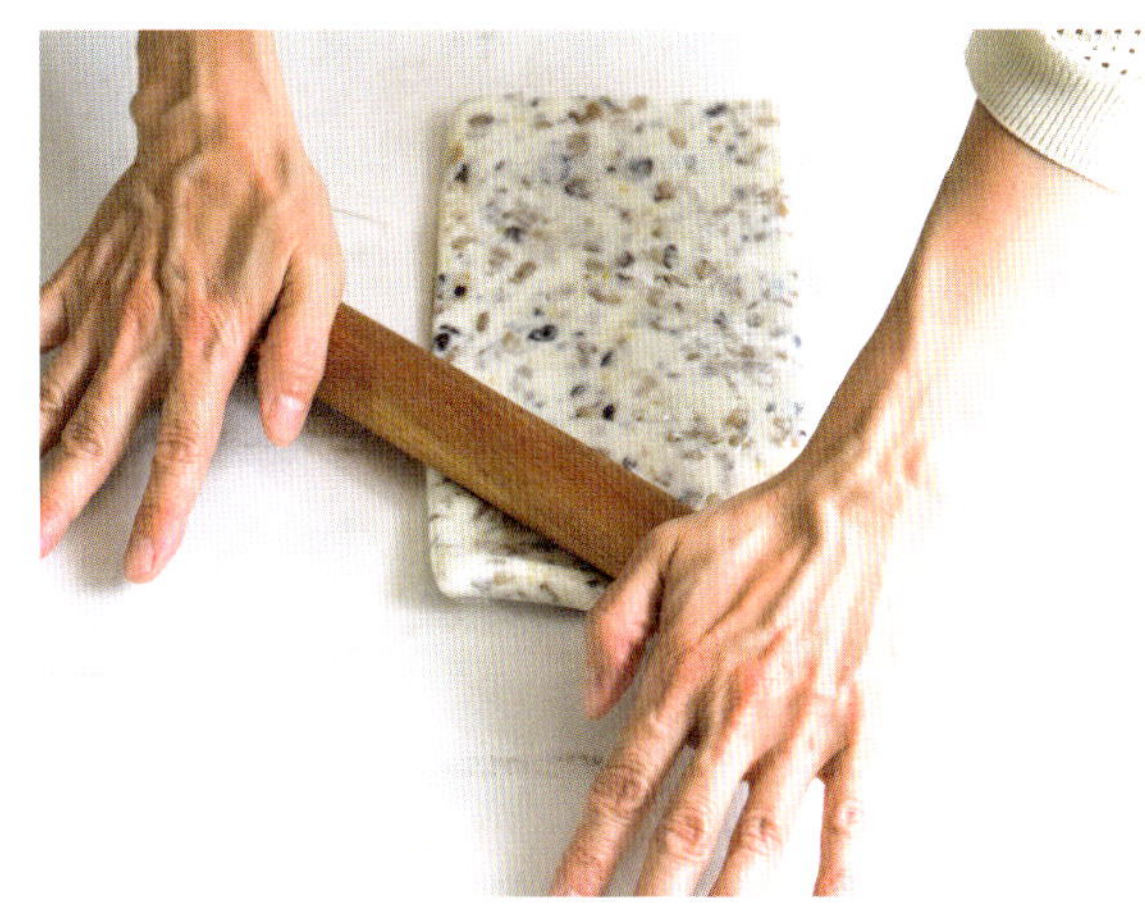

〈写真4〉

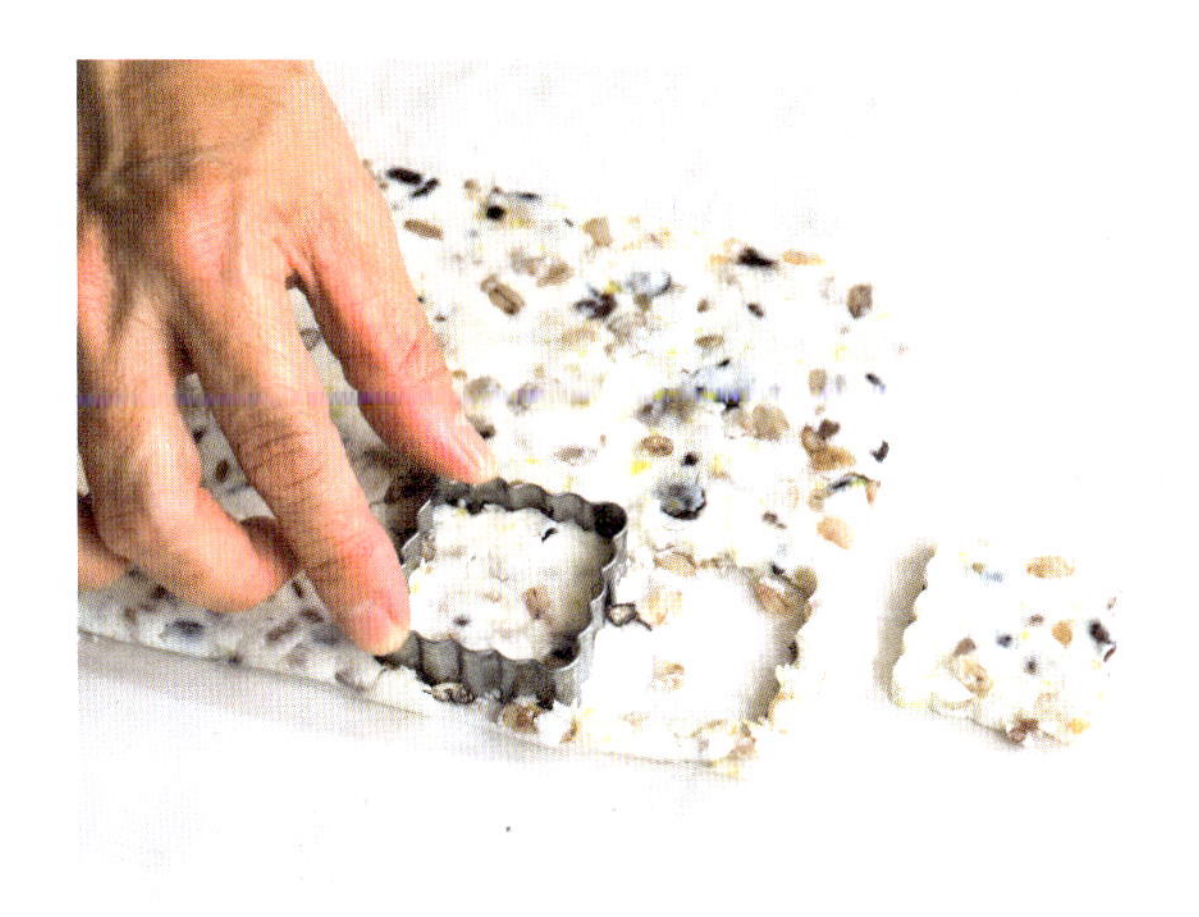

〈写真5〉

レモネード

作り方

① 残ったレモン汁ときび砂糖は、2：1の割合で混ぜ合わせる。

② グラスに①を適量注ぎ、お好みで水や炭酸水を加え混ぜる。あれば、レモンの輪切りやミントを添える。

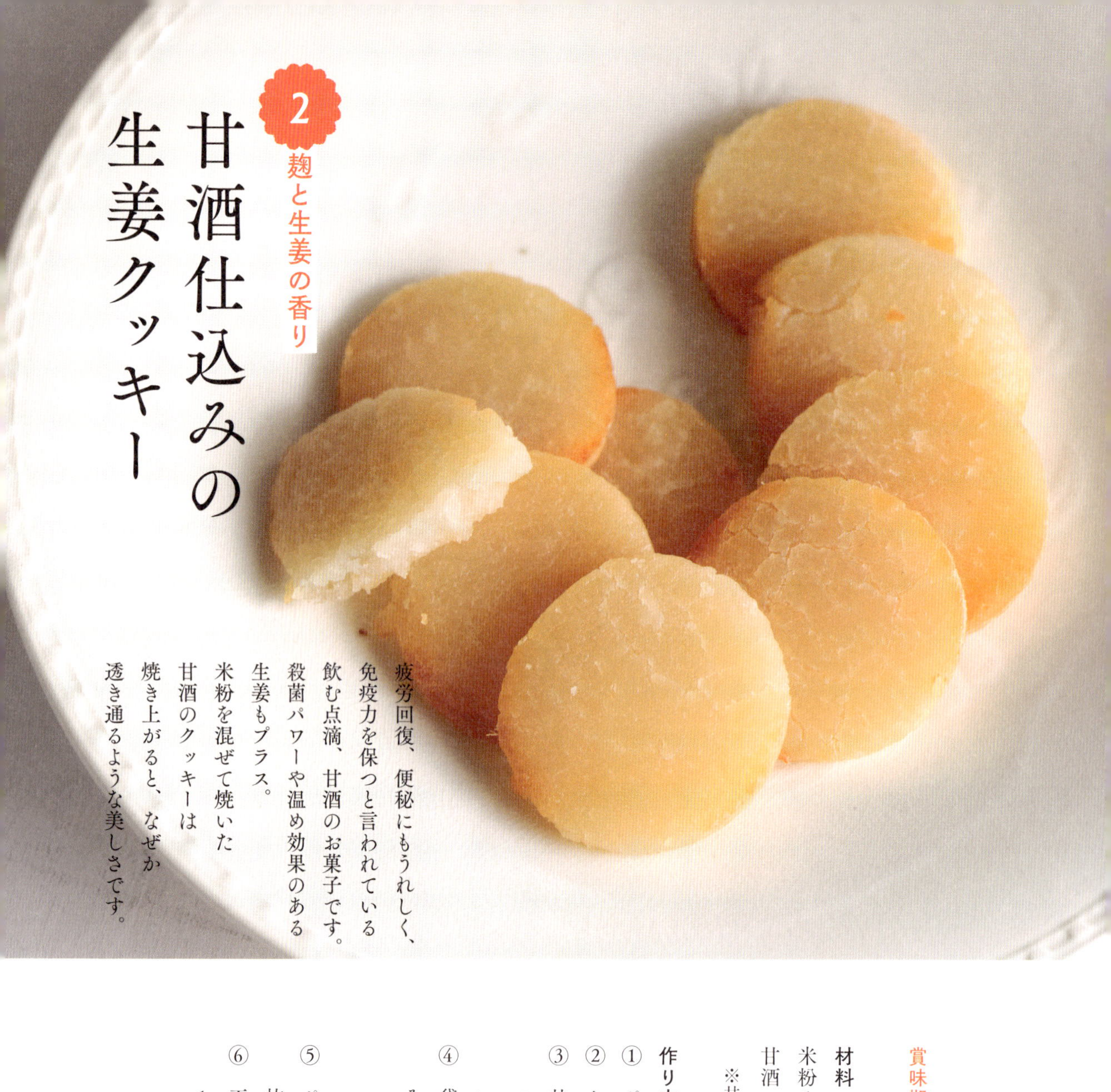

2 麹と生姜の香り

甘酒仕込みの生姜クッキー

疲労回復、便秘にもうれしく、
免疫力を保つと言われている
飲む点滴、甘酒のお菓子です。
殺菌パワーや温め効果のある
生姜もプラス。
米粉を混ぜて焼いた
甘酒のクッキーは
焼き上がると、なぜか
透き通るような美しさです。

賞味期限　常温／1週間

材料　12×23cm×5(厚さ)mm 1枚分（約22個分）

米粉100g、塩2つまみ、米油大さじ3、
甘酒（濃縮）大さじ3、生姜のすりおろし小さじ2

※甘酒は麹タイプを使用。

作り方

① ポリ袋に米粉、塩を入れ、ふり混ぜる。

② さらに米油を加え、ふり混ぜる。

③ 甘酒、生姜を加え、ポリ袋が破れないように気をつけながら、生地がしっとりするまで、1分ぐらいよく揉む。

④ 袋を12×23cm×5(厚さ)mmぐらいに折りたたみ、それに合わせて生地を麺棒で押し広げる。
※角の部分は、角に向かって麺棒を当てるときれいな四角になる。

⑤ ポリ袋をL字に切り広げ、生地をお好みの型で型抜きする。

⑥ 天板にオーブンシートを敷いて、⑤を並べ、160℃に予熱したオーブンで10～12分焼く。

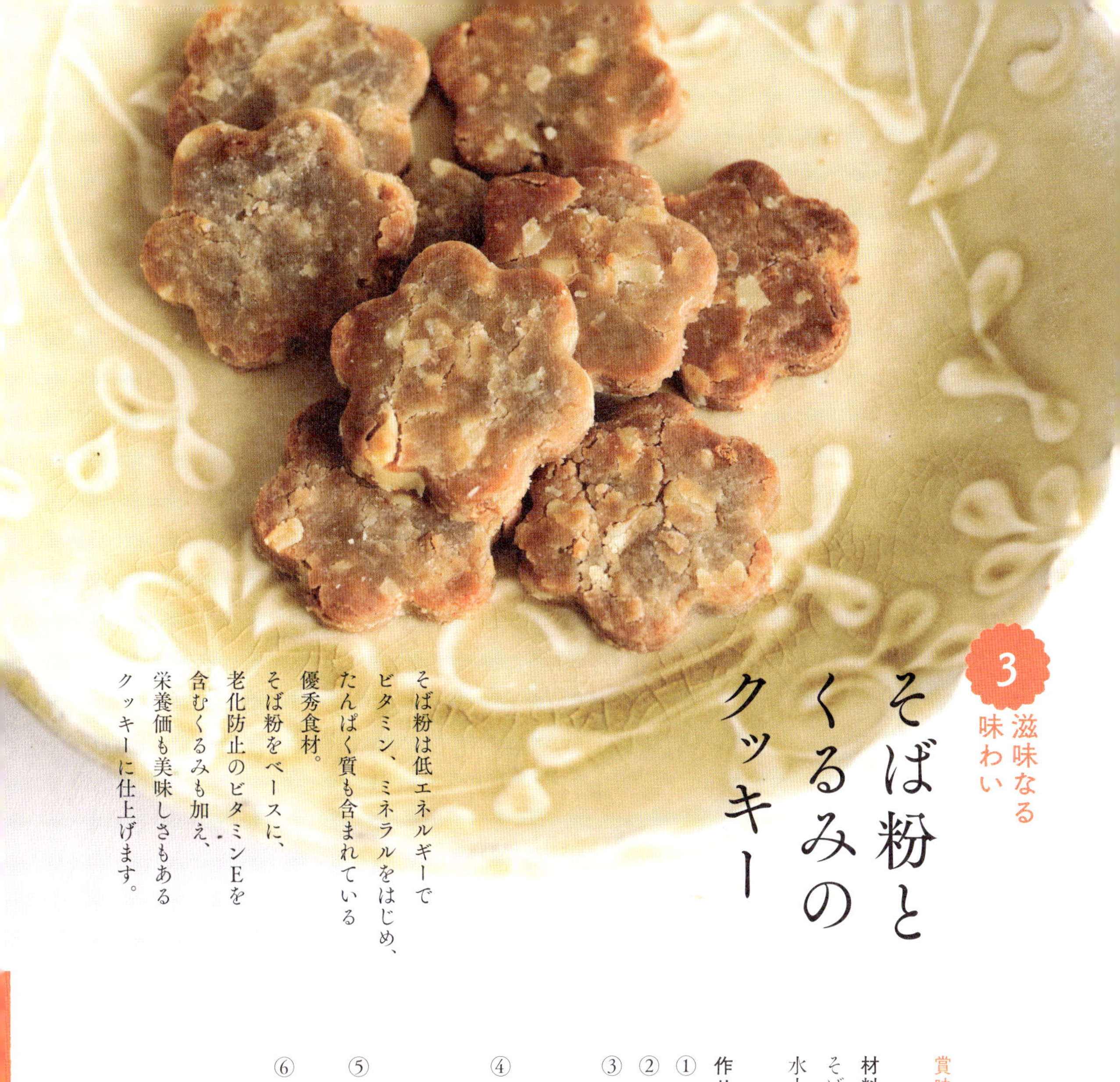

3

滋味なる味わい

そば粉とくるみのクッキー

そば粉は低エネルギーでビタミン、ミネラルをはじめ、たんぱく質も含まれている優秀食材。そば粉をベースに、老化防止のビタミンEを含むくるみも加え、栄養価も美味しさもあるクッキーに仕上げます。

賞味期限　常温／10日

材料　12×23㎝×5（厚さ）㎜1枚分（約24個分）
そば粉100g、黒糖大さじ2、米油大さじ3、水大さじ2、素焼きくるみ（無塩）30g

作り方

① ポリ袋にそば粉、黒糖を入れ、ふり混ぜる。
② 米油を加え、さらにふり混ぜる。
③ 水、刻んだくるみを加え、ポリ袋が破れないように気をつけながら、生地がしっとりするまで、1分ぐらいよく揉む。
④ 袋を12×23㎝×5（厚さ）㎜ぐらいに折りたたみ、それに合わせて生地を麺棒で押し広げる。
※角の部分は、角に向かって麺棒を当てるときれいな四角になる。
⑤ ポリ袋をL字に切り広げ、お好みの型で生地を型抜きする。
⑥ 天板にオーブンシートを敷いて、⑤を並べ、160℃に予熱したオーブンで約12分焼く。
※黒糖で作るため焼き色は目立たない。触ってみて固まっていればOK。

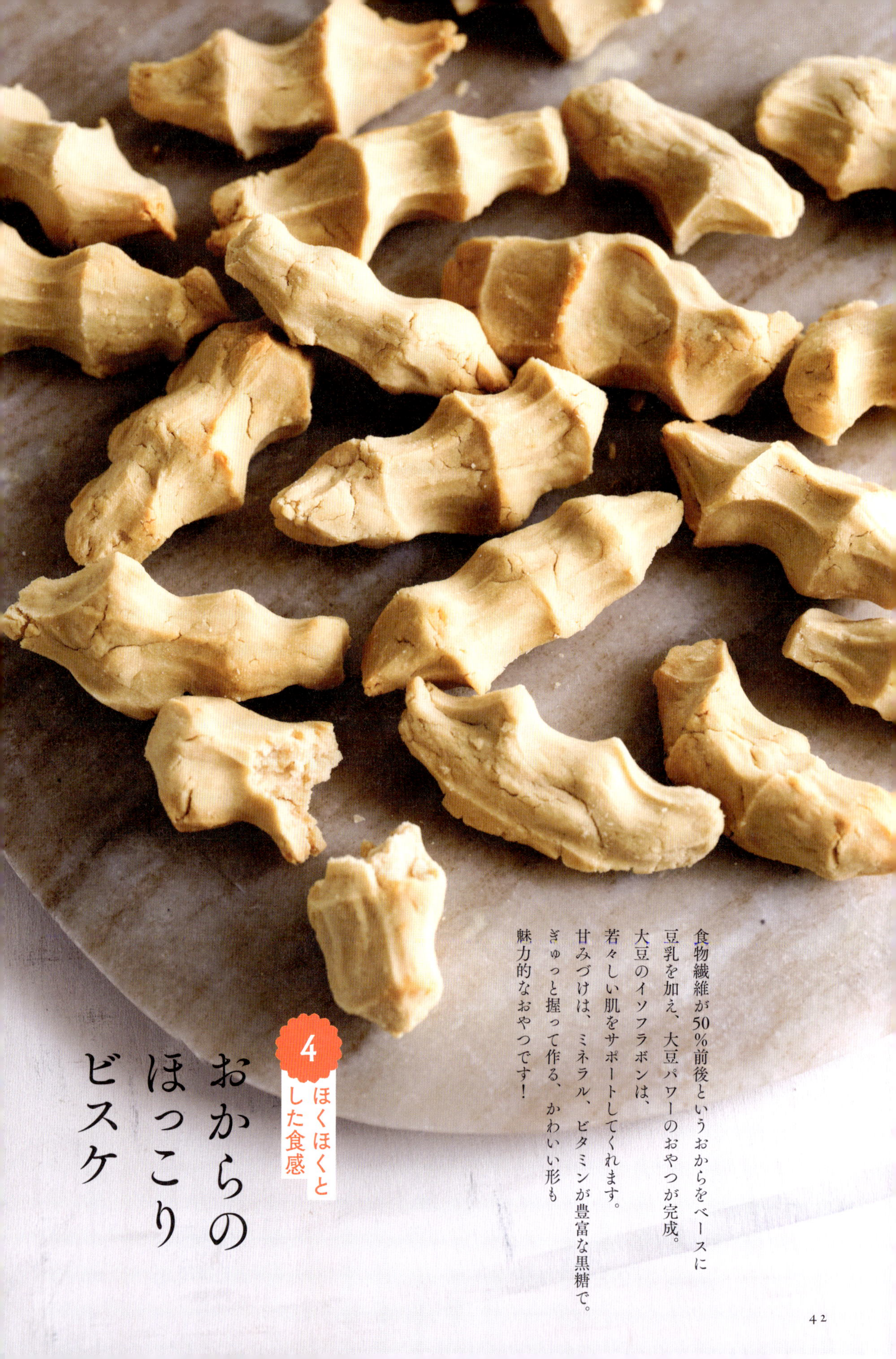

4

ほくほくとした食感

おからのほっこりビスケ

食物繊維が50%前後というおからをベースに
豆乳を加え、大豆パワーのおやつが完成。
大豆のイソフラボンは、
若々しい肌をサポートしてくれます。
甘みづけは、ミネラル、ビタミンが豊富な黒糖で。
ぎゅっと握って作る、かわいい形も
魅力的なおやつです！

賞味期限　常温／10日

材料　約25個分
おからパウダー80g、米粉20g、黒糖大さじ2、米油大さじ5、無調整豆乳大さじ5〜6

作り方

① ポリ袋におからパウダー、米粉、黒糖を入れ〈写真1〉、ふり混ぜる〈写真2〉。

② さらに米油を加えて、ふり混ぜる〈写真3〉。

③ 豆乳を入れ、ポリ袋が破れないように気をつけながら、生地がしっとりするまで、1分ぐらいよく揉む〈写真4〉。

④ 天板にオーブンシートを敷き、③の生地を指の形が残るように手でぎゅっと握って、並べる〈写真5〉。
※米粉の生地はくずれやすいが、握りしめると簡単に生地がまとまる。

⑤ 180℃に予熱したオーブンで約10分焼く。
※焼き上がりの目安は、生地が軽い感じになっていればOK。

〈写真1〉

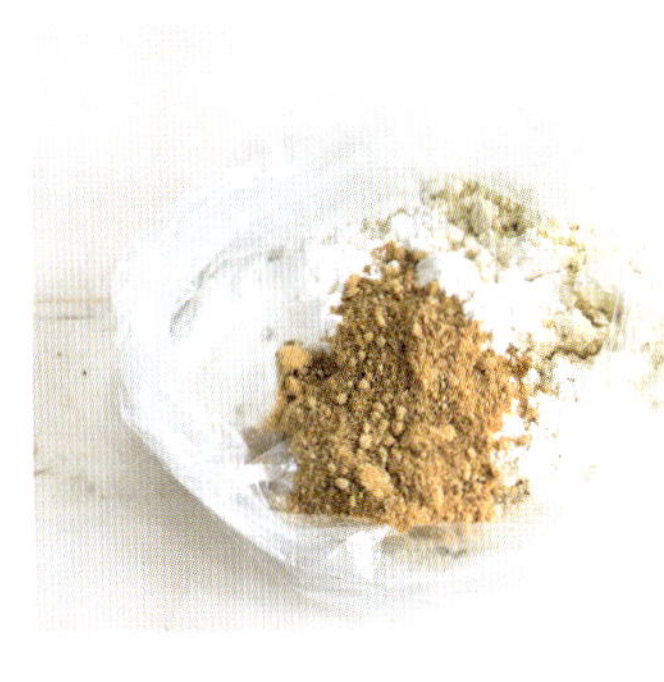

〈写真2〉

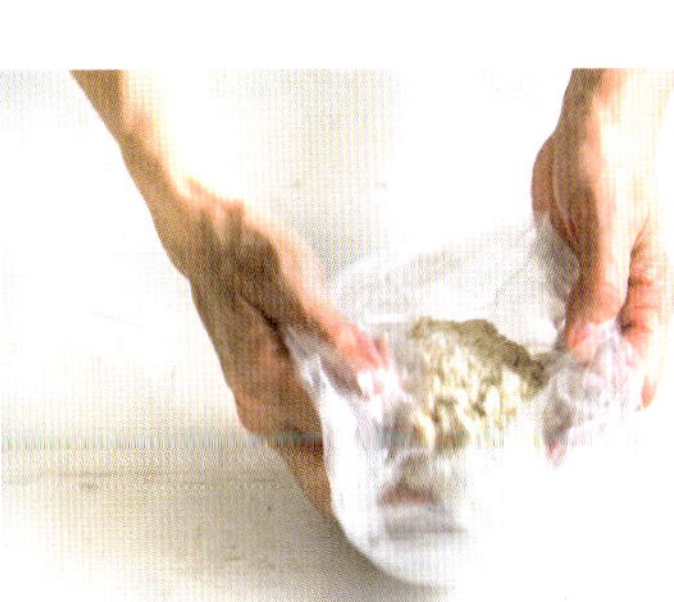

〈写真3〉

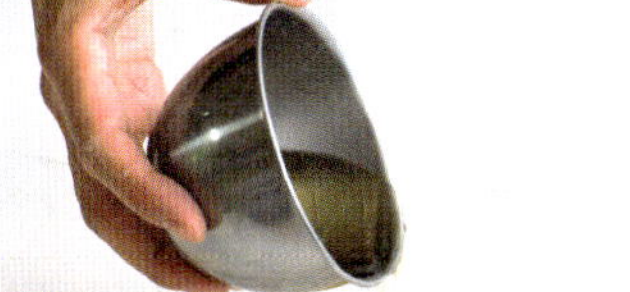

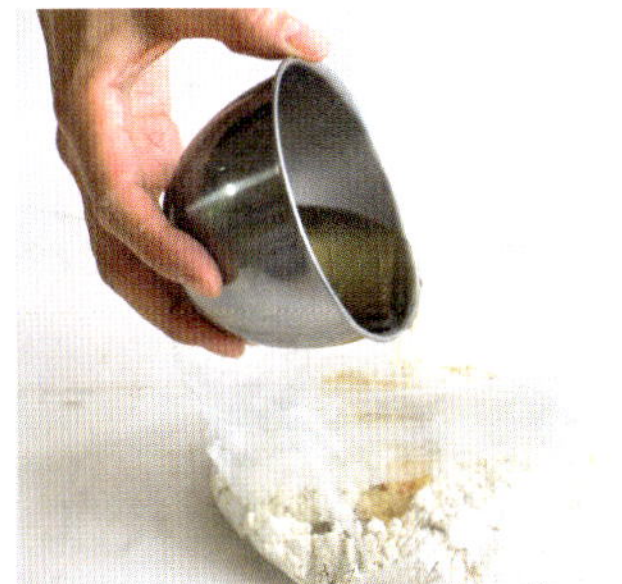

〈写真4〉

〈写真5〉

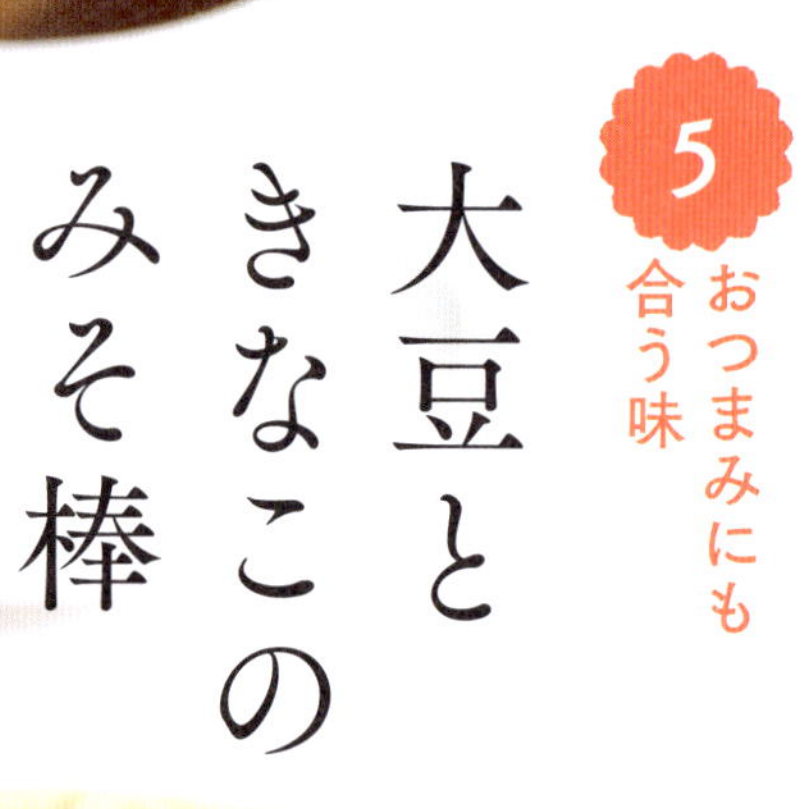

5 おつまみにも合う味

大豆ときなこのみそ棒

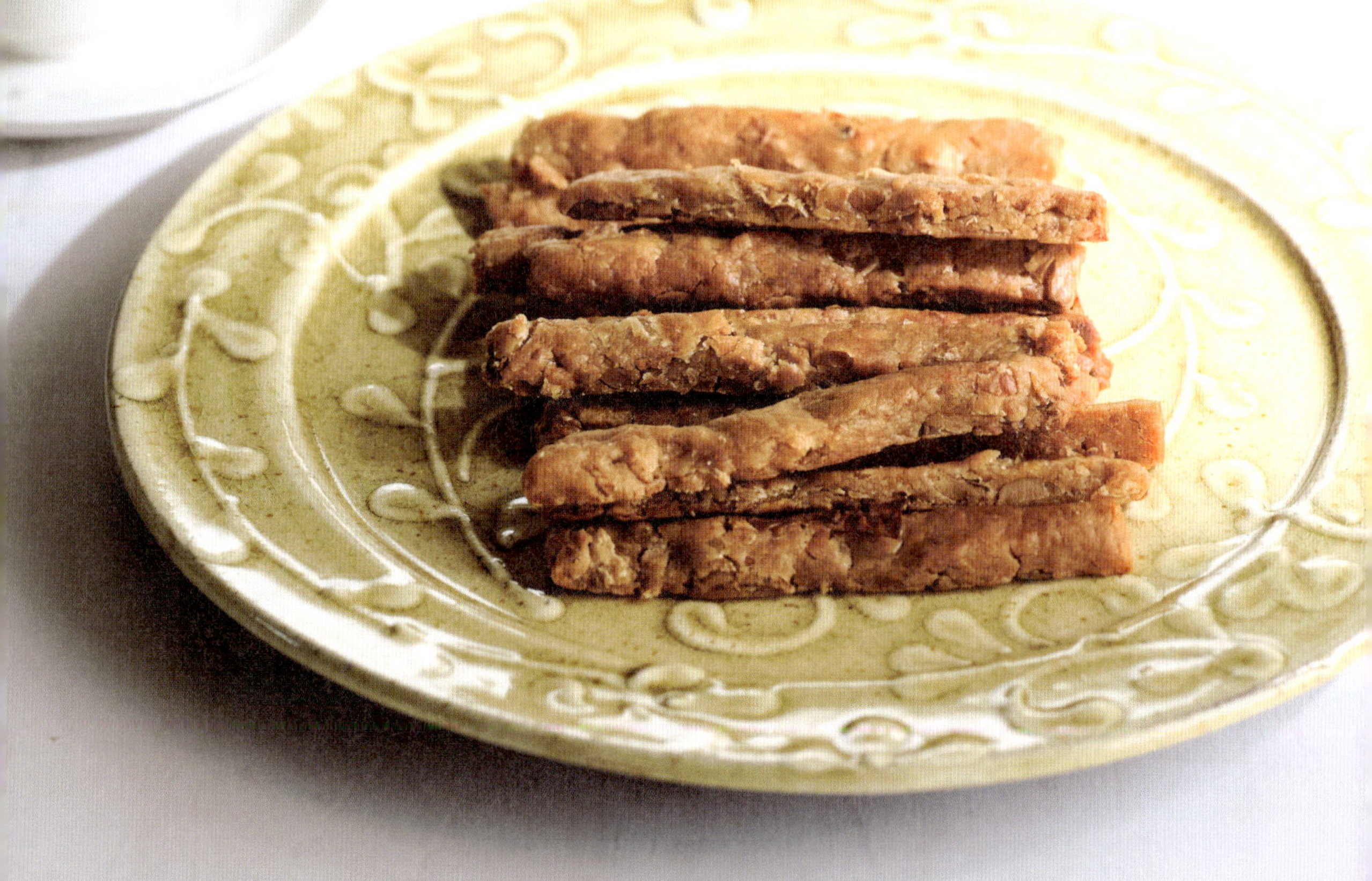

大豆は
良質なたんぱく質が豊富で、
みそは大豆の栄養に加え、
発酵過程で生まれる
ビタミン類などの成分も
加わります。
大豆、きなこ、
みそ入りのおやつは、
イソフラボンたっぷり。
言わずと知れた
更年期の女性たち、
いえ全女性の味方に。

賞味期限　常温／1週間

材料　12×23cm×5（厚さ）mm
1枚分（約24本分）
みそ小さじ2、水大さじ2、
米粉80g、きなこ20g、
米油大さじ3、
大豆水煮80g

作り方

① 水とみそを混ぜ、「みそ水」を作る〈写真1〉。

② ポリ袋に米粉、きなこを入れ、軽くふり混ぜる〈写真2〉。

③ 米油を入れ、さらにふる〈写真3〉。

④ ①を入れ、軽くふり混ぜる〈写真4〉。水分が全体になじんだら、水気を切った大豆を加え、袋が破れないように気をつけて、生地がしっとりするまで、1分ぐらいよく揉む〈写真5〉。

※つぶれた大豆と大豆が混ざることで、食感のコントラストが出る。

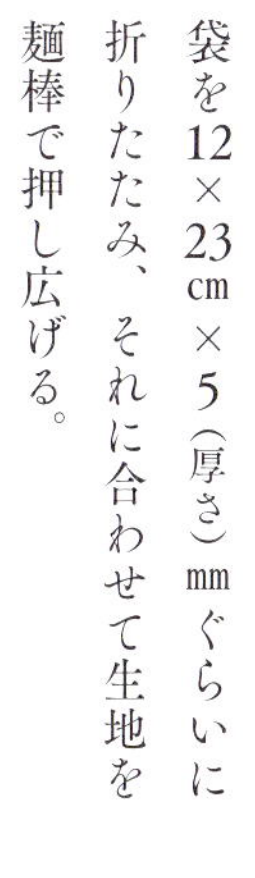

⑤ 袋を12×23cm×5(厚さ)mmぐらいに折りたたみ、それに合わせて生地を麺棒で押し広げる。

※角の部分は、角に向かって麺棒を当てるときれいな四角になる〈写真6〉。

⑥ ポリ袋をL字に切り広げ、生地を24本ぐらいに切る〈写真7〉。

⑦ 天板にオーブンシートを敷いて、⑥を並べ、160℃に予熱したオーブンで13分焼く。

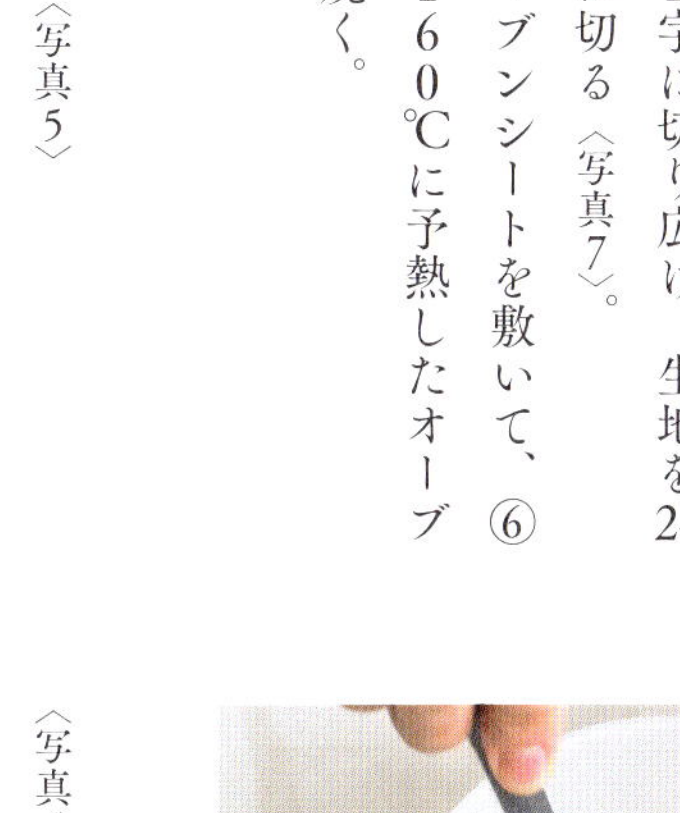

〈写真3〉

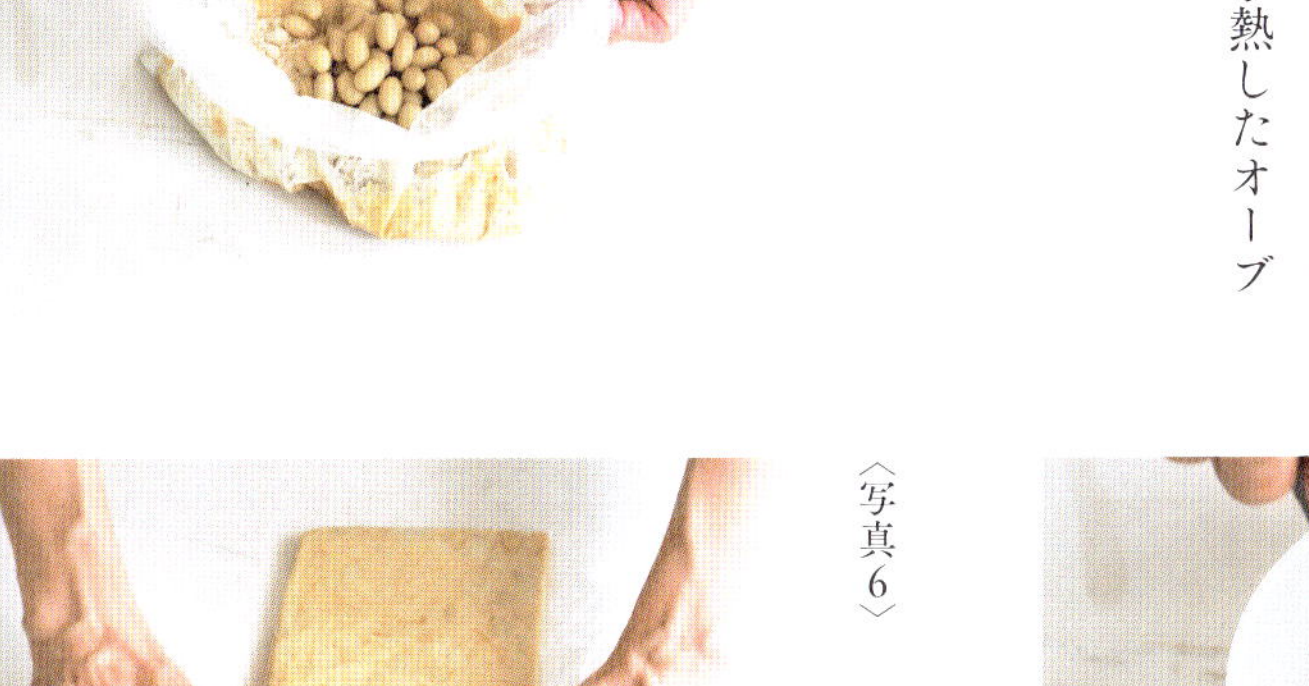

〈写真4〉

〈写真5〉

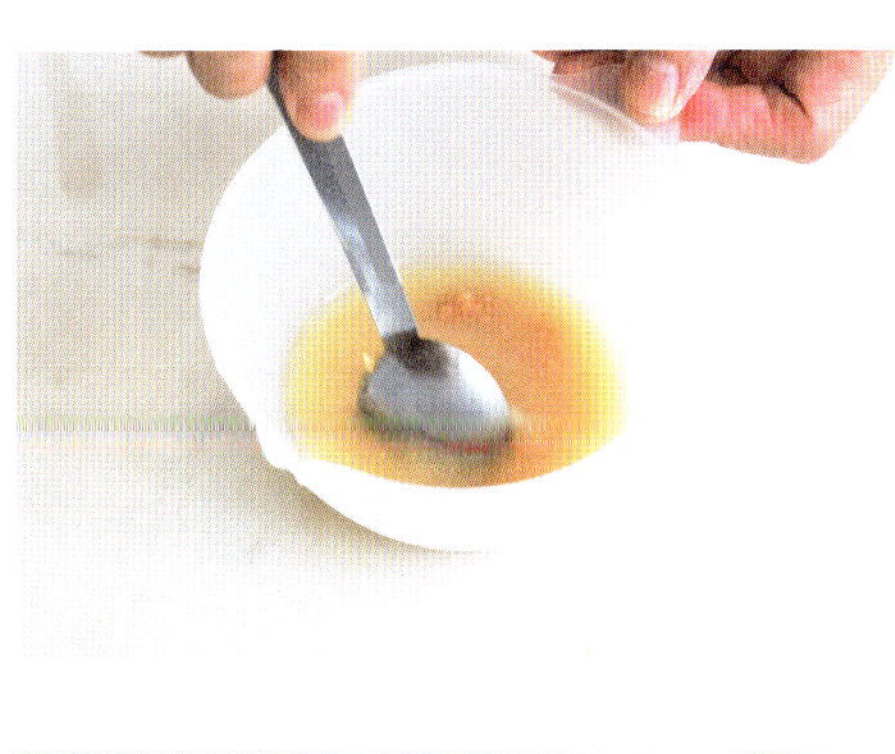

〈写真1〉

〈写真6〉

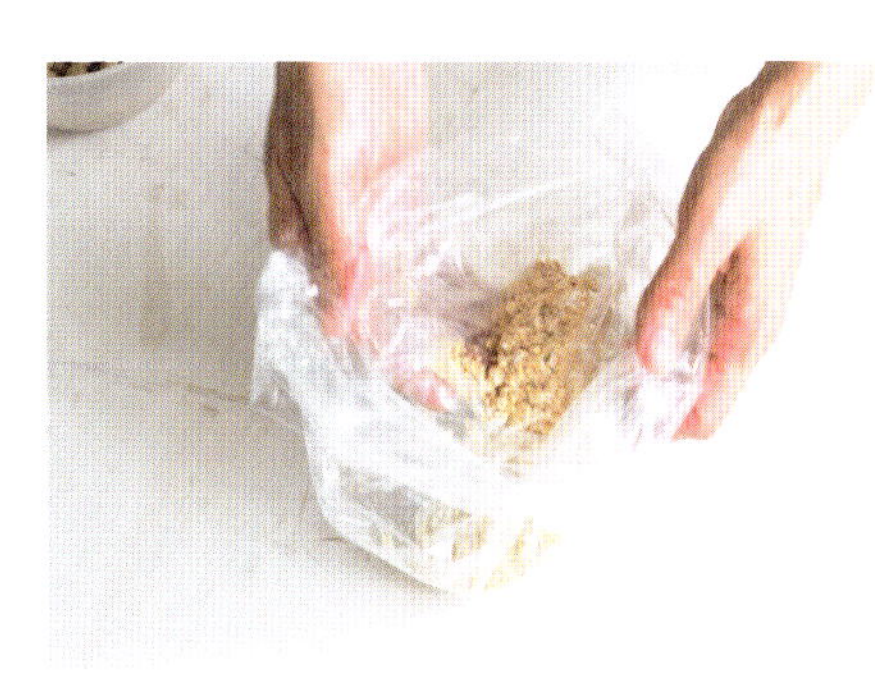

〈写真2〉

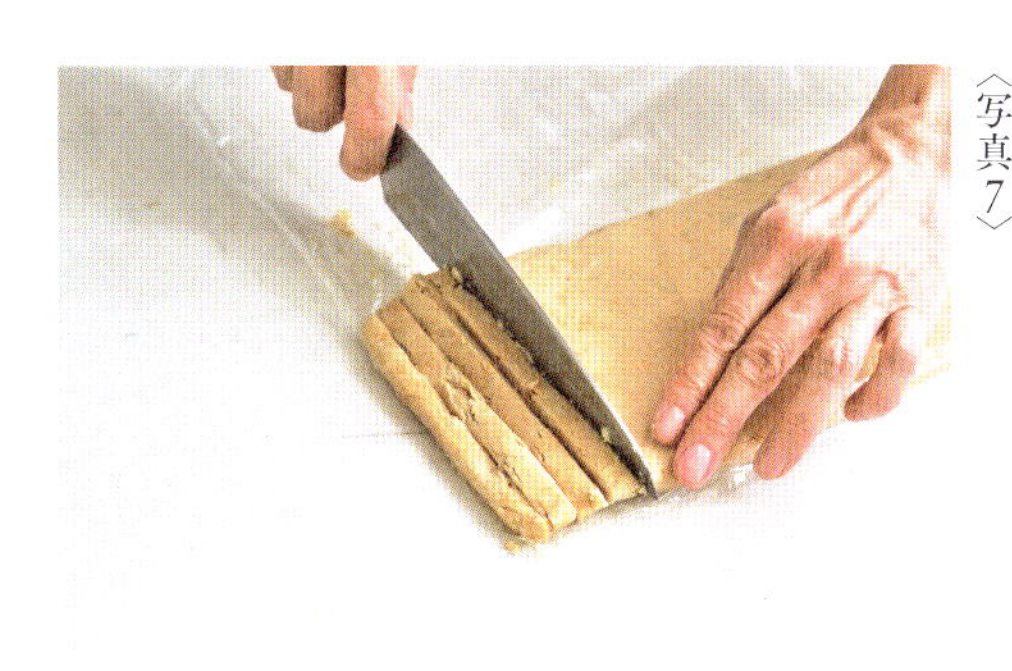

〈写真7〉

6

潮の香りが新鮮！

じゃことわかめの焼き菓子

賞味期限　常温／4日〜5日

材料　1枚分

わかめ（乾燥）3g、酢小さじ2、米粉90g、片栗粉10g、無調整豆乳大さじ3、きび砂糖大さじ1、米油大さじ3、小魚10g

※小魚は片口いわし（干し）を使用。

作り方

① わかめを水で戻し、よく水気を切って刻み、酢と合わせておく。

② ボウルに米粉、片栗粉を入れ、スプーンで混ぜる。豆乳、きび砂糖、米油を入れ、粉っぽさがなくなるまで混ぜる。

③ ②に小魚、①のわかめと酢を入れ、さらに混ぜる。

④ 天板にオーブンシートを敷いて③を薄く広げ、170℃に予熱したオーブンで13分焼く。お好みの大きさに切る。

※天板に生地を厚めに広げると濡れせんべいのような食感、薄くするとパリッと仕上がる。

カルシウムが丸ごと摂れる小魚には、カルシウムの吸収をよくするビタミンDも豊富。わかめには、カルシウム、ミネラルやビタミン、食物繊維が豊富。海の2食材で作るビスケットは、甘くないので砂糖やカロリー摂りすぎの心配がありません。カルシウム効果でイライラ解消も期待できます。

7

かみしめるほどにごまの旨み

ごまごま黒クッキー

賞味期限　常温／1週間

材料　12×23cm×5（厚さ）mm 1枚分（約36個分）

米粉100g、きび砂糖大さじ2、
黒すりごま・黒いりごま各大さじ2、塩ひとつまみ、
米油大さじ3、無調整豆乳大さじ4

作り方

① ポリ袋に米粉、きび砂糖、ごま類、塩を入れ、軽くふる。
② ①に米油を入れてふり、粉と油をなじませる。
③ 豆乳を入れ、ポリ袋が破れないように気をつけながら、生地がしっとりするまで、1分ぐらいよく揉む。
④ 袋を12×23cm×5（厚さ）mmぐらいに折りたたみ、それに合わせて生地を麺棒で押し広げる。
※角の部分は、角に向かって麺棒を当てるときれいな四角になる。
⑤ 袋をL字に切って広げ、包丁で3cm角ぐらいに切る。
⑥ 天板にオーブンシートを敷いて、⑤を並べ、160℃に予熱したオーブンで10分焼く。

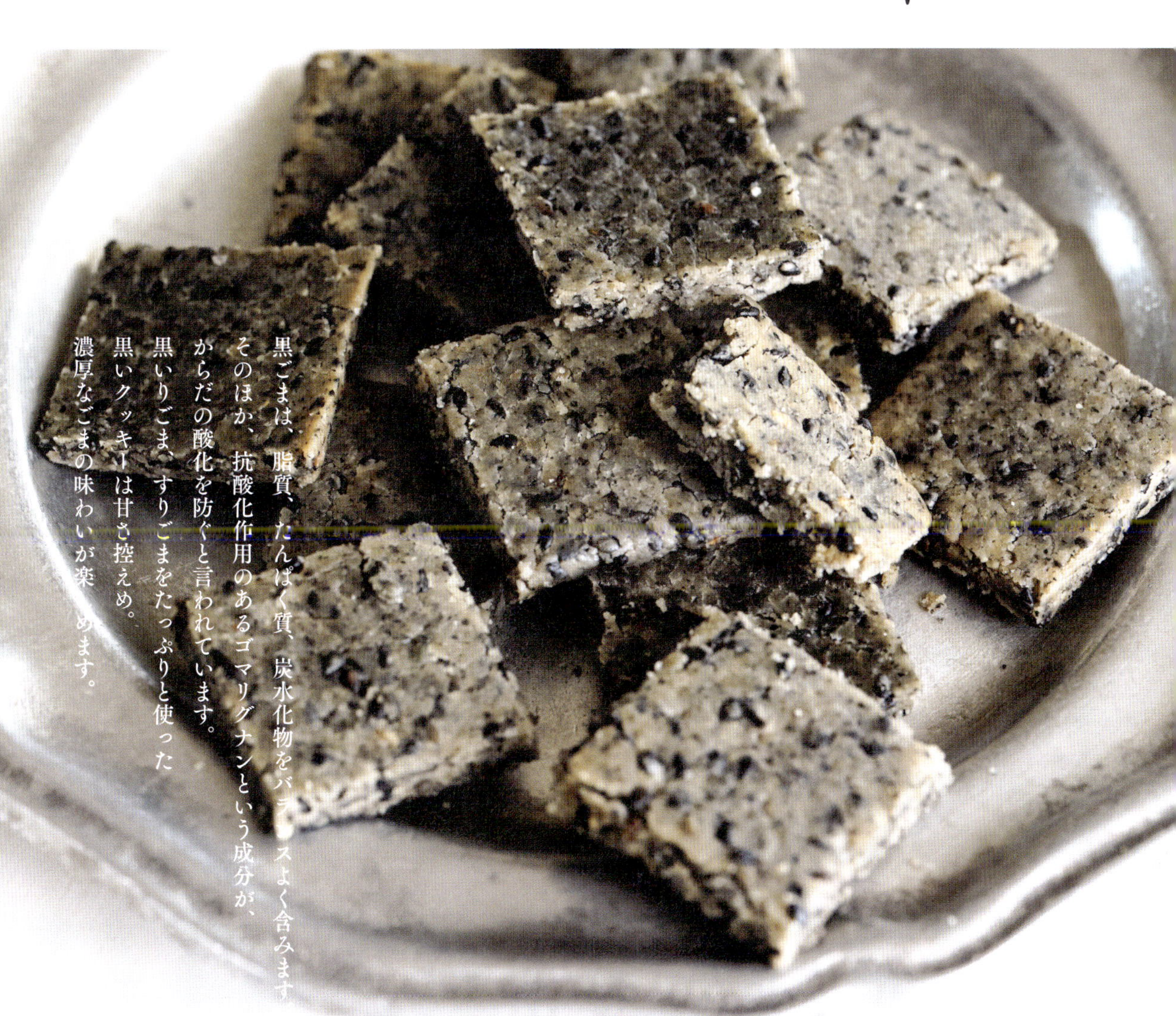

黒ごまは、脂質、たんぱく質、炭水化物をバランスよく含みます。
そのほか、抗酸化作用のあるゴマリグナンという成分が、
からだの酸化を防ぐと言われています。
黒いりごま、すりごまをたっぷりと使った
黒いクッキーは甘さ控えめ。
濃厚なごまの味わいが楽しめます。

8

ココアで生地もクリームも

チョコクリームサンド

ココアの主成分は、
ポリフェノールや食物繊維が含まれているカカオ。
そのココアを生地にたっぷりと混ぜ込み、
ココアでクリームも作ってサンドイッチします。
チョコレートなしでも、濃厚なチョコビスケット。
満足感いっぱいなのにヘルシーなおやつです。
リラックスしたいとき、自分へのごほうびにどうぞ。

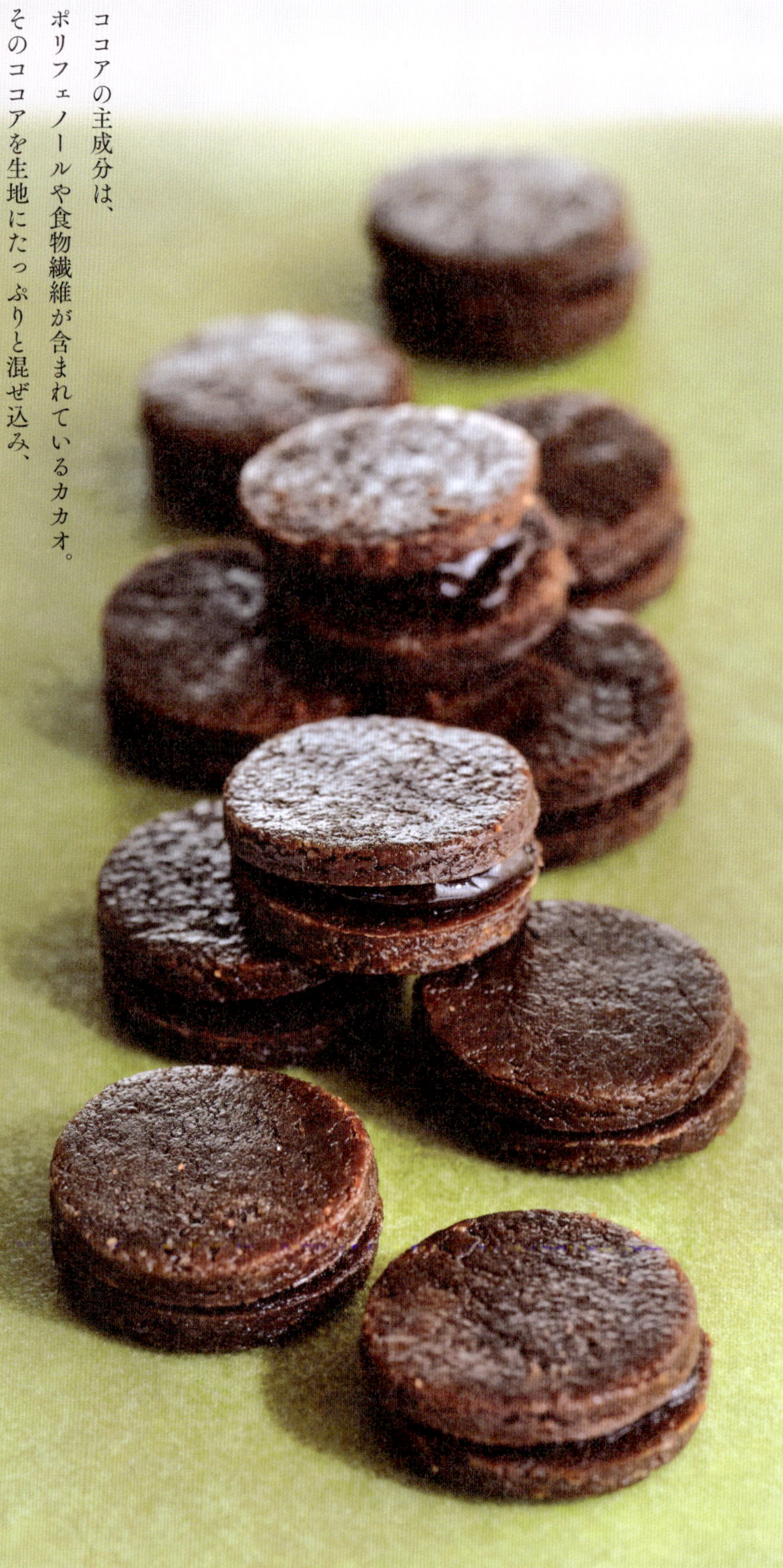

賞味期限　常温／10日

材料　12×23cm×5（厚さ）mm 1枚分
（約16個・32枚分）
米粉90g、無糖ココア10g、
きび砂糖・米油・無調整豆乳・各大さじ3

作り方

① ポリ袋に米粉、ココア、きび砂糖を入れ、ふり混ぜる〈写真1〉。

② ①に米油を加え、ふり混ぜる〈写真2〉。

③ さらに豆乳を加え、ポリ袋が破れないように気をつけながら、生地がしっとりするまで、1分ぐらいよく揉む〈写真3〉。

④ 袋を12×23cm×5（厚さ）mmぐらいに折りたたみ、それに合わせて生地を麺棒で押し広げる。
※角の部分は、角に向かって麺棒を当てるときれいな四角になる〈写真4〉。

⑤ ポリ袋をL字に切り広げ、生地をお好みの型で型抜きする〈写真5〉。

⑥ 天板にオーブンシートを敷いて、⑤を並べ、160℃に予熱したオーブンで10分焼く。

⑦ ⑥が冷めたら、ココアクリームを塗ってサンドする〈写真6〉。

〈写真1〉

〈写真2〉

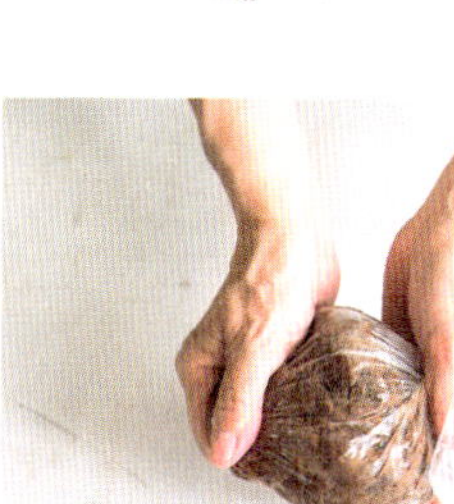

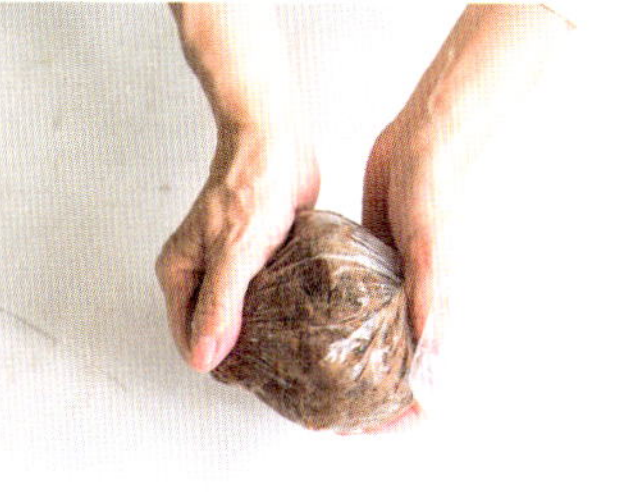

〈写真3〉

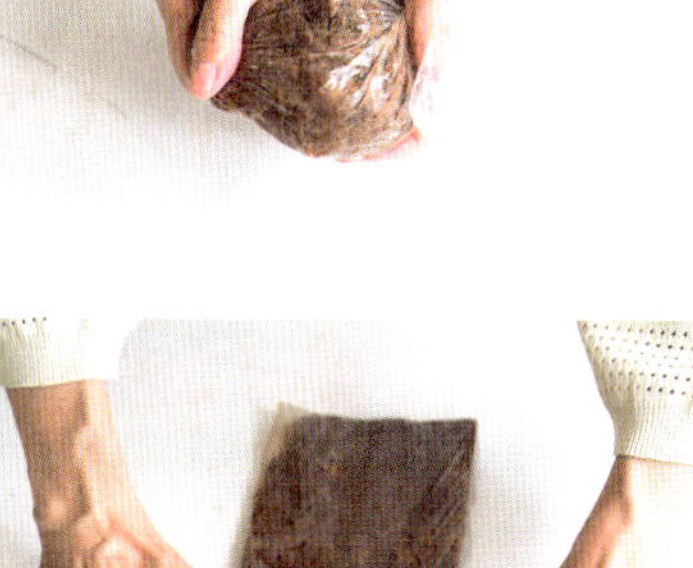

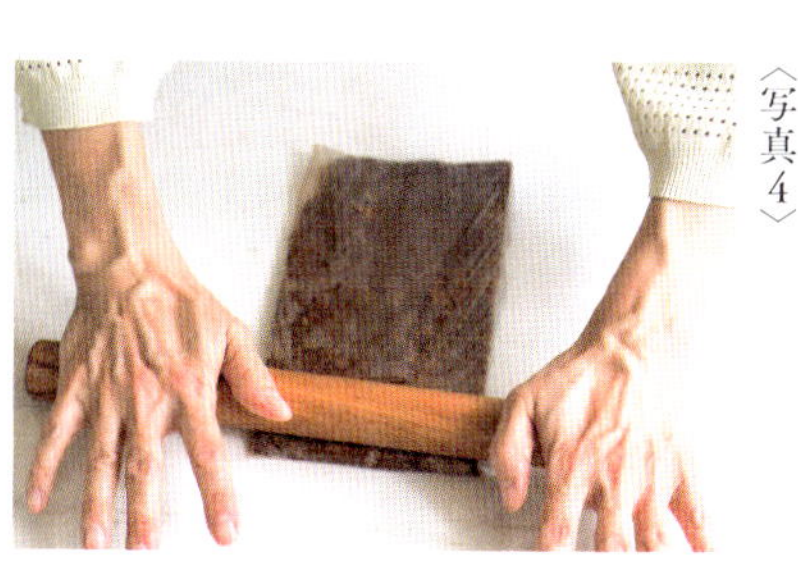

〈写真4〉

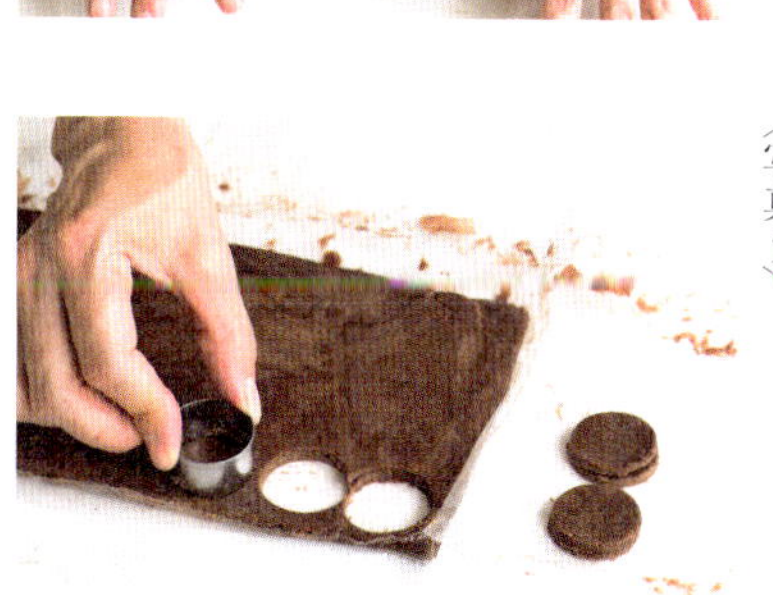

〈写真5〉

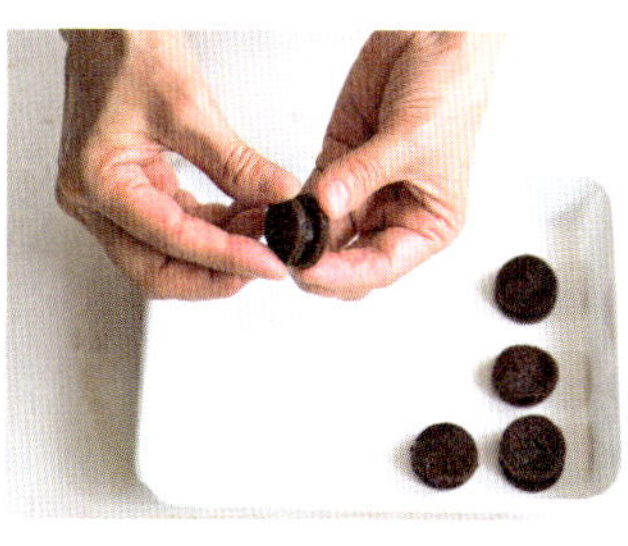

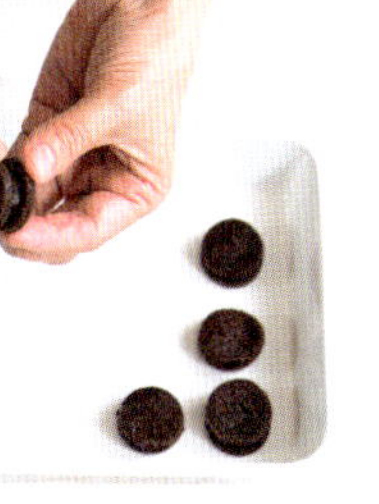

〈写真6〉

ココアクリーム

材料
無糖ココア大さじ3、米油大さじ1、
きび砂糖大さじ1

作り方
すべての材料をなめらかになるまでスプーンでよく混ぜ合わせる〈写真〉。

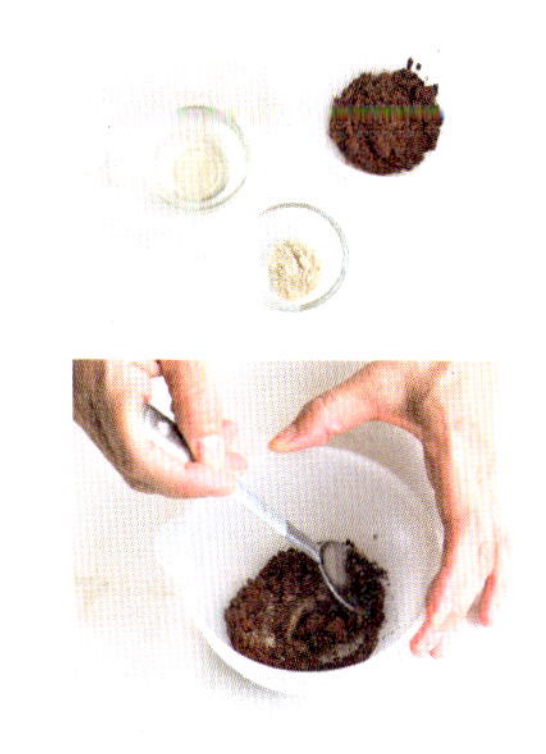

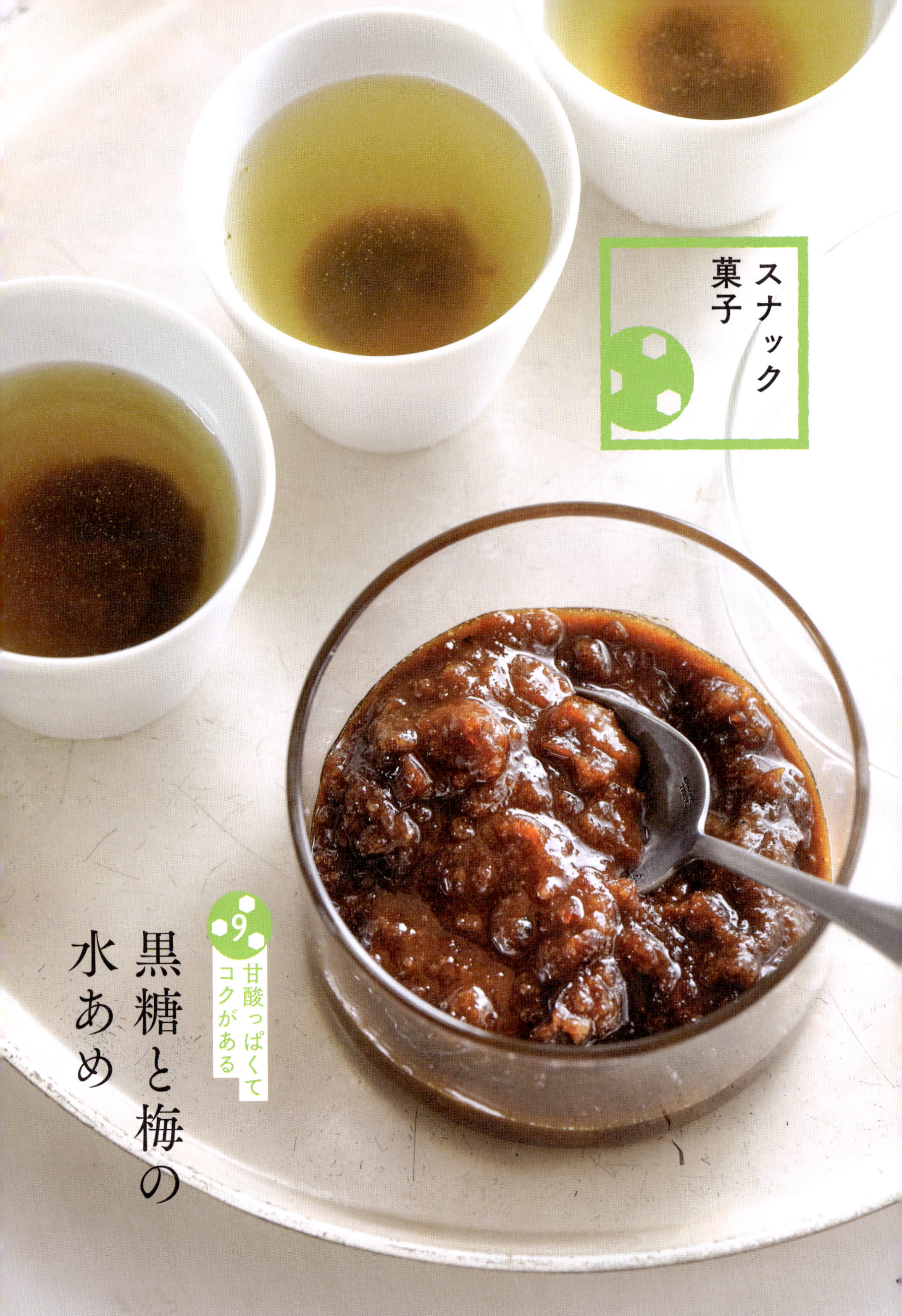

9 甘酸っぱくてコクがある

黒糖と梅の水あめ

クエン酸やリンゴ酸が強い梅干しは、
疲労回復、食欲増進の効果が期待できます。
この梅干しに、甘みをプラスした滋養エキスがこちら。
ミネラル分の豊富な黒糖をじっくりと煮詰めてあめ状にし、
梅干しの果肉を加えた水あめは、
番茶に入れたり、白玉にかけたり、クレープに塗ったり。
もちろんそのままなめても美味！

賞味期限　冷蔵／1か月

材料　作りやすい分量
黒糖（粉）大さじ6、水大さじ2、梅干しの果肉20g

作り方

① 小鍋に黒糖、水を入れ、黒糖が煮詰まるまで5～6分弱火にかける〈写真1〉。
※途中、ゴムへらなどで混ぜると、なめらかな舌触りにならない。ときどき鍋をゆすりながら、煮詰めるのがコツ〈写真2〉。
※小さなボウルに水を入れ、スプーンですくった①を落とし、水の中で固まったままならOK〈写真3〉。

② 梅干の果肉を包丁で刻む〈写真4〉。①に入れて混ぜ合わせ〈写真5〉、冷めるまでそのまま待つ。

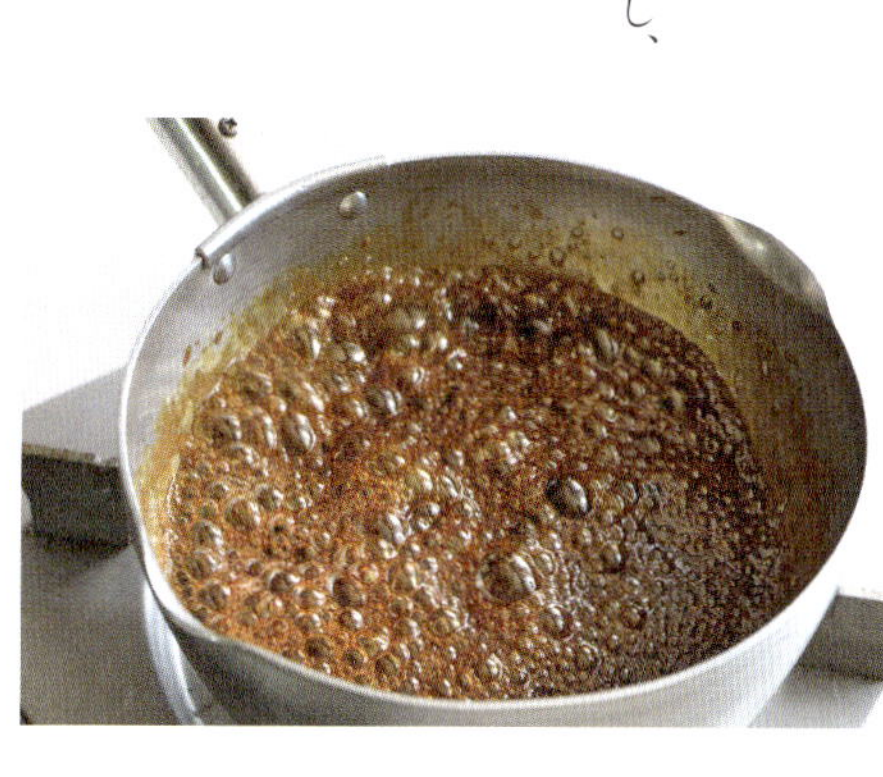
〈写真1〉

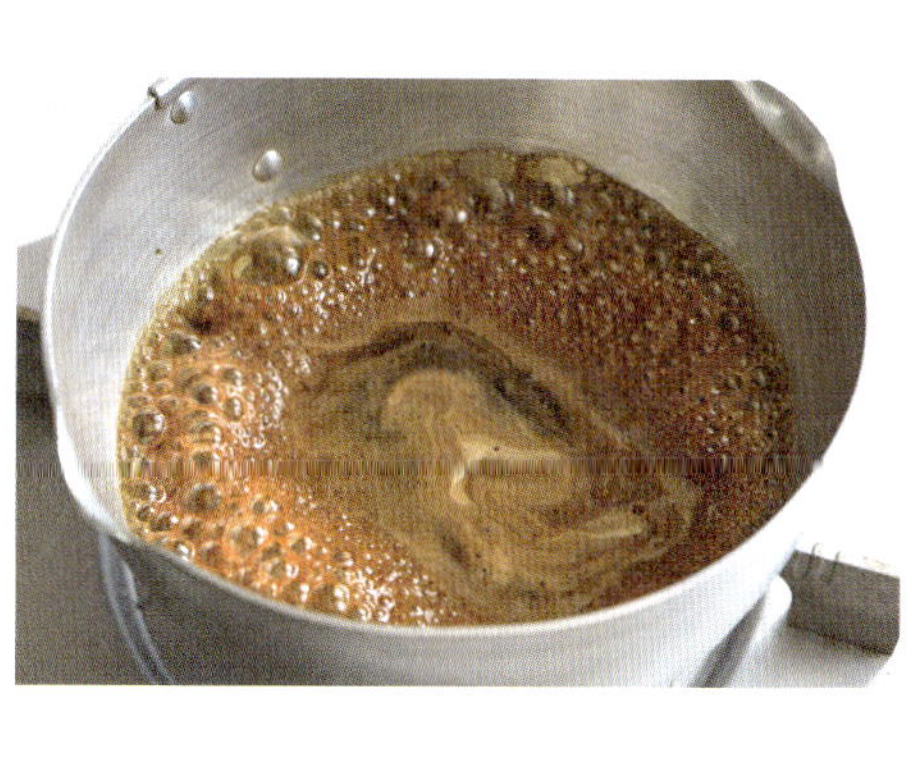
〈写真2〉

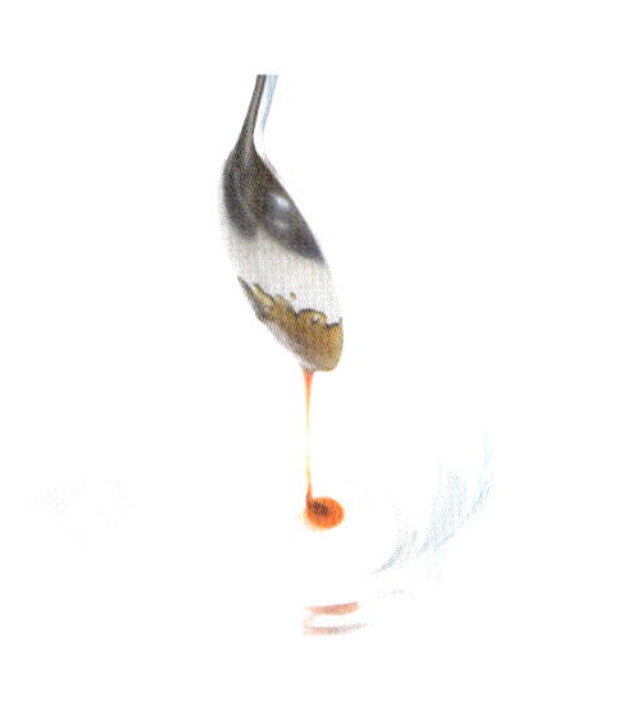
〈写真3〉

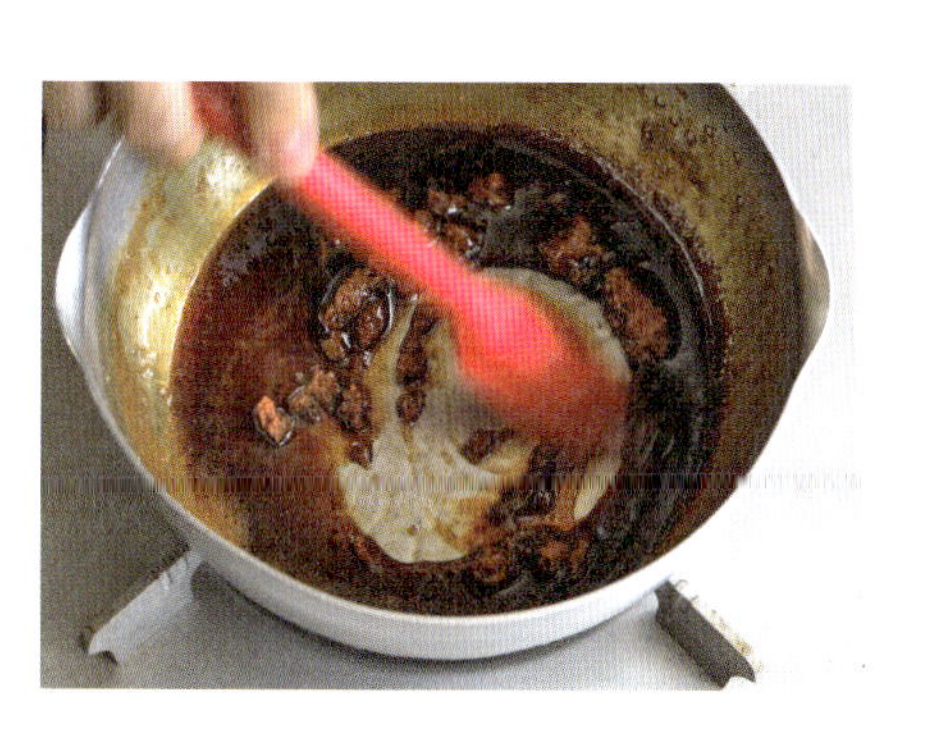
〈写真4〉〈写真5〉

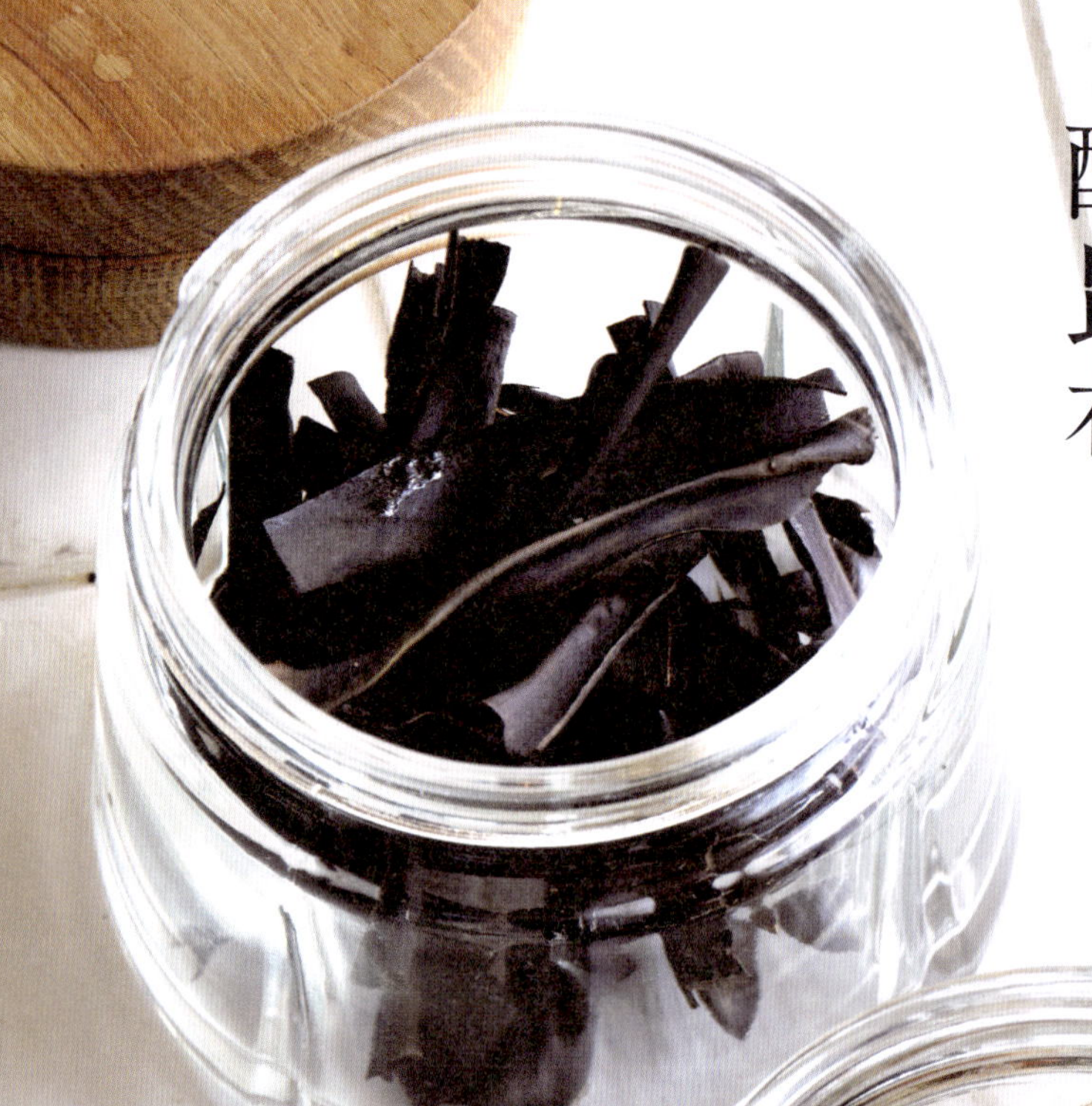

10

なめてかんでジュワッと旨み

おしゃぶり酢昆布

11

止まらない美味しさ

ポリポリ小魚ナッツ

おしゃぶり
酢昆布

だしとして使う昆布は旨みがあり、
水溶性の食物繊維、フコイダンなどが豊富です。
ほかにも、ヨウ素、カリウム、カルシウムなどミネラル分がたくさん。
おしゃぶり昆布なら、栄養を余すところなくいただけます。
口寂しいときに、こころもからだも安らぐおやつです。

賞味期限　常温／1か月

材料　作りやすい分量
だし昆布15g、酢大さじ5

作り方

① だし昆布は、キッチン鋏で1cm幅の棒状に切り、容器に入れる。
② ①に酢を入れ、30分ぐらい浸ける。
③ 天板にオーブンシートを敷いて、酢から取り出した昆布を並べ、150℃に予熱したオーブンで15分焼く。
※焼かずに、やわらかいままの「酢昆布」も美味しい。

ポリポリ
小魚ナッツ

健康食品として市販されている小魚ナッツを手作り。
田作り用の片口いわしをカラカラに炒って、
お好きなナッツと合わせます。
小魚のカルシウムは骨そしょう症予防、
ナッツのビタミンEは老化防止。
アンチエイジングを願う方の救世主です。

賞味期限　常温／1か月

材料　作りやすい分量
片口いわし（干し）40g、素焼きアーモンド20g、
素焼きくるみ（無塩）20g

作り方

① フライパンに片口いわしを入れ、弱火で5分以上じっくりとから炒りする。
※焼き上がりの目安は、手でポキッと折れる状態。種類によって水分量が違うので、必ずこの目安を守る。から炒りが足りないと日持ちが悪くなる原因に。
② ナッツ類を刻んで、①と混ぜ合わせる。

12

食材本来のやさしい味

なんでもチップス

滋養のある食材をレンジでチンするだけ。
干さずにできる干し野菜、
軽い食感のチップスが完成します。
たんぱく質源の高野豆腐、
水溶性、不溶性どちらの食物繊維も含むごぼう、
ビタミンCやカリウム、食物繊維が入っているれんこん、
ミネラル豊富なわかめ、なんでも試してみてください。

賞味期限　常温／5日

材料　作りやすい分量

高野豆腐、わかめ、ごぼう、れんこん各適量

作り方

① 高野豆腐とわかめは水で戻す〈写真1〉。

② ①の高野豆腐はしっかりと水気を絞り、極薄切りにする〈写真2〉。

③ ごぼう、れんこんは薄切りにする〈写真3〉〈写真4〉。

④ ③はそれぞれ、水にさらす〈写真5〉。

⑤ ④、①のわかめの水気を切り、②と共に耐熱皿に並べ、電子レンジ600Wで1分30秒加熱する。裏返して、さらに1分30秒加熱する。

※カリッとしていなかったら、30秒ずつ電子レンジにかける。

※塩、青のり、七味唐辛子、黒こしょうなどをふりかけ、味つけしてもよい。

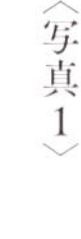

〈写真1〉

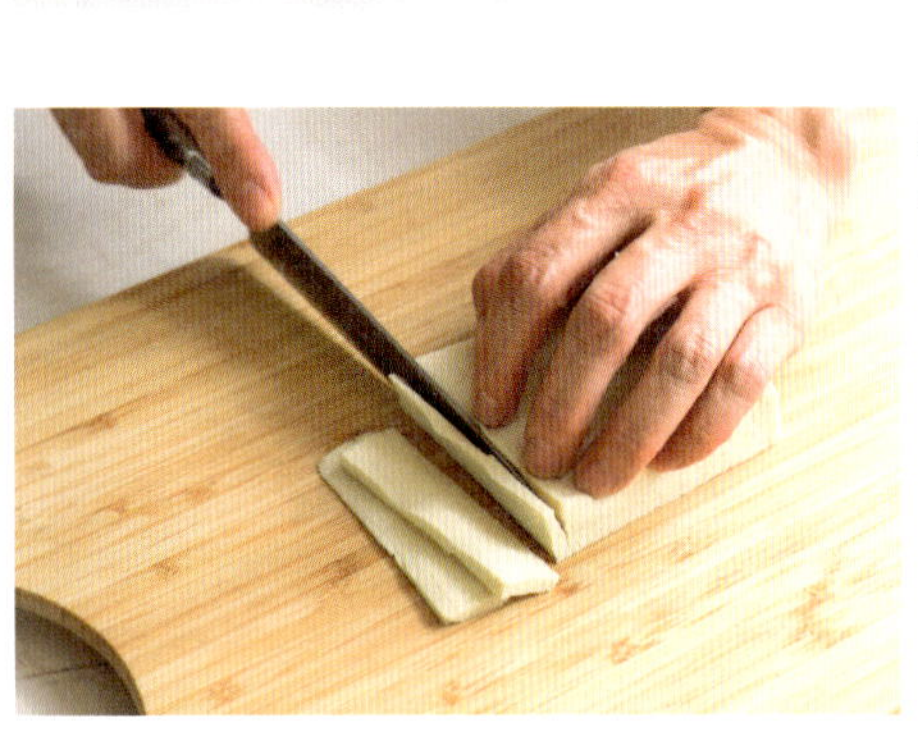

〈写真2〉

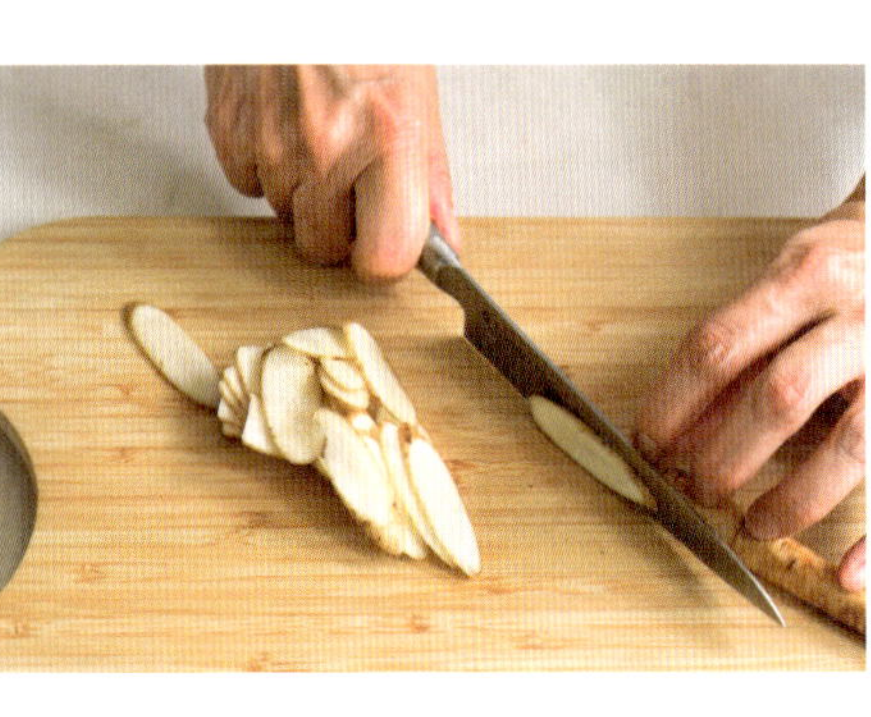

〈写真3〉

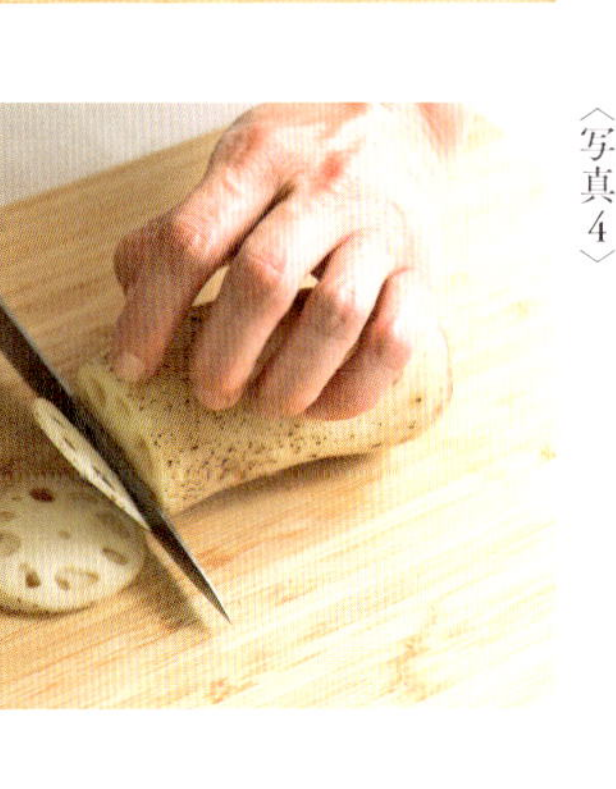

〈写真4〉

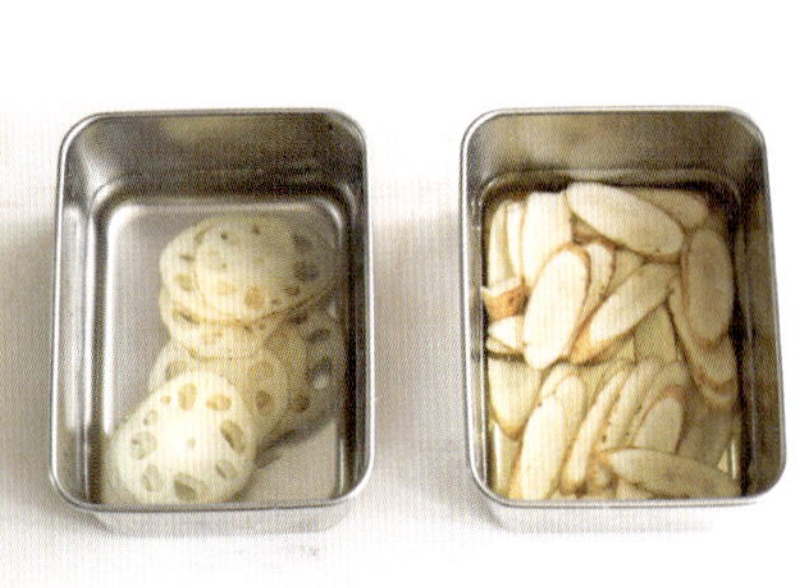

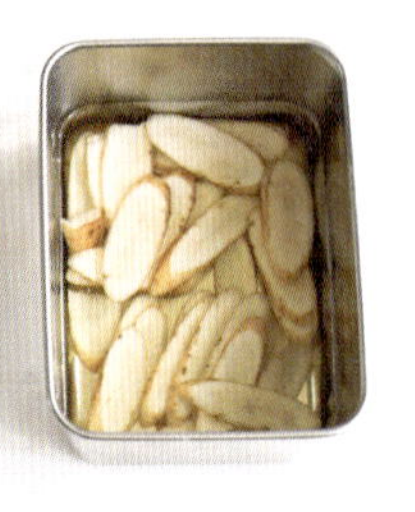

〈写真5〉

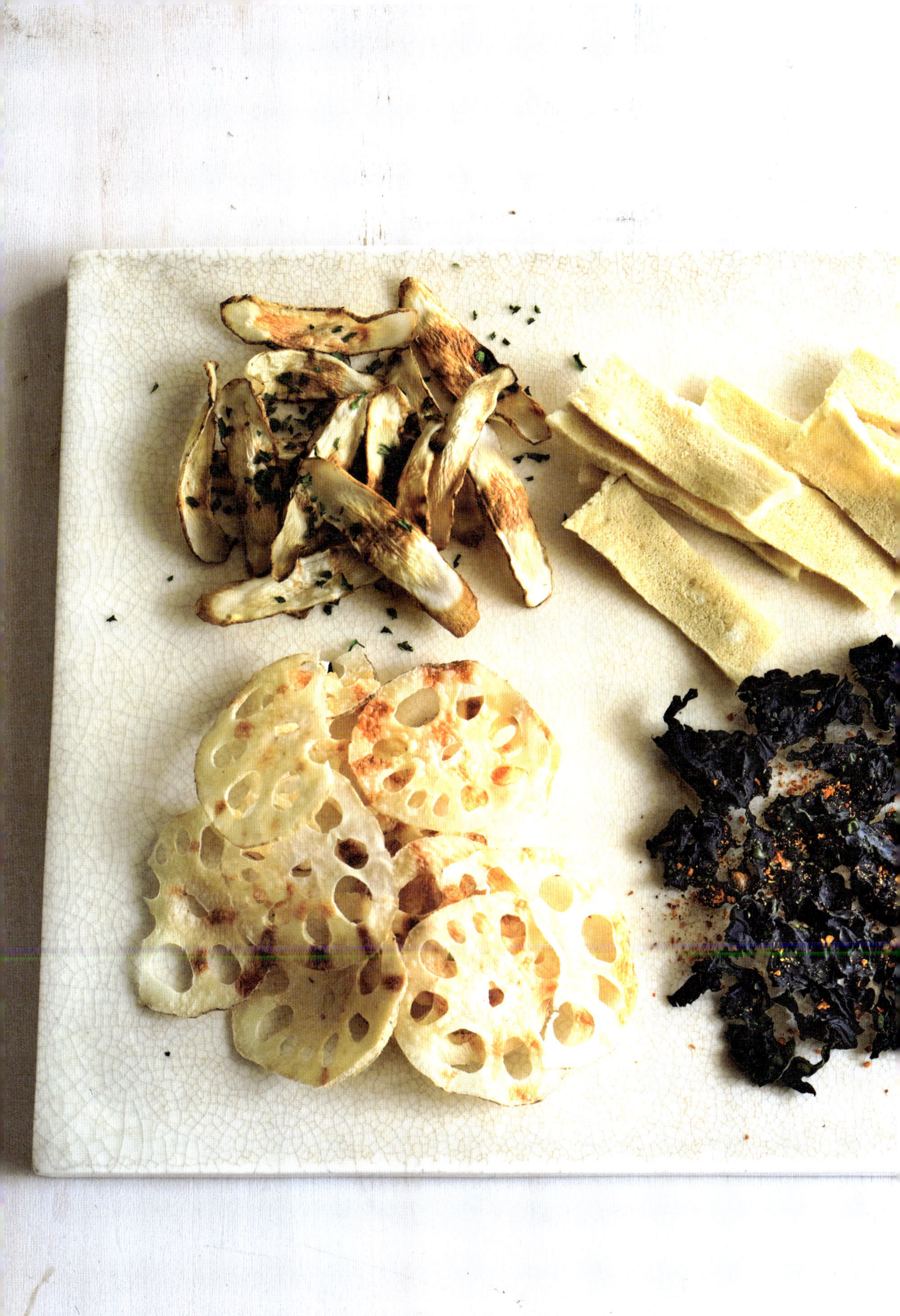

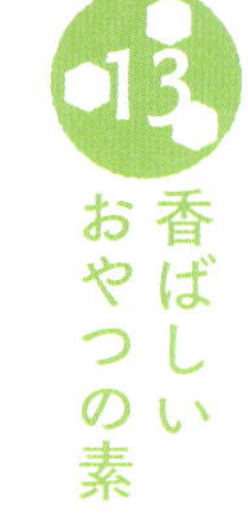

香ばしいおやつの素

玄米ぽん

玄米は糠や胚芽を取り除いた精白米に比べ、ビタミンやミネラルが豊富で、特にビタミンB_1は精白米の約5倍、Eは12倍、食物繊維は約6倍といわれます。その栄養を丸ごと摂るべく、フライパンでから炒り。香ばしいつぶつぶ食材＝玄米ぽんにします。お湯を注げば、玄米茶、ナッツやドライフルーツと混ぜてグラノーラ。滋養食材となって、いろいろと活用できます。

賞味期限　常温／１か月

材料　作りやすい分量
玄米１００g

作り方

① フライパンに玄米を広げ、中弱火にかける〈写真1〉。

② プチプチと音が出始めたら、ときどきフライパンをゆする〈写真2〉。

③ ポンポンと白く弾けてきたら、音がしなくなるまで10分ぐらい火にかける。

※白く弾けない玄米もあるので、音を目安にする。

④ 音がしなくなったら火を止め、そのまま冷ます。

※から炒りするので、鉄のフライパンがおすすめ。テフロン加工のフライパンは傷みやすい。

〈写真1〉

〈写真2〉

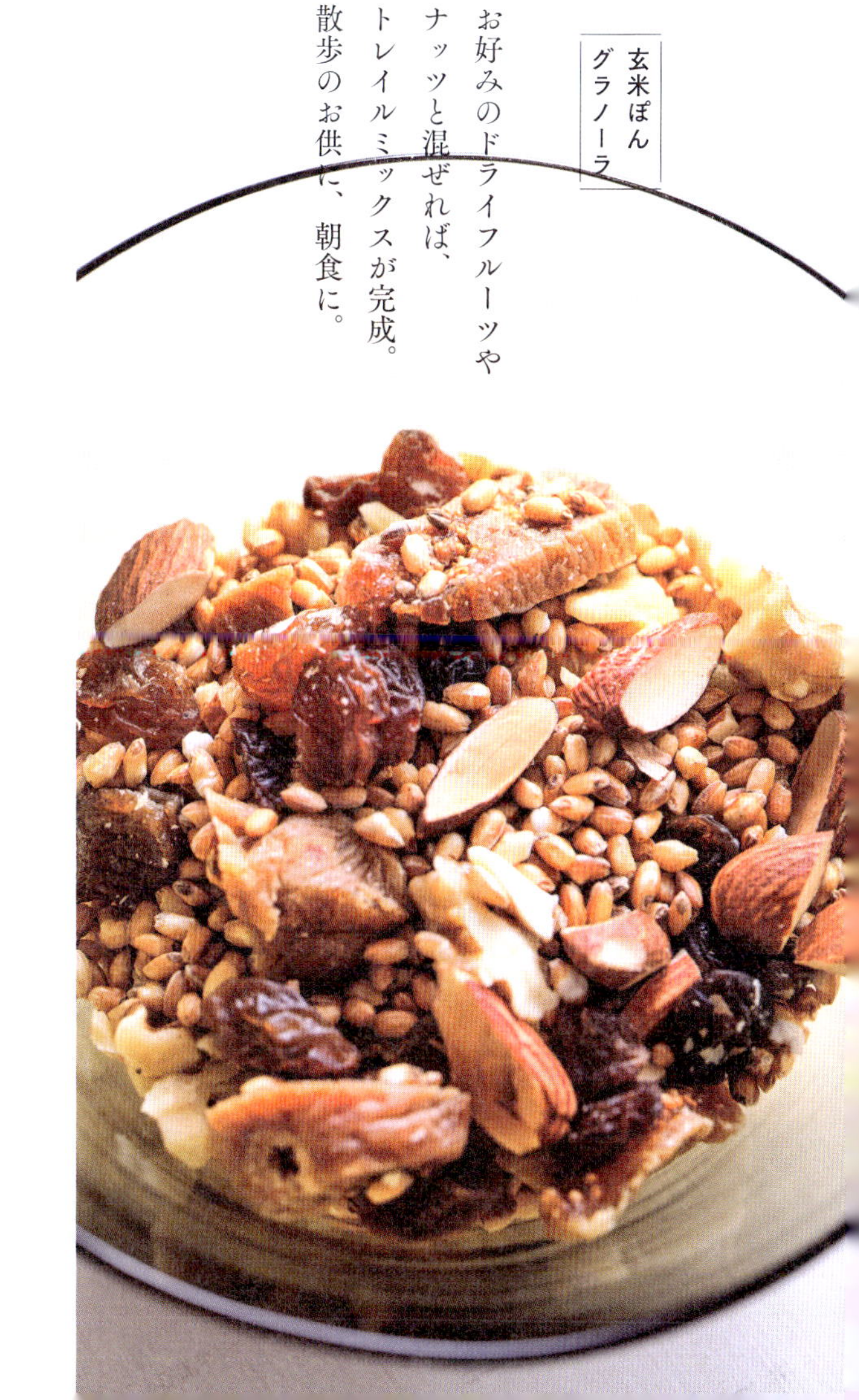

玄米ぽんグラノーラ

お好みのドライフルーツやナッツと混ぜれば、トレイルミックスが完成。散歩のお供に、朝食に。

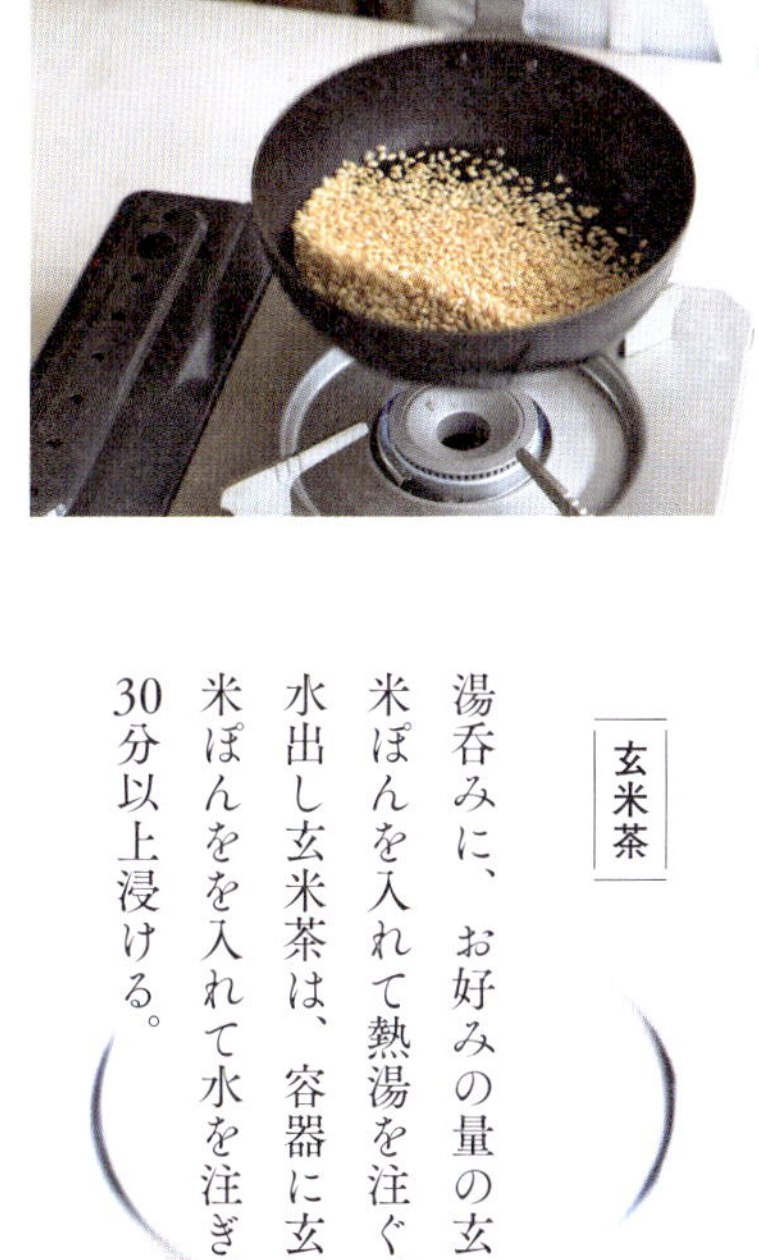

玄米茶

湯呑みに、お好みの量の玄米ぽんを入れて熱湯を注ぐ。水出し玄米茶は、容器に玄米ぽんを入れて水を注ぎ、30分以上浸ける。

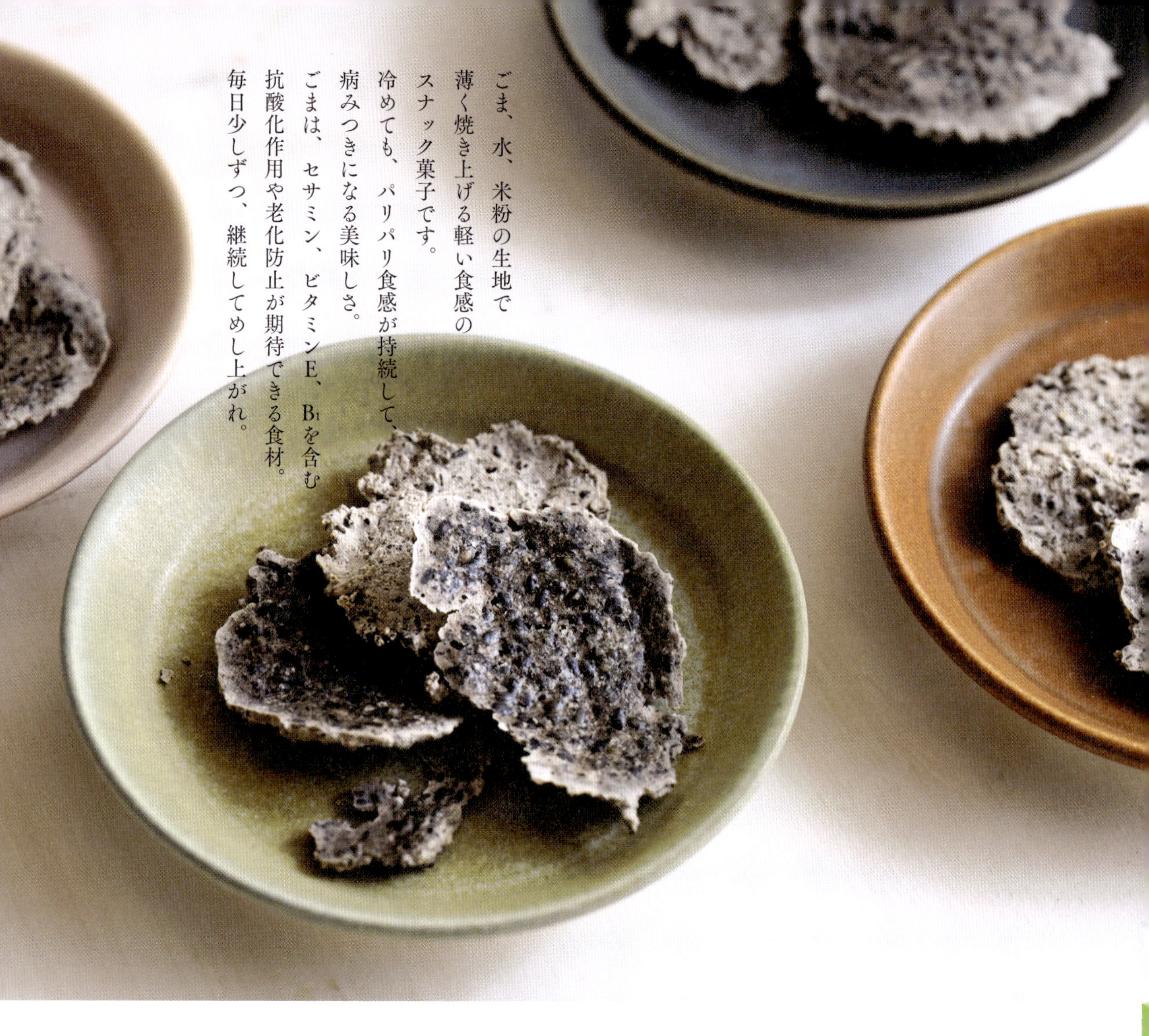

ごま、水、米粉の生地で薄く焼き上げる軽い食感のスナック菓子です。
冷めても、パリパリ食感が持続して、病みつきになる美味しさ。
ごまは、セサミン、ビタミンE、B_1を含む抗酸化作用や老化防止が期待できる食材。
毎日少しずつ、継続してめし上がれ。

14 ひと口サイズでパリッと軽い

薄焼きごま煎

賞味期限　常温／1週間

材料　約36枚分
米粉50g、黒いりごま・黒すりごま各大さじ2、塩小さじ1/4、水50g

作り方
① ボウルにすべての材料を入れ、スプーンで粉が溶けるまで混ぜる。
② 天板にオーブンシートを敷いて、①をスプーンで直径4cmぐらいに薄く広げる。
※パリパリの食感を出すために薄く広げるのがコツ。
③ 170℃に予熱したオーブンで7〜8分焼く。オーブンから出して網などにあげる。
※砂糖が入っていないので焼き色はつかない。表面がパリッとしたらOK。
※保存するときは密閉容器に入れる。乾燥剤も入れるとパリパリ食感が持続。

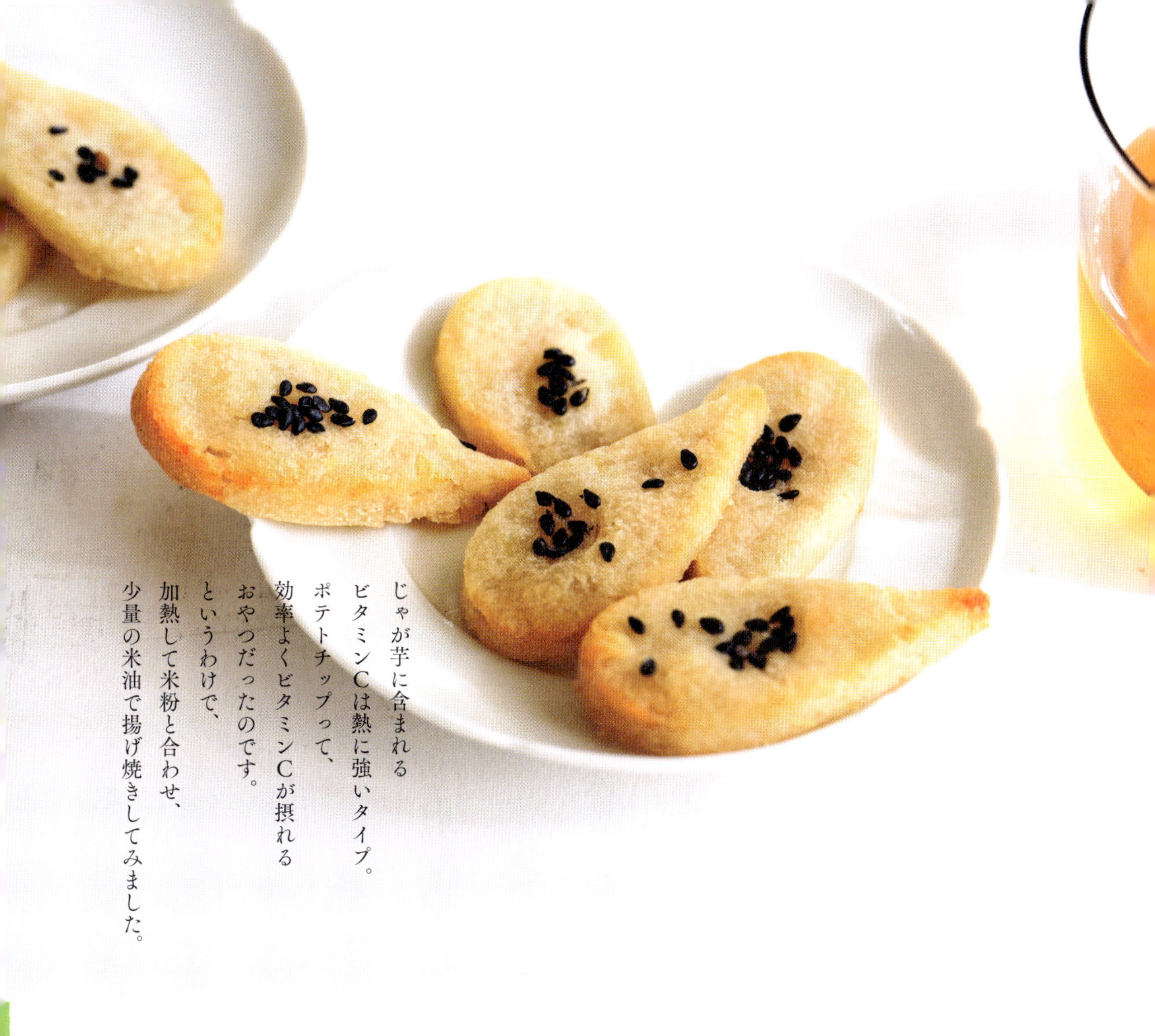

じゃが芋に含まれる
ビタミンCは熱に強いタイプ。
ポテトチップって、
効率よくビタミンCが摂れる
おやつだったのです。
というわけで、
加熱して米粉と合わせ、
少量の米油で揚げ焼きしてみました。

15 食感は柔らか 味はポテトチップ

ソフトじゃがチップ

賞味期限　常温／5日

材料　約20個分

じゃが芋（皮をむいたもの）100g、米粉50g、米油大さじ1、甜菜糖大さじ2

作り方

① じゃが芋はひと口大に切り、耐熱容器に入れてラップし、電子レンジ600Wで3分加熱して柔らかくする。

② 熱いうちにフォークなどでつぶし、米粉、米油、甜菜糖を加えて粉っぽさがなくなるまで混ぜる。
※熱いうちに米粉を加えると、もっちりとした食感に変わる。

③ 台などの上にラップを敷き、②の生地を取り出して置く。その上にラップを重ね、麺棒で4～5㎜の厚さに伸ばす。

④ お好みの型でくりぬき、あれば黒ごまをトッピングする。

⑤ オーブンシートを敷いた天板に並べ、170℃に予熱したオーブンで約10分焼く。
※生地の厚みによって焼き時間は微妙に変わる。

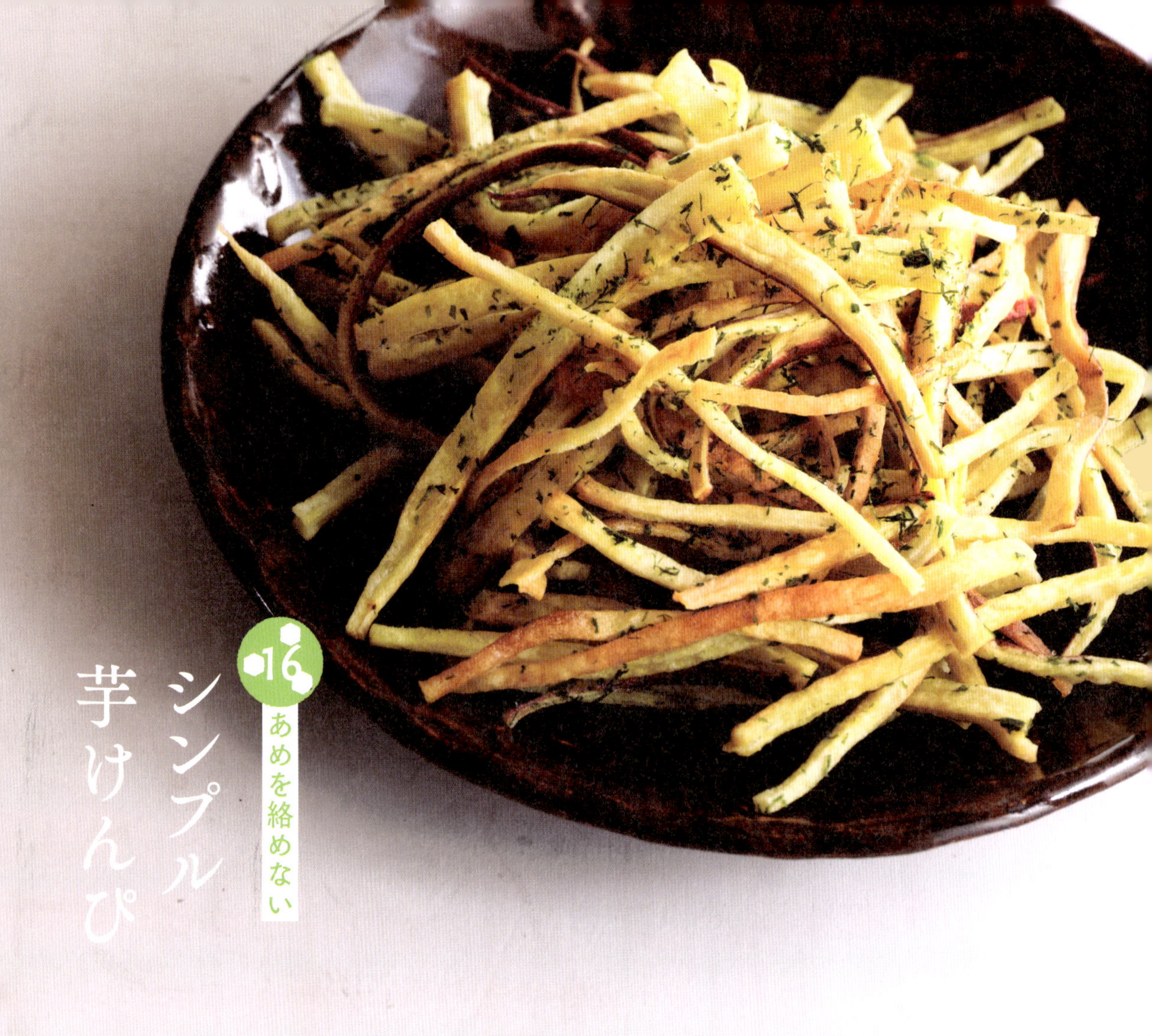

16 あめを絡めない

シンプル芋けんぴ

芋けんぴは昔から愛されてきたおやつ。
さつま芋には抗酸化作用のあるビタミンCが含まれ、
しかも熱に強いタイプ。
皮には食物繊維、アントシアニンがいっぱい。
市販の芋けんぴは甘いので、食べすぎが気になるという方に
おすすめしたいのが、甘いあめを絡めないけんぴ。
さつま芋本来のシンプルな味が楽しめます。

芋けんぴの作り方は至ってシンプル。
さつま芋を棒状に切って、揚げるだけ。
けれど、たかが芋けんぴ、されど芋けんぴ。
切り方、揚げ時間、揚げた後のほったらかし時間も含め、
微妙に食感と味わいが変わります。
カリッと黄金色で中が柔らかいもの
少し焦げ気味でカリカリ気味、
できあがりの芋けんぴの表情は豊かなのです。
まずは、無心になって芋を切る、揚げる…。
芋けんぴ時間にゆるりと身をまかせてみてください。

賞味期限　常温／3日

材料　作りやすい分量
さつま芋1本、米油適量、塩・青のり各適量

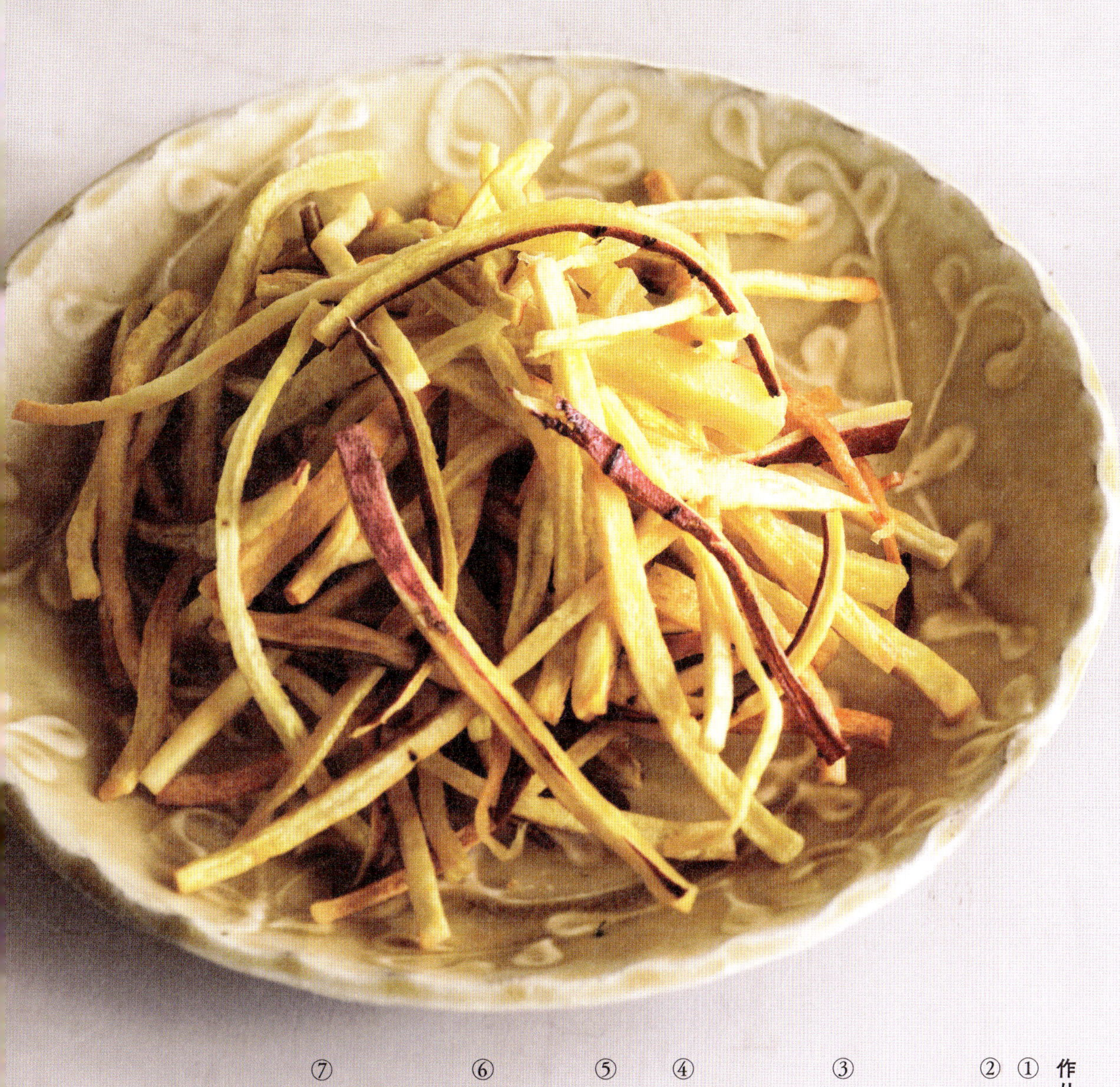

作り方

① さつま芋を3〜5㎜角の棒状に切る。

② ①をボウルに入れ、水を2〜3回替えながら洗う。再度、水に10分くらい浸けておく。
※でんぷん質が取り除かれて、カリッとした食感になる。それ以上浸けるとビタミンなどが流れ出してしまう。

③ ザルにあげ、水気をよく切り、ペーパーを敷いたバットに広げて乾かす。上からペーパーをかぶせて、手で押さえながら水気をふき取る。
※水分が上手に抜け、カリッと揚がる。

④ フライパンに5㎜〜1㎝の油を入れ、重ならないように③を広げて入れる。

⑤ ここで初めて火をつけて中火にし、芋がカリッとするまで触らずに待つ。
※菜箸などで混ぜたりすると、折れたり曲がったりする。

⑥ さつま芋がカリッとしたら、菜箸で上下を返したり、全体的に混ぜたり、空気に触れさせる。これを何度か繰り返す。
※こうすることできれいな形に仕上がる。

⑦ カリカリと黄金色になったものから、バットやペーパーにあげていく。お好みで塩や青のりをふってもよい。
※茶色く色づいてからバットにあげると、余熱で焦げ色が強くなる。

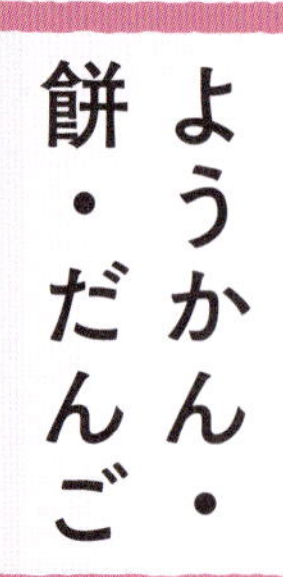

ようかん・餅・だんご

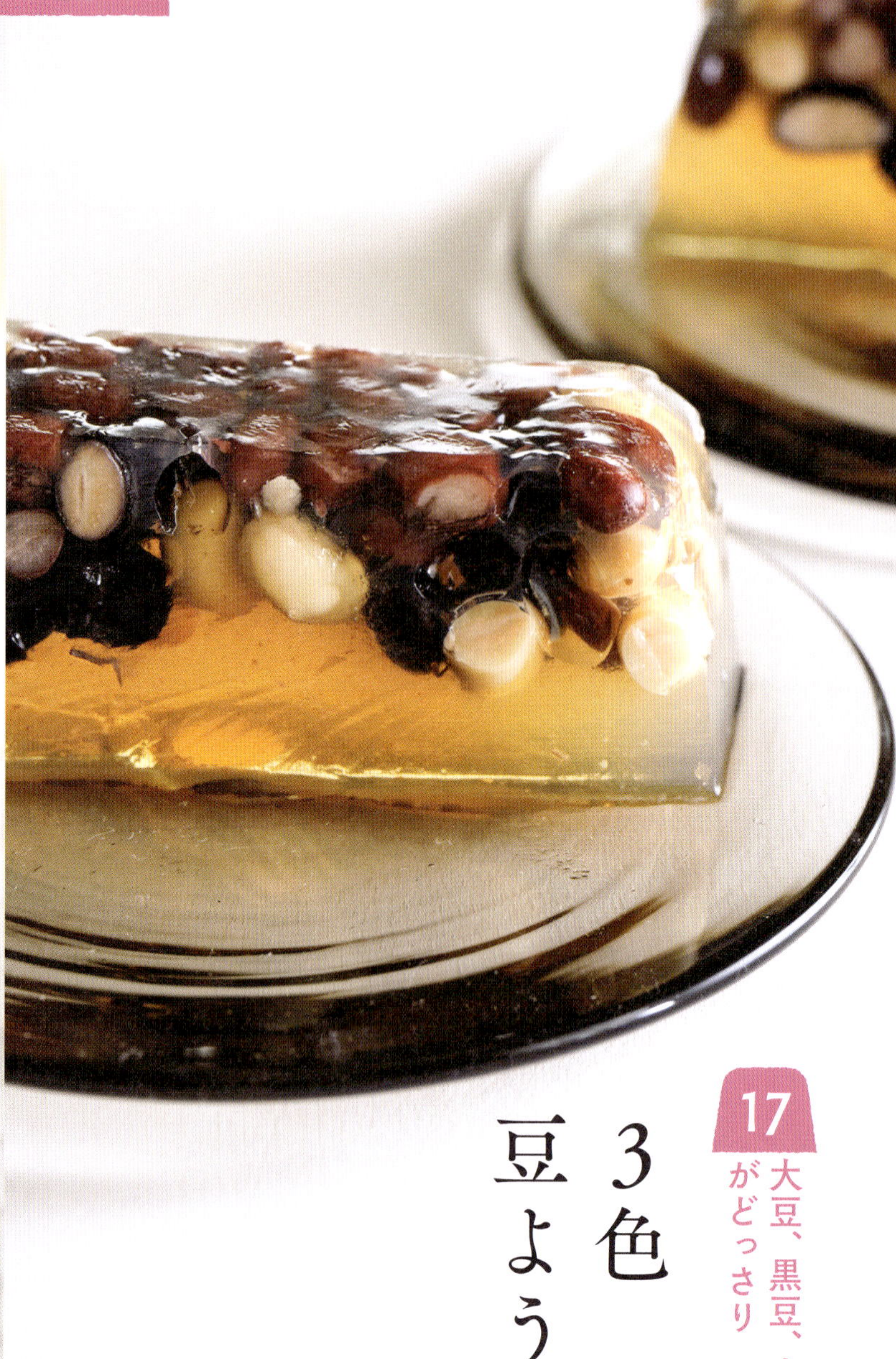

17

大豆、黒豆、小豆がどっさり

3色豆ようかん

18

麹の香りと味わい

甘酒ようかん

ようかんは餡を練り上げた、
甘い和菓子というイメージ。
寒天で手作りすれば、
甘さ加減も自由自在、
栄養価の高いおやつができます。
豆は2～3種たっぷり混ぜると、
寒天&豆効果で
たんぱく質、食物繊維が
大いに期待できます。
ビタミンB群、ブドウ糖など
豊富な栄養素を持つ甘酒は、
寒天で固めただけ。
甘みをプラスする必要もありません。
かぼちゃなどの甘い野菜は、
甘みを少し補うだけ。

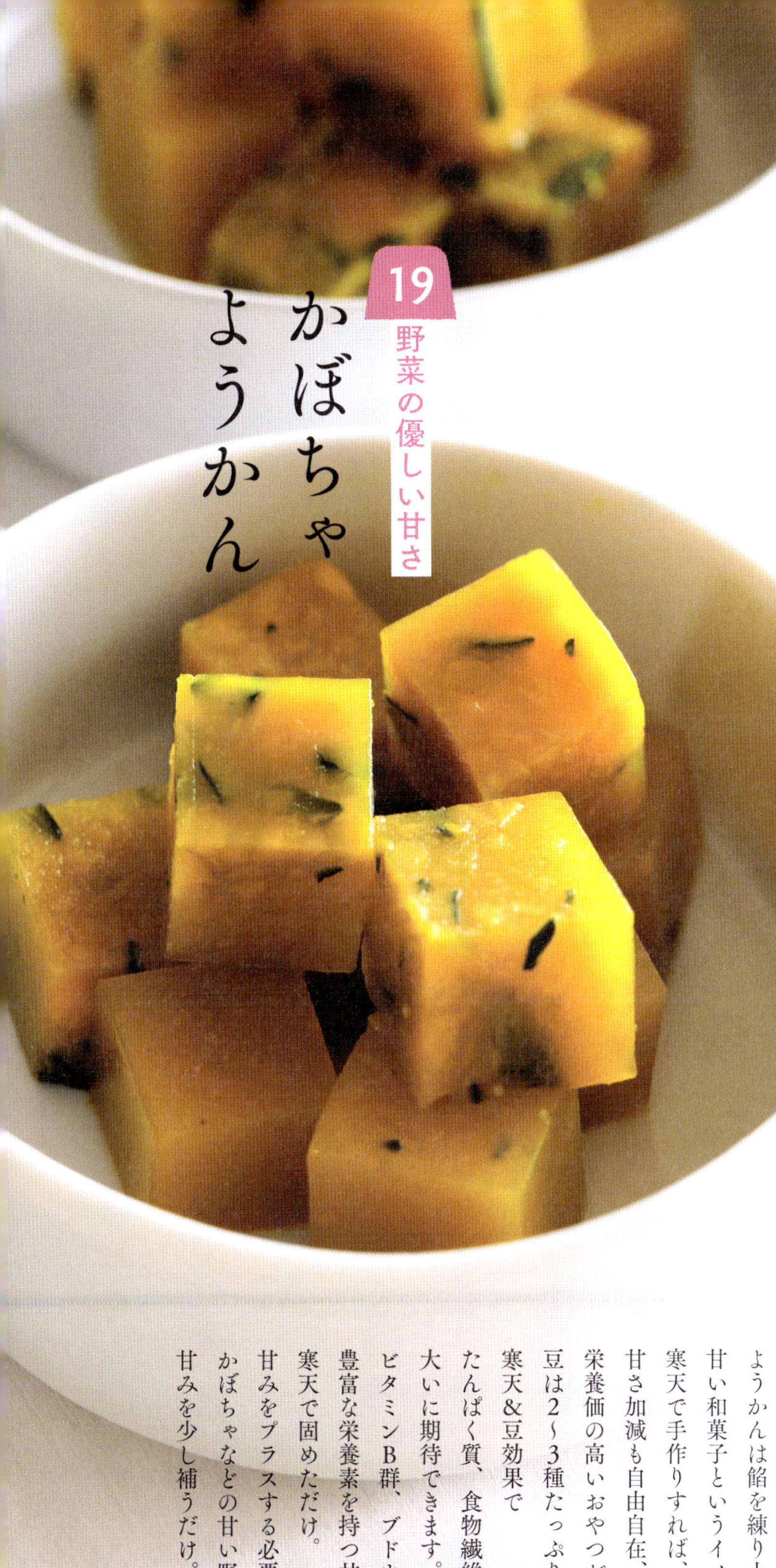

19

野菜の優しい甘さ

かぼちゃようかん

3色豆ようかん

賞味期限　冷蔵／5日

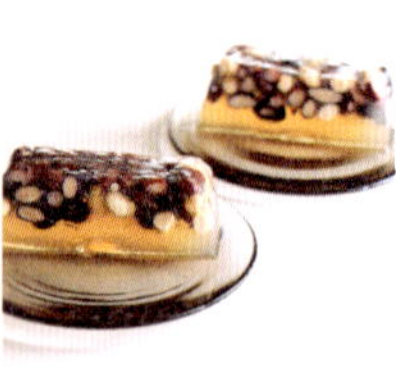

材料　15×10×6（深さ）cmの保存容器1個分

水500mℓ、粉寒天4g、甜菜糖大さじ4、ドライ黒豆50g、ドライ大豆50g、ドライ小豆100g

作り方

① 鍋に水、寒天、甜菜糖を入れてよく混ぜ、強火にかける。

② 沸騰したら中火にし、アクを取りながらふつふつと1分～1分半加熱する。

③ 火を止め、豆類を加えて混ぜ、そのまま5分ぐらい置く。

④ 保存容器に入れて、固まるまで冷ます。

※寒天は室温でも固まるが、容器の下に保冷剤などを置くと、早く固まる。

※容器のサイズは目安、お手持ちの容器でOK。

甘酒ようかん

賞味期限　冷蔵／5日

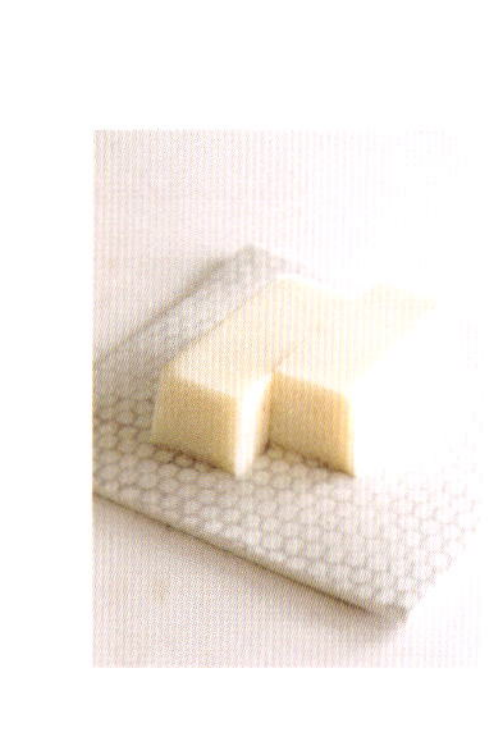

材料　15×10×6（深さ）cmの保存容器1個分

水250mℓ、粉寒天4g、甘酒（濃縮）250mℓ

※甘酒は麹タイプを使用。

作り方

① 鍋に水、粉寒天を入れてよく混ぜ、強火にかける。

② 沸騰したら中火にし、アクを取りながらふつふつと1分～1分半加熱する。

③ 甘酒を加えてよく混ぜ、火を止め、そのまま5分ぐらい置く。

④ 保存容器に移し、固まるまで冷ます。

※寒天は室温でも固まるが、容器の下に保冷剤などを置くと、早く固まる。

※トッピングは抹茶、お茶、きなこ、黒糖などがおすすめ。

※容器のサイズは目安、お手持ちの容器でOK。

かぼちゃようかん

賞味期限　冷蔵／5日

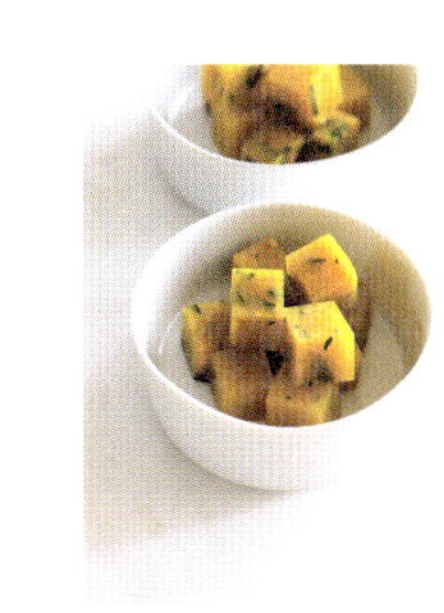

材料　15×10×6（深さ）cmの保存容器1個分
かぼちゃ200g、水500g、粉寒天4g、きび砂糖大さじ4

作り方

① かぼちゃを皮ごとラップで包み〈写真1〉、電子レンジ600Wで3分加熱して柔らかくし、フォークなどでつぶす〈写真2〉。

② 鍋に水、粉寒天、きび砂糖を入れてよく混ぜ、強火にかける。

③ 沸騰したら中火にし、アクを取りながらふつふつと1分〜1分半加熱する〈写真3〉。

④ 火を止め、①のかぼちゃを加えて混ぜ、そのまま5分ぐらい置く〈写真4〉。

⑤ 保存容器に移し、固まるまで冷ます〈写真5〉。

※寒天は室温でも固まるが、容器の下に保冷剤などを置くと、早く固まる。
※容器のサイズは目安、お手持ちの容器でOK。

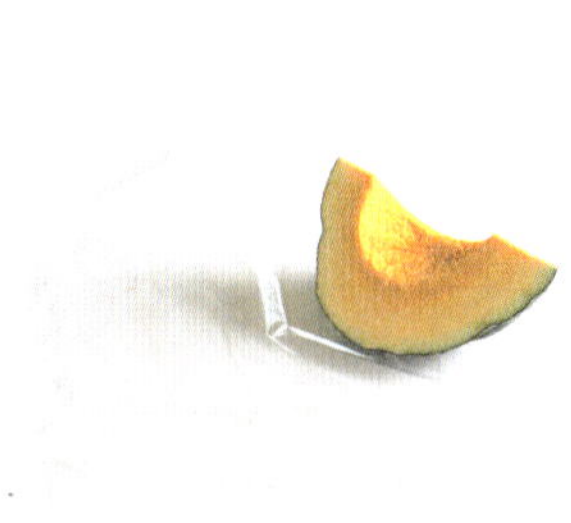

〈写真1〉

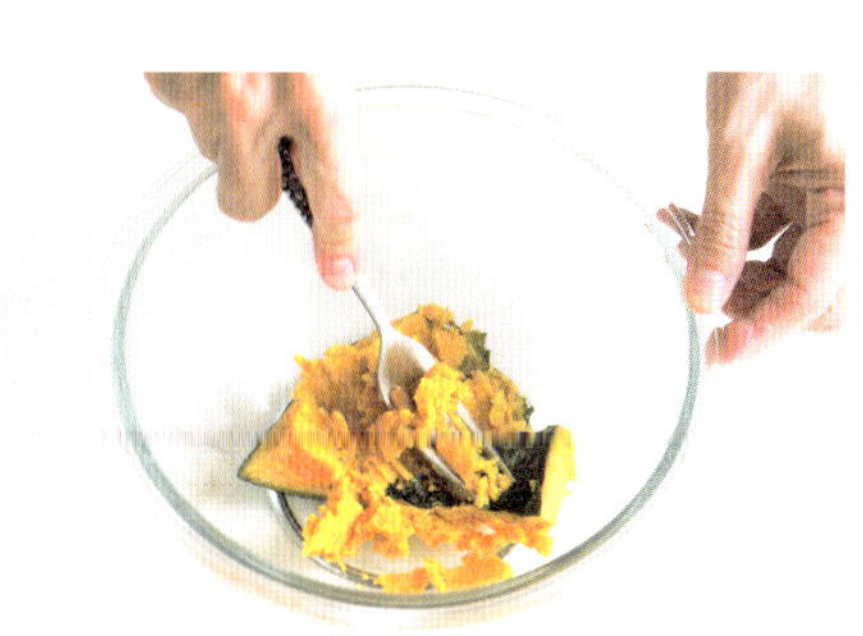

〈写真2〉

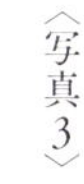

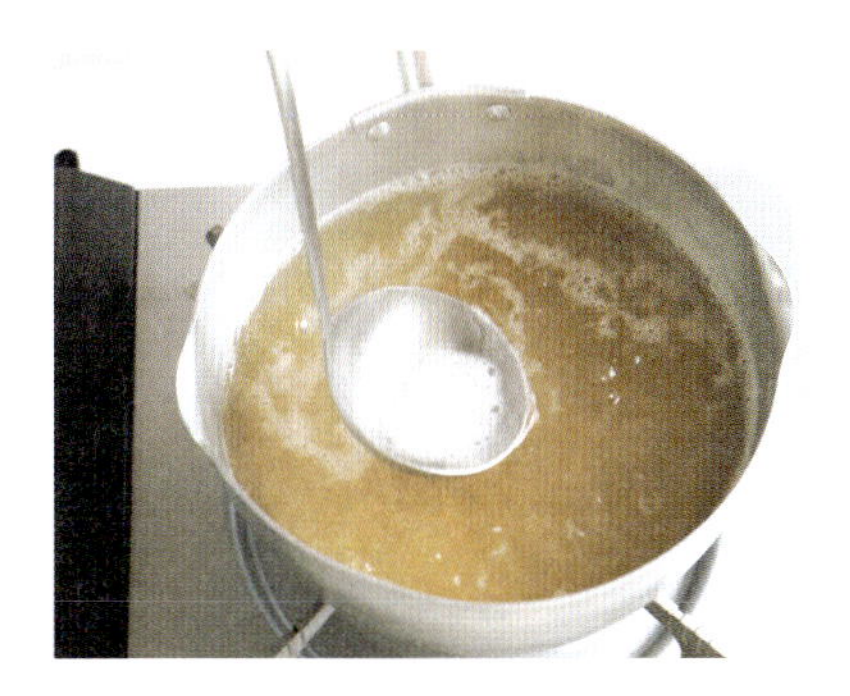

〈写真3〉

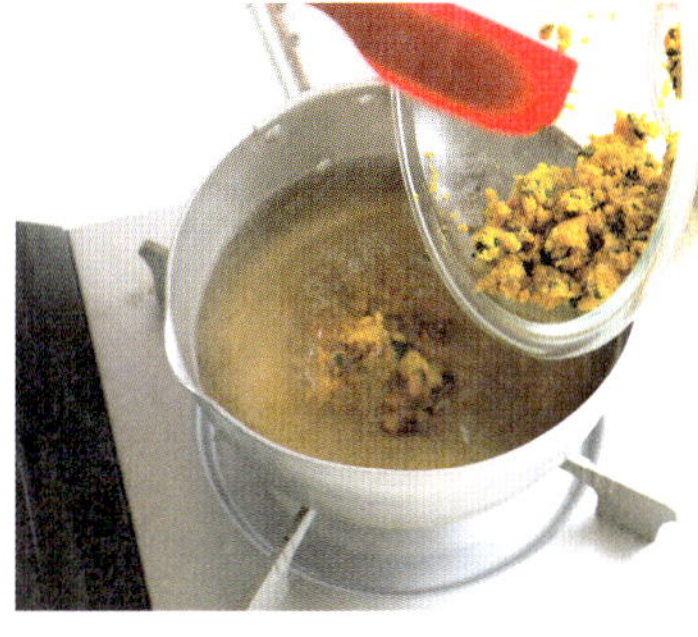

〈写真4〉

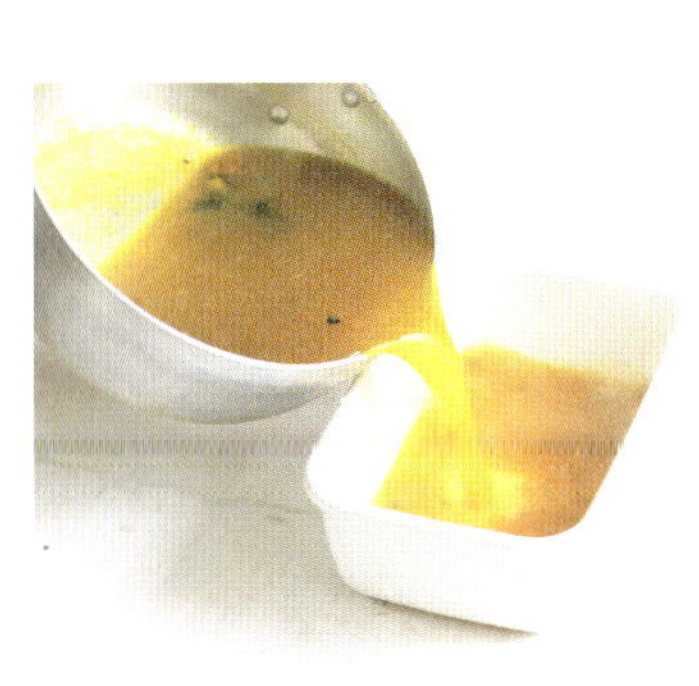

〈写真5〉

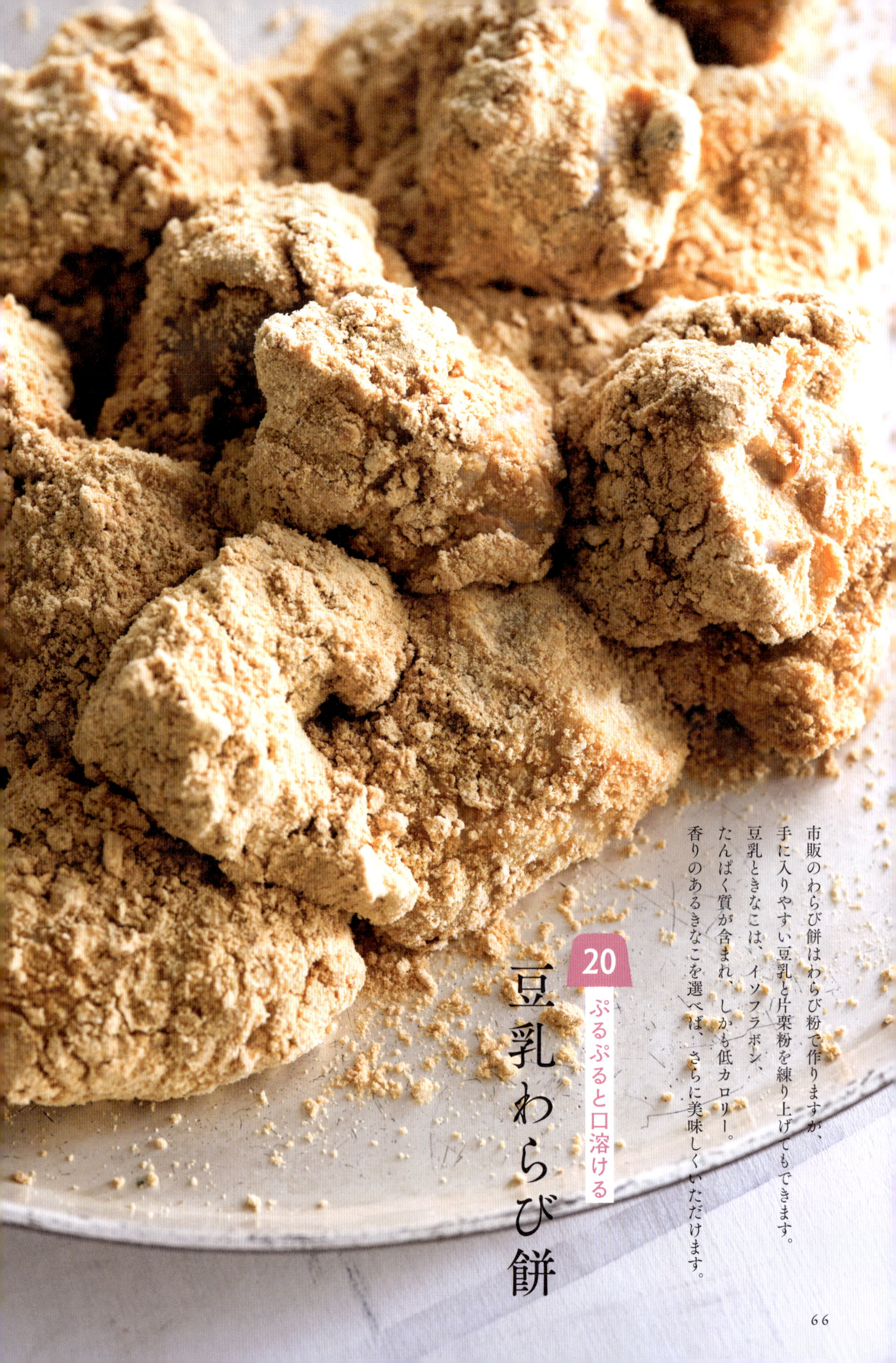

20

ぷるぷると口溶ける

豆乳わらび餅

市販のわらび餅はわらび粉で作りますが、手に入りやすい豆乳と片栗粉を練り上げてもできます。豆乳ときなこには、イソフラボン、たんぱく質が含まれ、しかも低カロリー。香りのあるきなこを選べば、さらに美味しくいただけます。

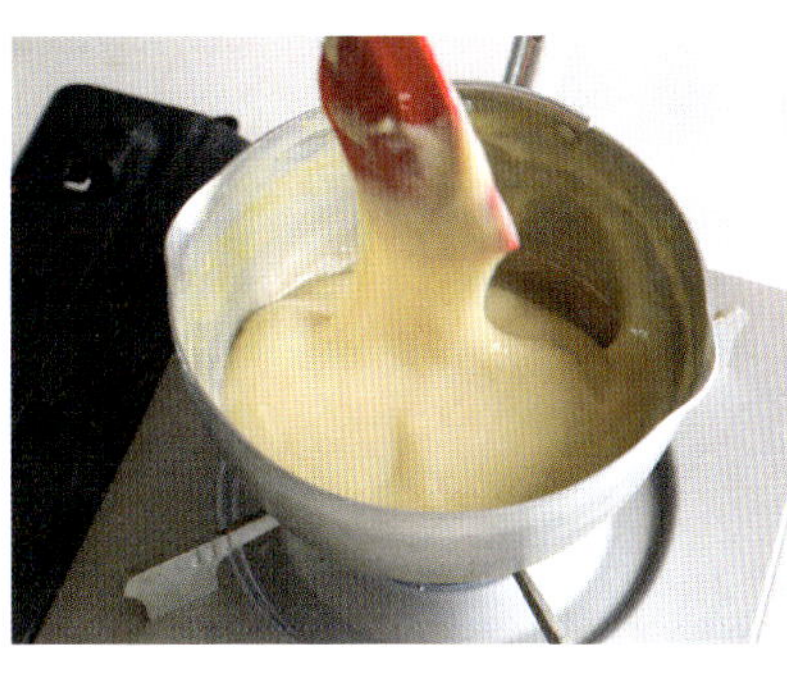

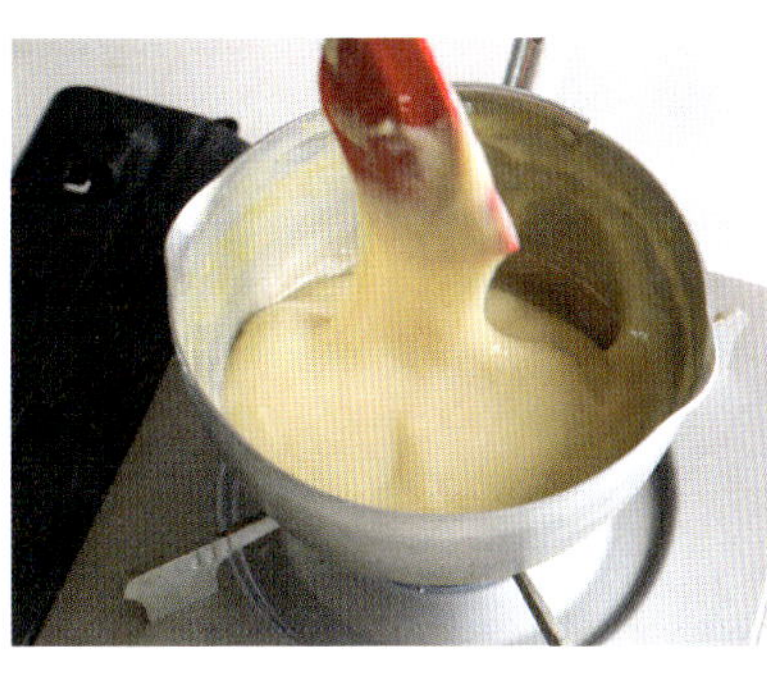

〈写真1〉

〈写真2〉

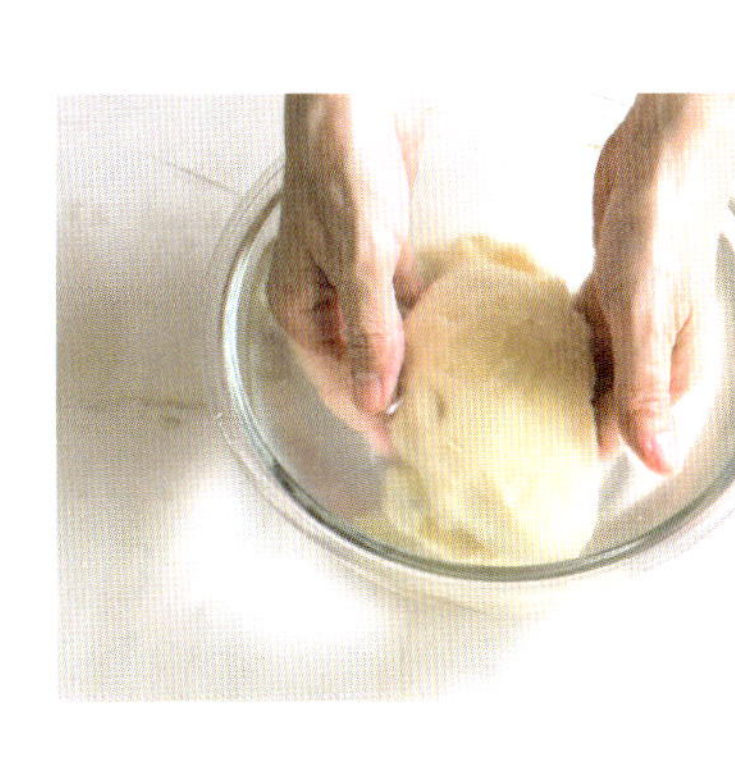

〈写真4〉

〈写真5〉

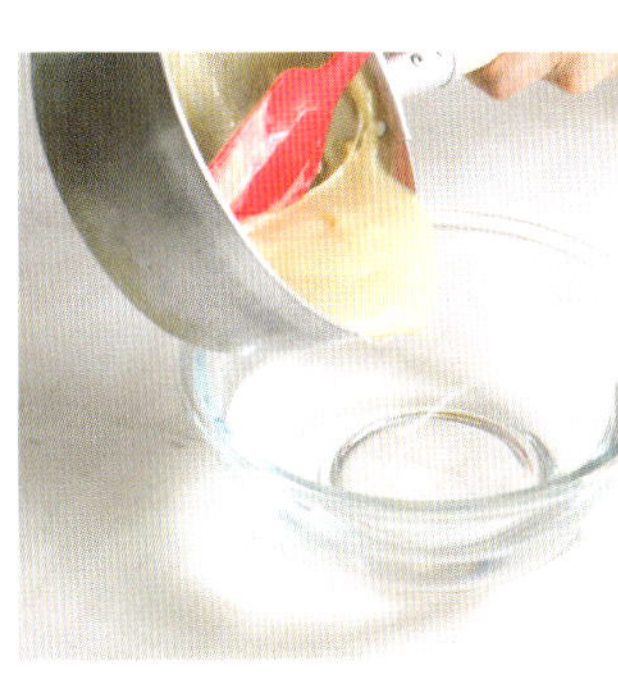

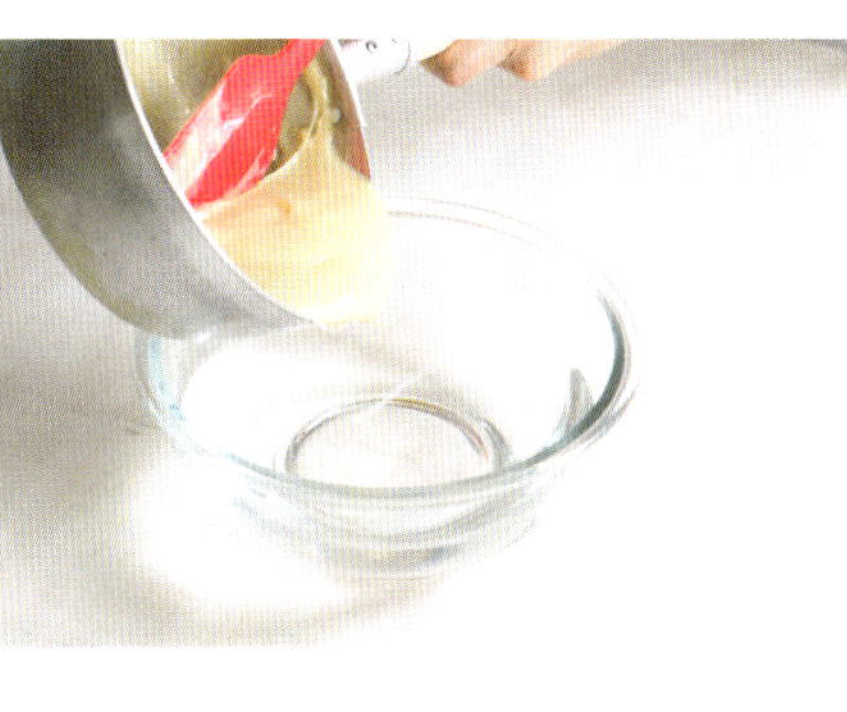

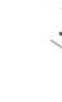

〈写真3〉

賞味期限　冷蔵／4日（生地のみで保存）

材料　4人分

無調整豆乳300㎖、片栗粉大さじ3～4、きび砂糖大さじ3、きなこ適量

作り方

① 鍋にきなこ以外の材料を入れ、火にかける。

② 弱火で透明感が出て餅のような状態になるまで、木べらなどで5～6分混ぜる〈写真1〉。

※しばらく混ぜたら手を止め、泡がぷくぷくしたら、また混ぜるのがコツ。焦げないように注意する〈写真2〉。

③ 水を張ったボウルに②を入れ〈写真3〉、手で形を整える〈写真4〉。

④ 水がぬるくなったら、2～3回冷たい水に替える。水の中で、食べやすい大きさに包丁で切る。

⑤ バットにあげ、きなこをまぶす〈写真5〉。

※電子レンジで作る場合は、耐熱容器にきなこ以外の材料を入れ、600Wでラップをせずに2分加熱し、一旦取り出してゴムべらで混ぜる。さらに600Wで1分30秒～2分加熱する。③へ続く。

21

つるとろ食感、生姜を添えて

生姜風味の甘酒餅

甘酒に生姜汁を加えて、米粉で練り上げたつるるんと、のど越しのよいおやつ。生姜のすりおろしと一緒にめし上がれ。
甘酒には、ブドウ糖、オリゴ糖、食物繊維、ビタミンB群などが豊富。栄養補給やエネルギーチャージしたいときにもぴったり。

賞味期限　冷蔵／4日

材料　8×15cm1枚分
甘酒（濃縮）100㎖、水100㎖、
米粉大さじ5、生姜汁小さじ1、
生姜のすりおろし適量
※甘酒は麹タイプを使用。
※米粉の代わりに、片栗粉大さじ3でもよい。

作り方

① 鍋にすべての材料を入れてよく混ぜ合わせ、火にかける。

② 沸騰したら中火にし、木べらなどですばやく混ぜる。

③ 透明感が出て、餅のような状態になったら取り出し、ラップで包み、冷ます。
＊加熱しすぎると生地がダレるので注意する。

④ 食べやすい大きさに切り、器に盛り、生姜のすりおろしを添える。

電子レンジで作る場合
耐熱容器に生姜のすりおろし以外の材料を入れ、電子レンジ600Wでラップをせずに1分30秒加熱する。一旦取り出し、ゴムべらで混ぜる。さらに1分30秒～2分加熱する。③へ続く

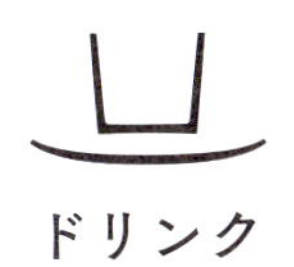

ドリンク

ごまの風味を味わい尽くす

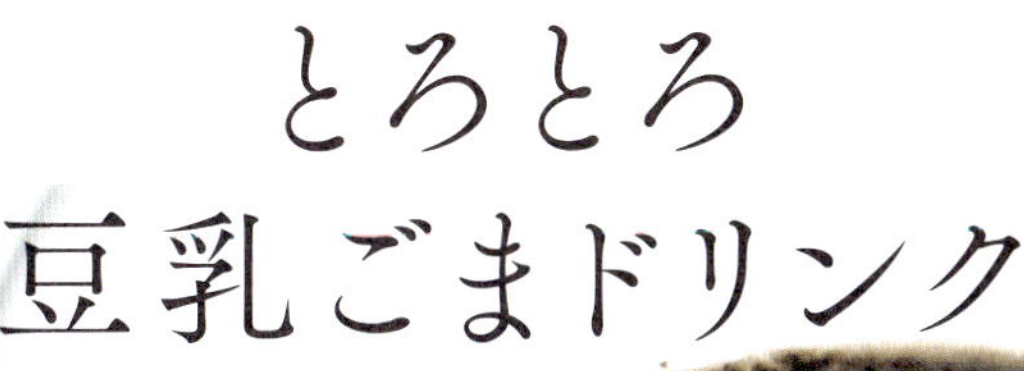

とろとろ豆乳ごまドリンク

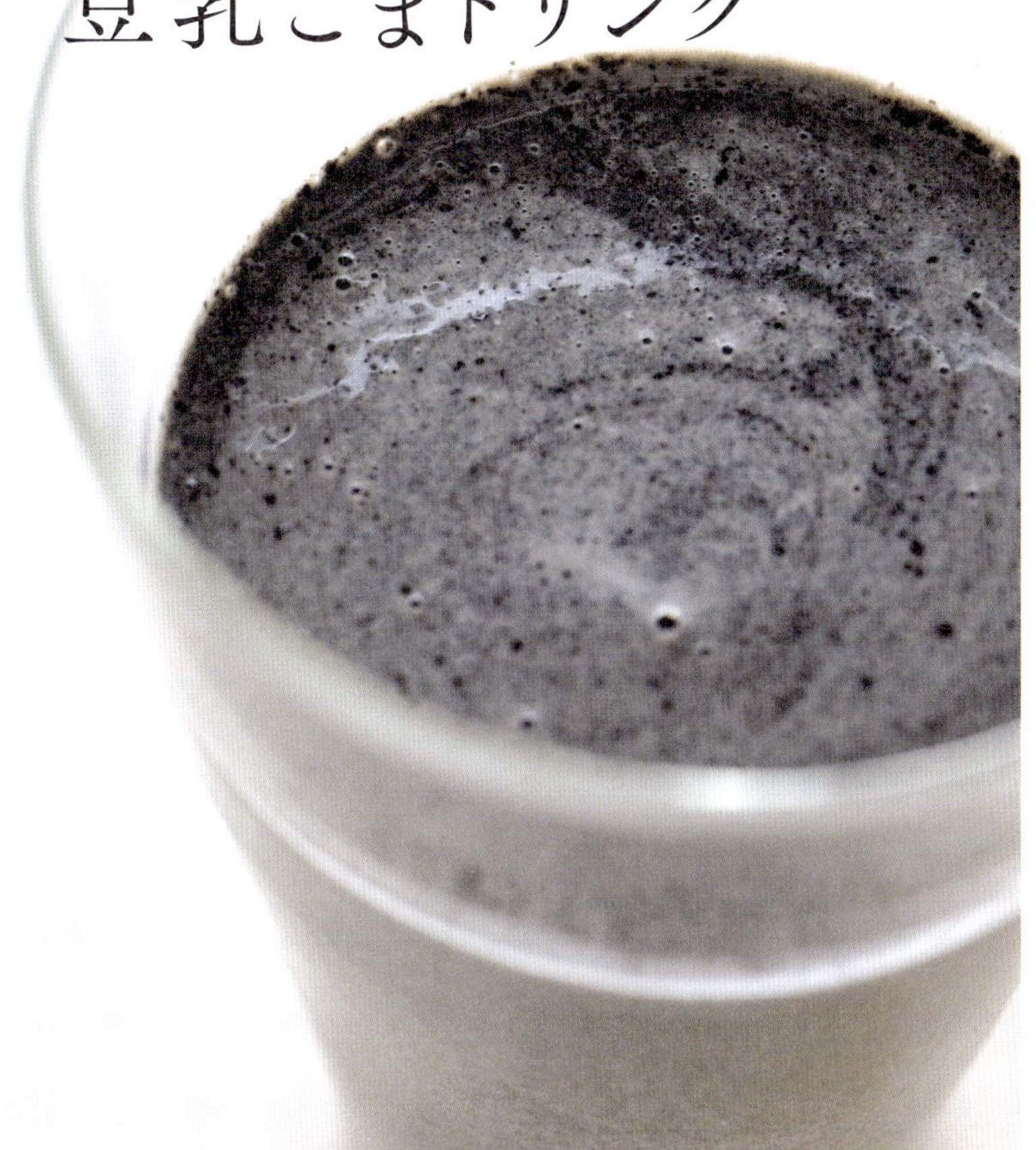

豆乳と酢は相性のよい関係。
酢はクエン酸効果で疲労回復、
食欲増進効果があり、
豆乳に含まれるカルシウムが
その吸収力をアップさせます。
ミックスすると飲み口のよい
とろとろのドリンクに。
加熱いらずのお手軽健康ドリンクです。

賞味期限　冷蔵／2日

材料　1杯分

無調整豆乳200㎖、リンゴ酢大さじ1、
黒砂糖大さじ1、
黒練りごままたは黒すりごま大さじ1

作り方

① すべての材料を混ぜる。

※ブレンダーを使えば、よりなめらかな仕上がりになる。

22

贅沢にくるみを練り込む

黒糖くるみゆべし

白玉粉で練り上げる
昔ながらのおやつ、ゆべし。
今回は、良質な脂質の
オメガ3脂肪酸が含まれたくるみと
砂糖の中でもビタミン、
ミネラルが豊富で、
天然のオリゴ糖を含む黒糖をチョイス。
隠し味にしょう油を少量使い、
甘さ控えめに仕上げます。

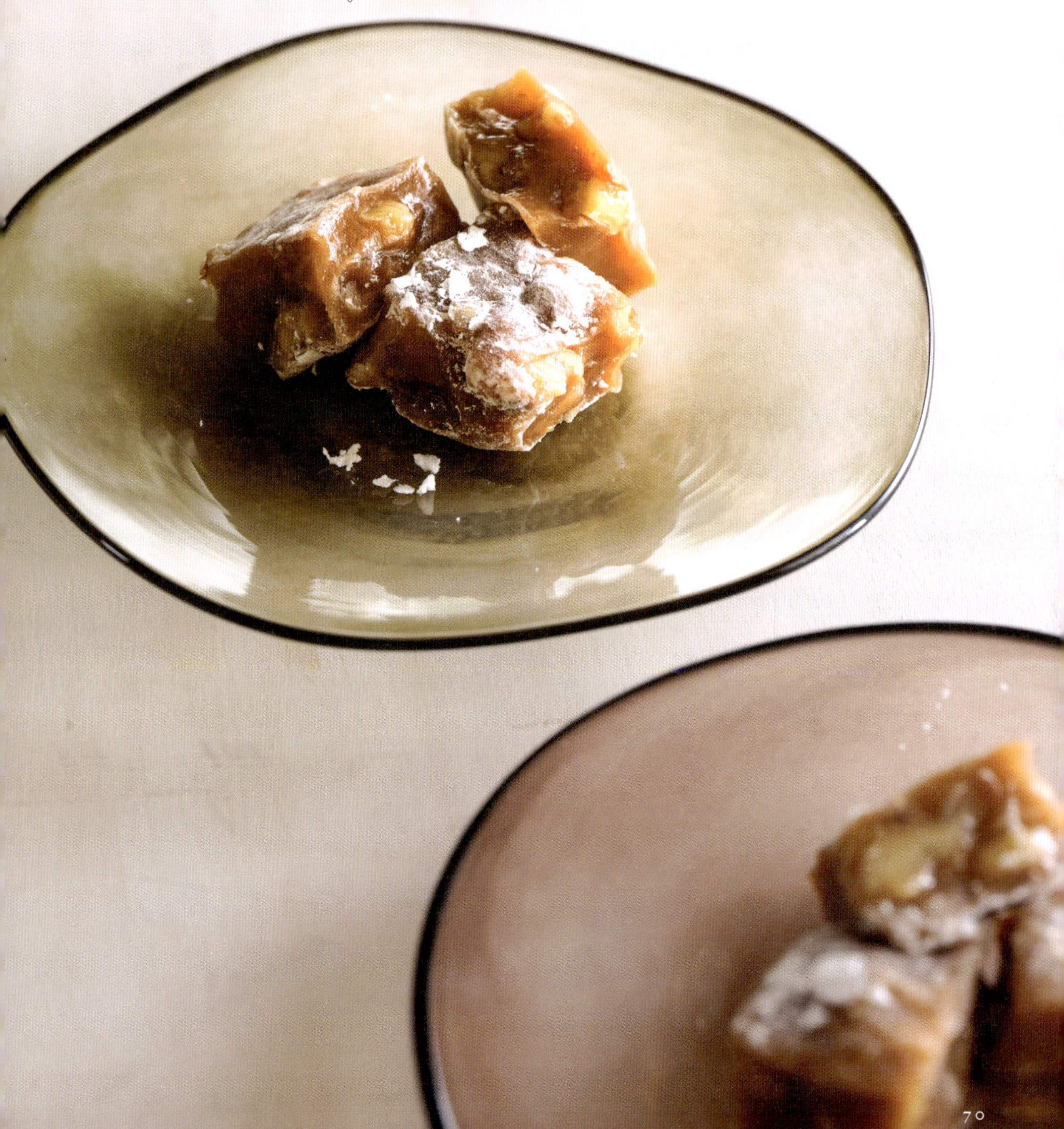

賞味期限　常温／2～3日　冷蔵／1週間

材料　20×15×1.5（厚さ）cm1枚分
白玉粉100g、黒糖30g、水120mℓ、しょう油小さじ2、素焼きくるみ（無塩）50g、片栗粉適量

作り方

① 耐熱ボウルまたは耐熱容器に白玉粉、黒糖、水、しょう油を入れ〈写真1〉、泡だて器でダマがなくなるまでよく混ぜる〈写真2〉。

② 電子レンジ600Wでラップをせずに2分加熱する。

③ 一度取り出し、粗く刻んだくるみを入れて均一になるように混ぜる〈写真3〉〈写真4〉。

④ さらに600Wで1分30秒～2分、透明感が出るまで加熱する〈写真5〉。
※様子を見ながら、透明感が出るまで10秒ずつ加熱する。

⑤ 片栗粉を敷いたバットに④を広げ、1.5～2cm厚さに平らに広げて冷ます〈写真6〉。

⑥ 生地が冷めたら、好みの大きさに切る。
※耐熱容器のサイズは目安、お手持ちの容器でOK。
※冷蔵保存したときは電子レンジで20秒加熱する。

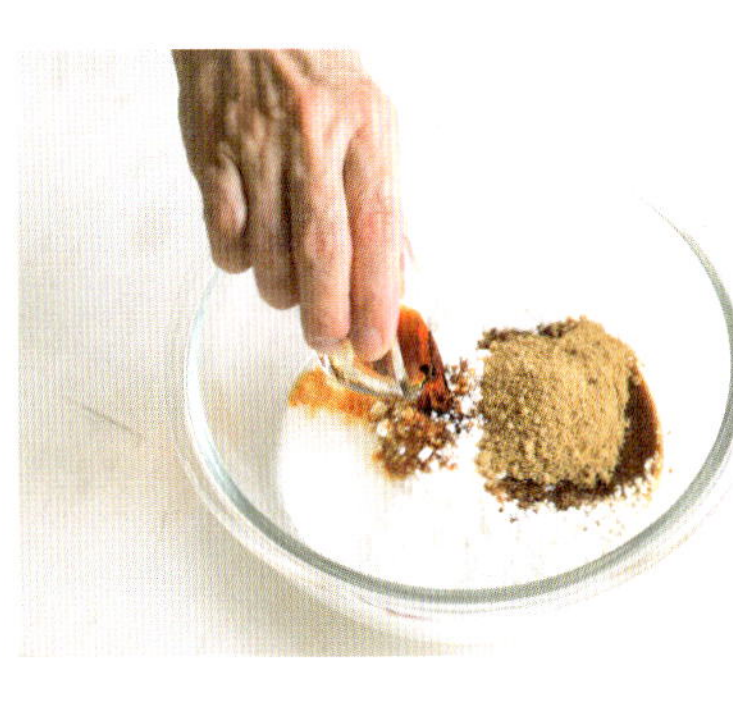
〈写真1〉

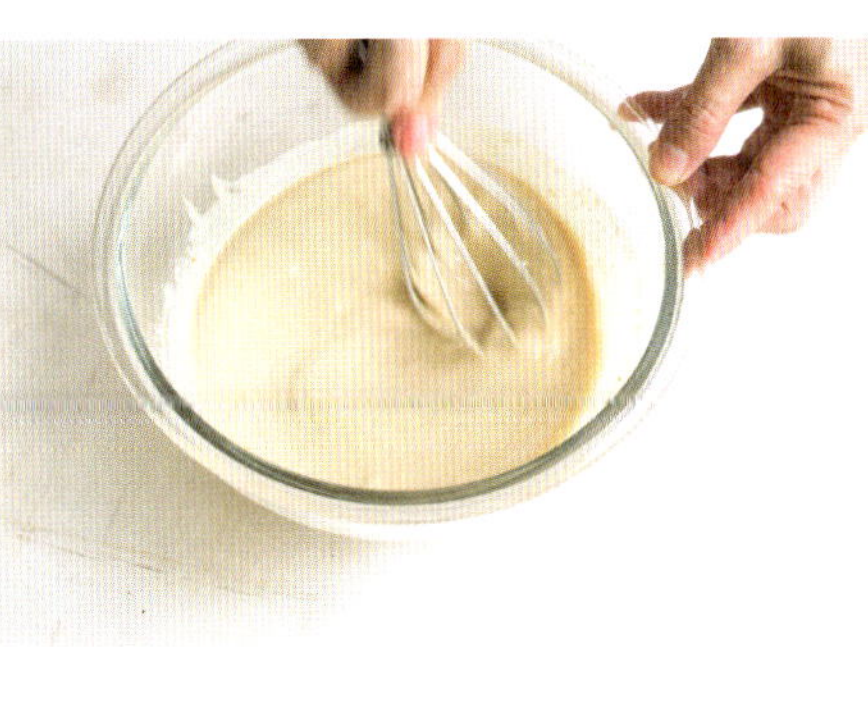
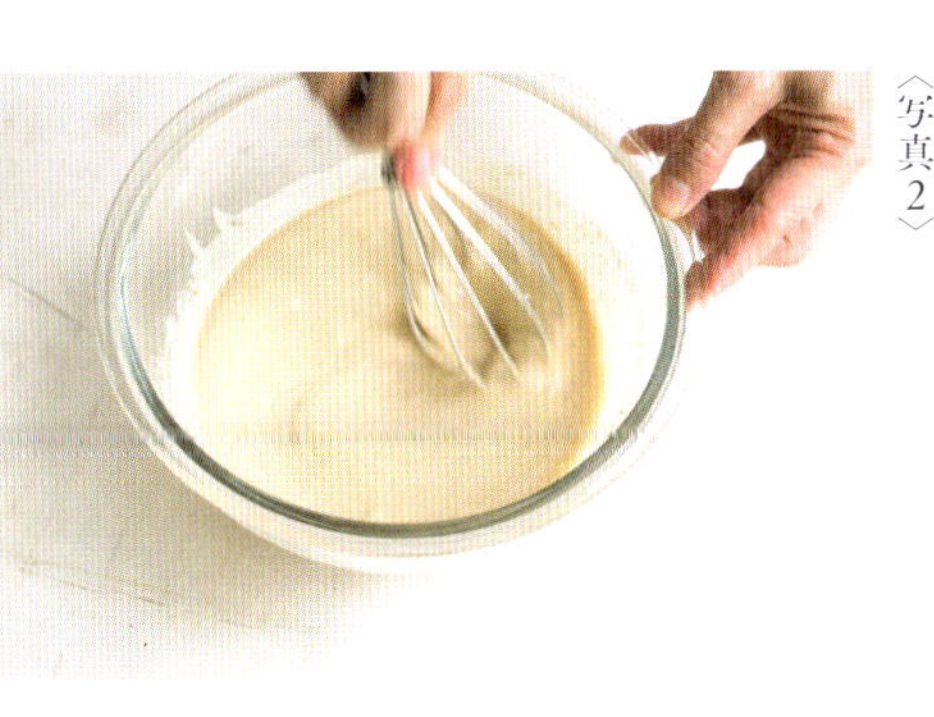
〈写真2〉

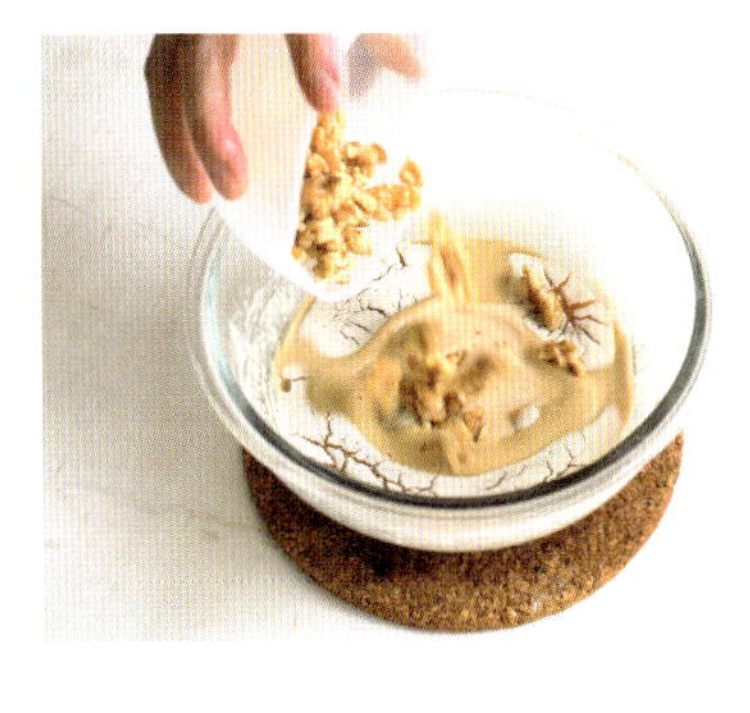
〈写真3〉

〈写真4〉

〈写真5〉

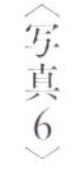
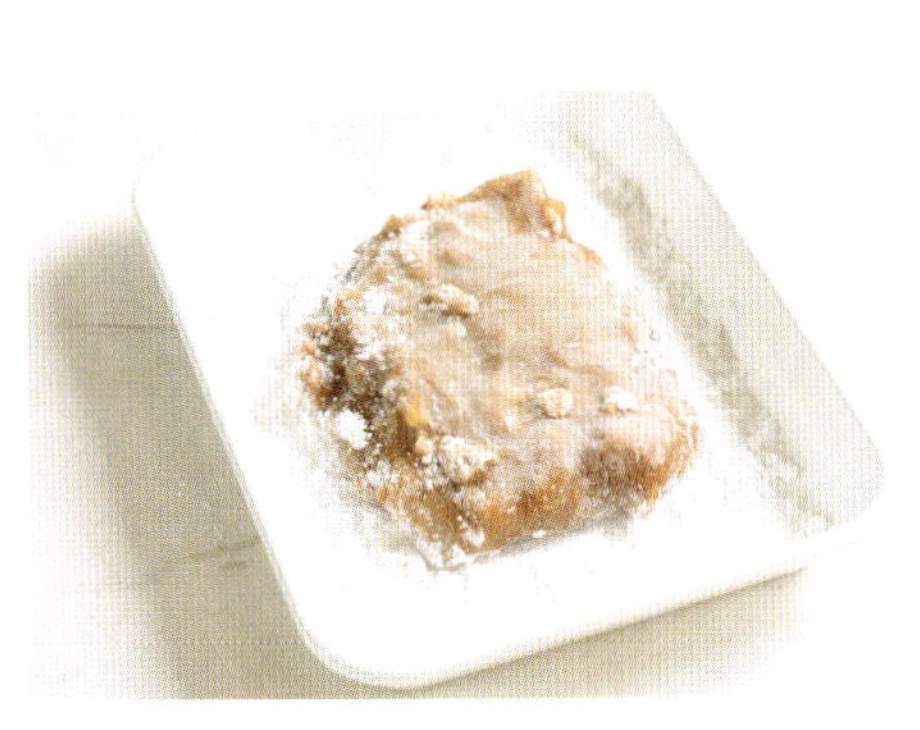
〈写真6〉

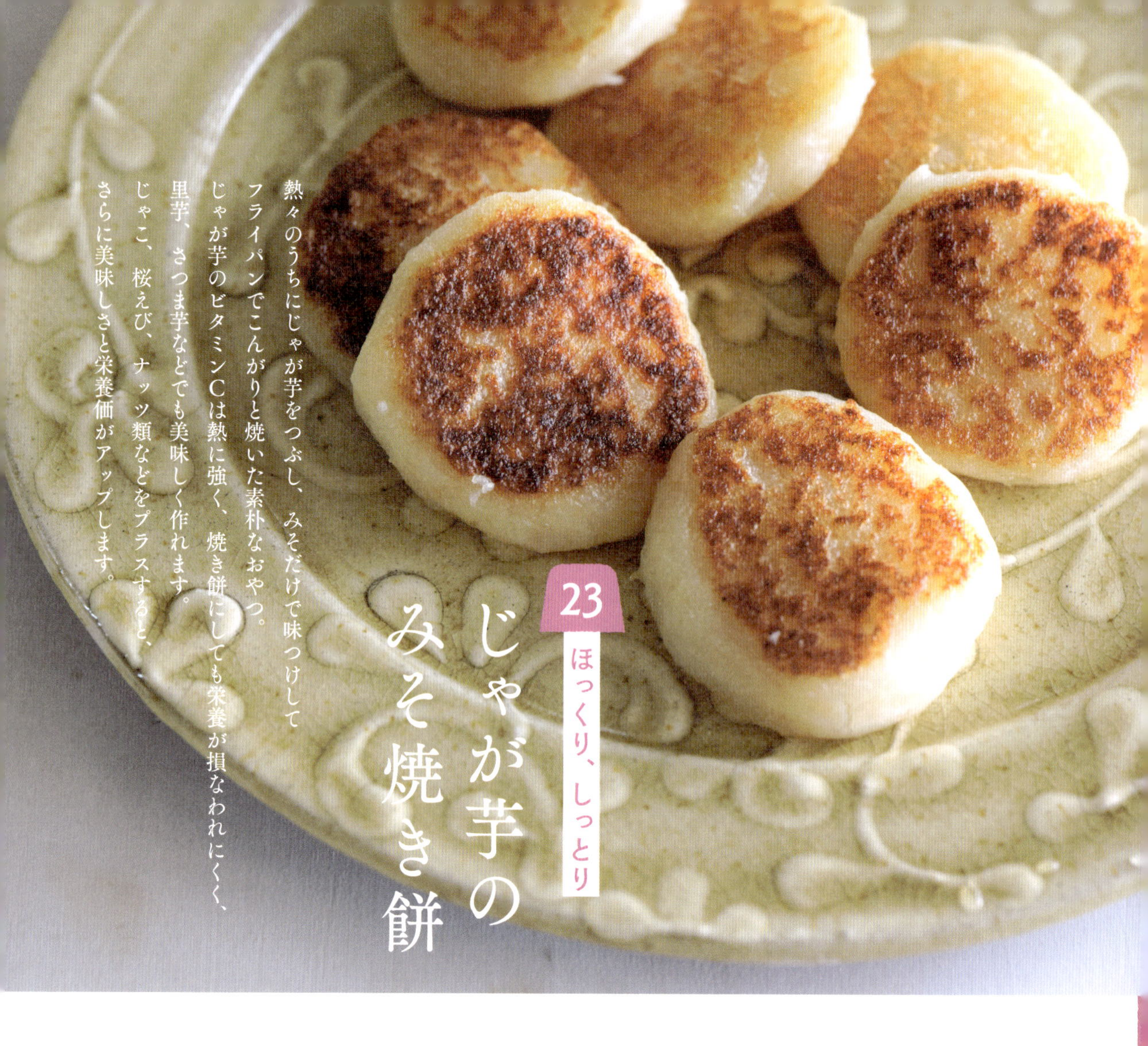

23

ほっくり、しっとり

じゃが芋のみそ焼き餅

熱々のうちにじゃが芋をつぶし、みそだけで味つけして
フライパンでこんがりと焼いた素朴なおやつ。
じゃが芋のビタミンCは熱に強く、焼き餅にしても栄養が損なわれにくく、
里芋、さつま芋などでも美味しく作れます。
じゃこ、桜えび、ナッツ類などをプラスすると、
さらに美味しさと栄養価がアップします。

賞味期限　冷蔵／2～3日

材料　約20個分

じゃが芋（皮をむいたもの）300g、みそ大さじ1、
片栗粉大さじ3、水大さじ2、米油（焼き油）適量

作り方

① じゃが芋は、ひと口大に切る。

② 電子レンジで加熱、または鍋で茹でて柔らかくする。ボウルに入れ、熱い内にフォークや木べらで、なめらかになるまでつぶす。

③ 片栗粉とみそを加えて、なじむまでしっかりと混ぜる。水を加えて、さらに混ぜる。

※水分量はじゃが芋によって違うので、しっとりと丸められる固さに水を加えて調節する。

④ 直径4～5㎝、厚さ1～1・5㎝ぐらいの円形にする。

⑤ フライパンに米油を熱し、両面2～3分ずつこんがりと焼く。

※冷蔵保存したときは電子レンジかフライパンで温める。

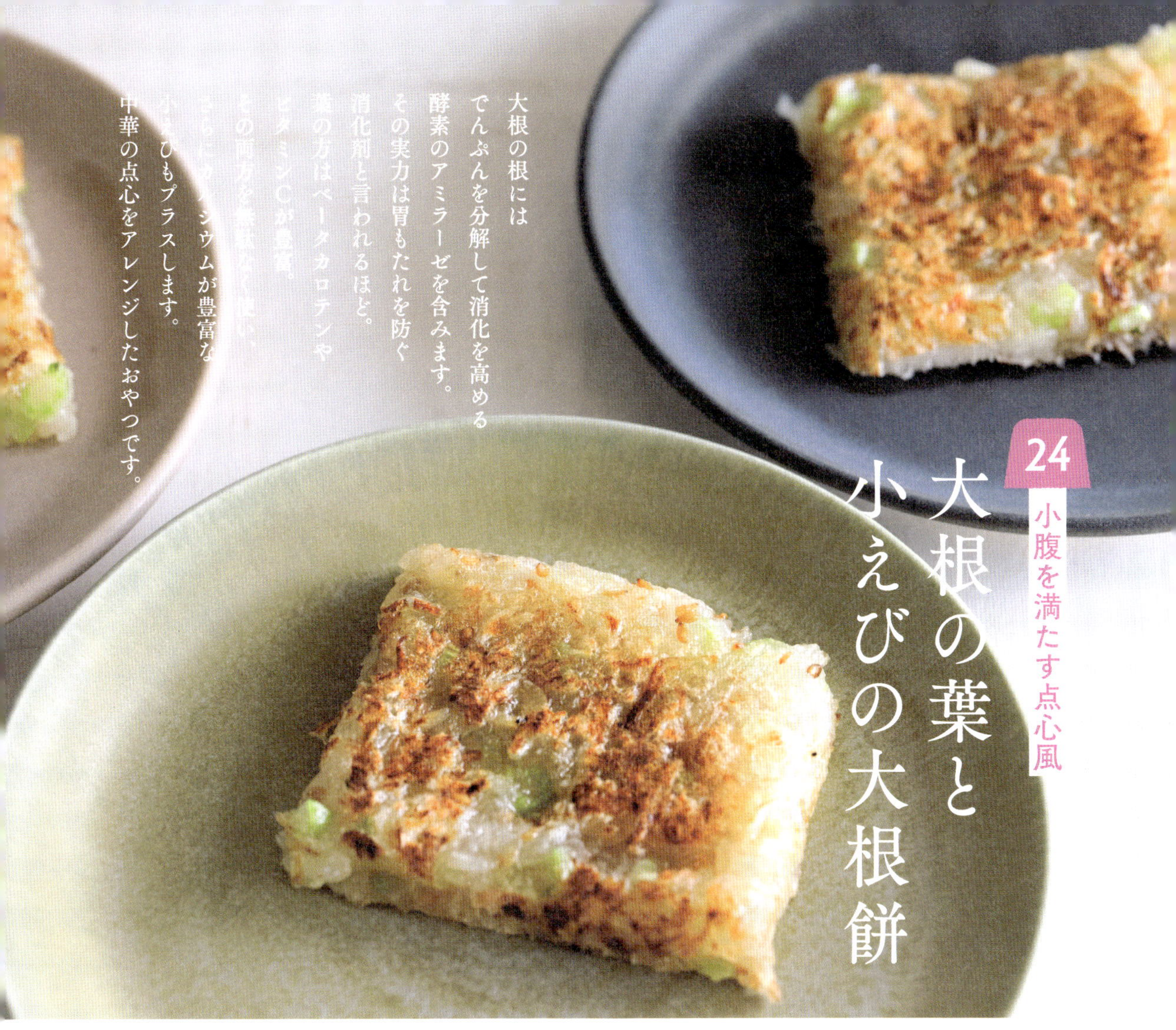

24

小腹を満たす点心風

大根の葉と小えびの大根餅

大根の根には
でんぷんを分解して消化を高める
酵素のアミラーゼを含みます。
その実力は胃もたれを防ぐ
消化剤と言われるほど。
葉の方はベータカロテンや
ビタミンCが豊富。
その両方を無駄なく使い、
さらにカルシウムが豊富な
小えびもプラスします。
中華の点心をアレンジしたおやつです。

賞味期限　冷蔵／2〜3日

材料　14×18㎝の卵焼き器1枚分

大根300g、片栗粉大さじ4、白ごま大さじ1、小えび15g、大根の葉（刻んだもの）30g、米油（焼き油）適量

作り方

① 大根をすりおろし、軽く水気を切る。
※すりおろすと300g→200gぐらいになる。

② ボウルに①と、米油以外の材料を入れ、なじむまでしっかり混ぜる。

③ 熱した卵焼き器に米油を入れて熱し、②を一度に入れ、両面をこんがりと焼く。
※フライパンに生地をスプーンですくって、小さく焼いてもよい。

④ 好みの大きさに切る。
※冷蔵保存したときは電子レンジかフライパンで温める。

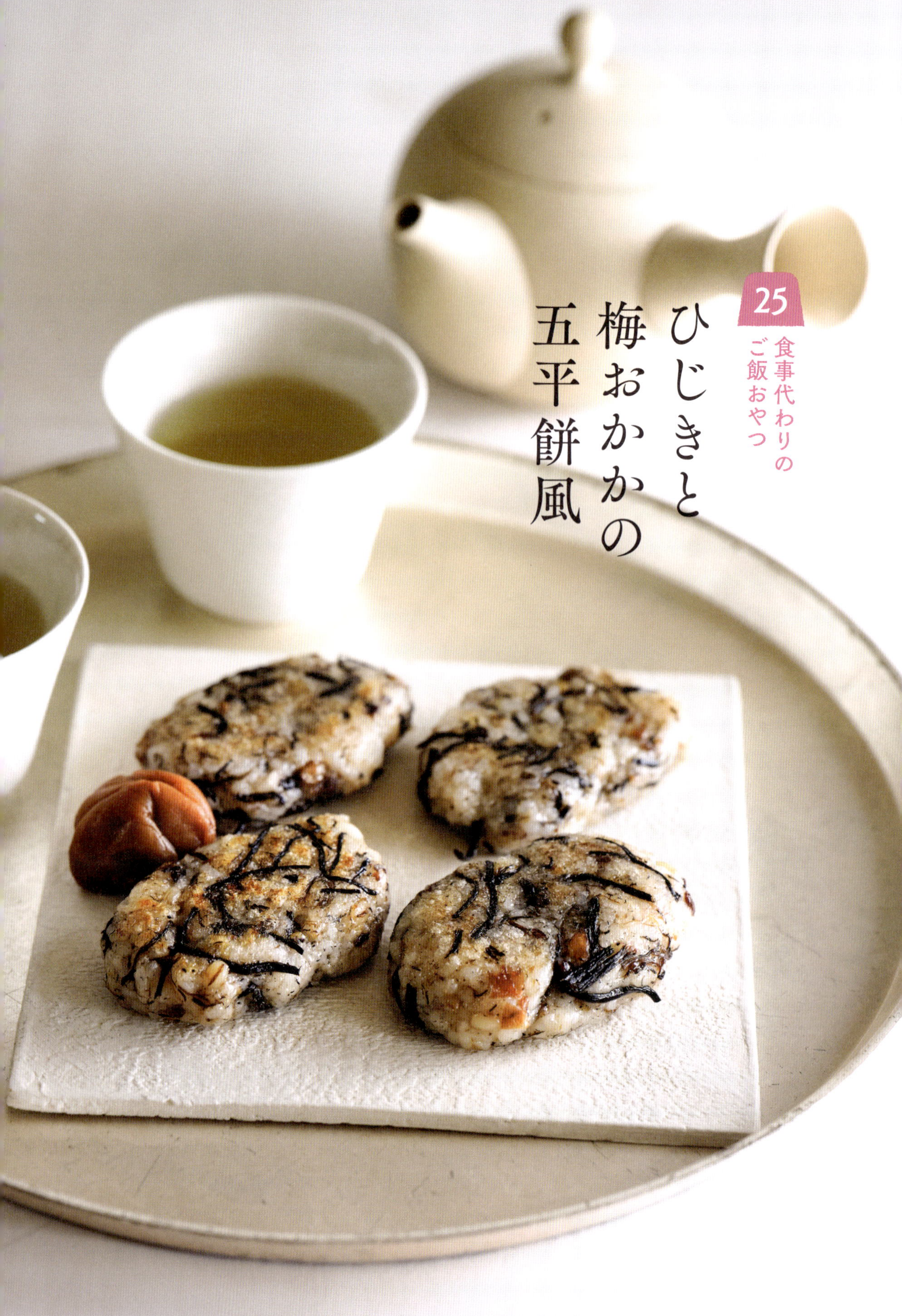

25

食事代わりのご飯おやつ

ひじきと梅おかかの五平餅風

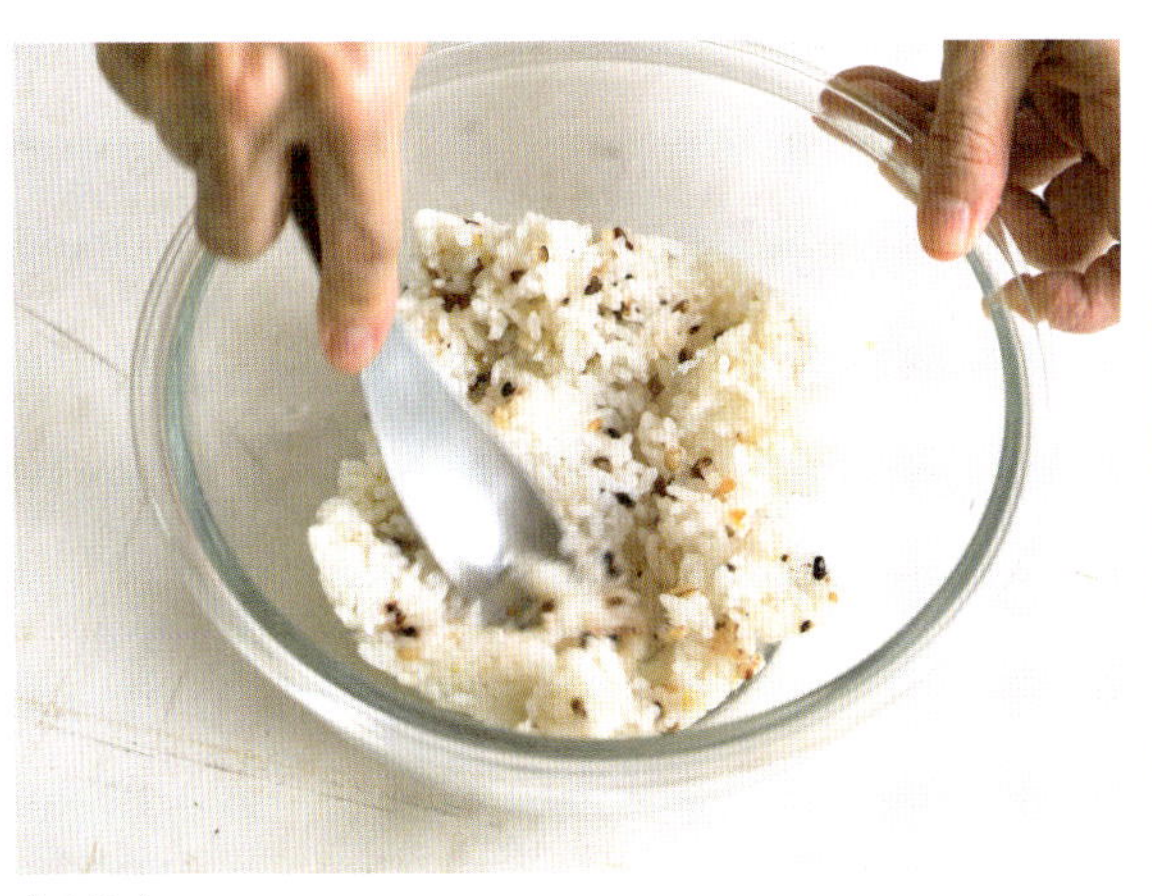

〈写真1〉

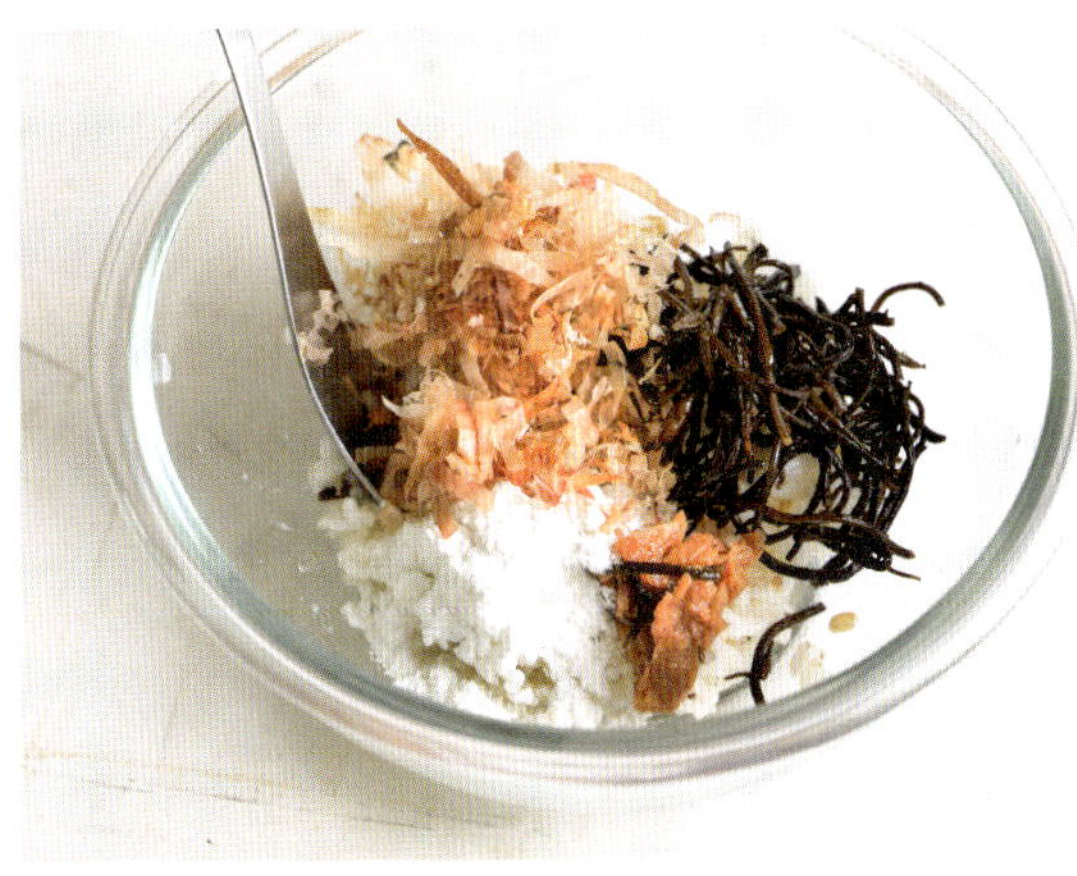

〈写真2〉

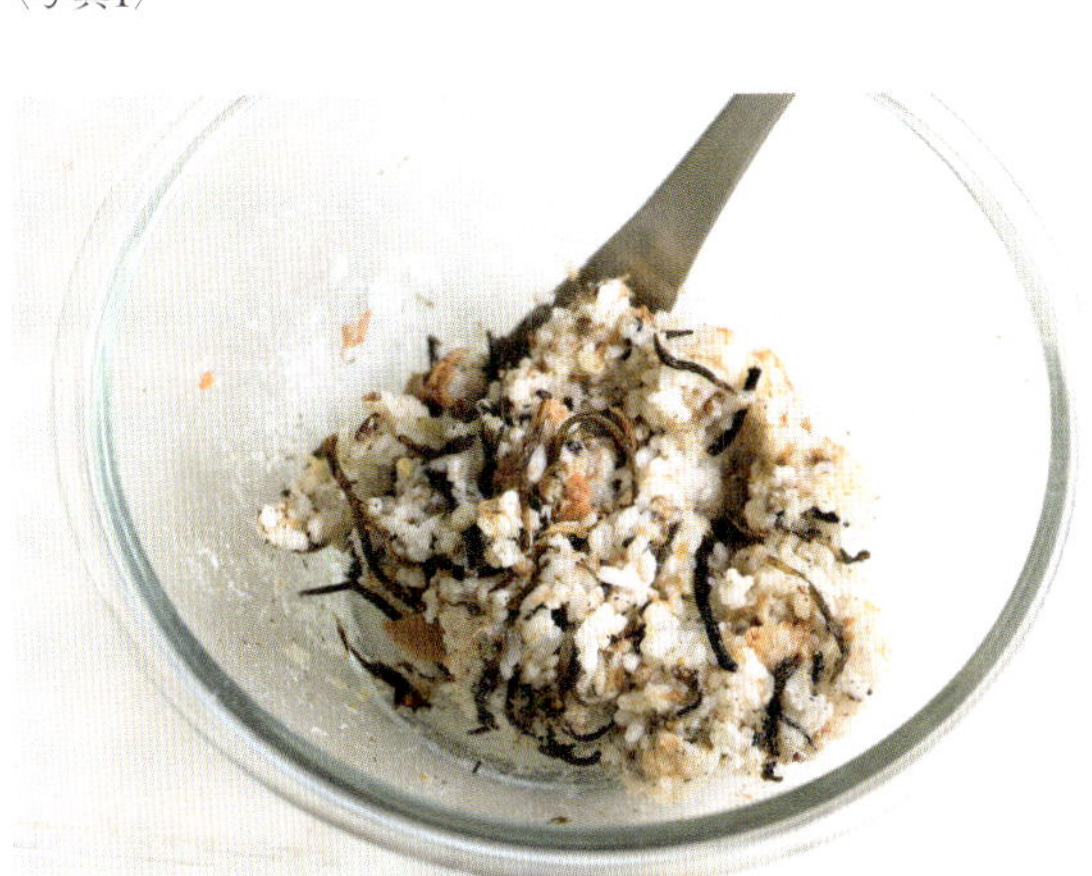

〈写真3〉

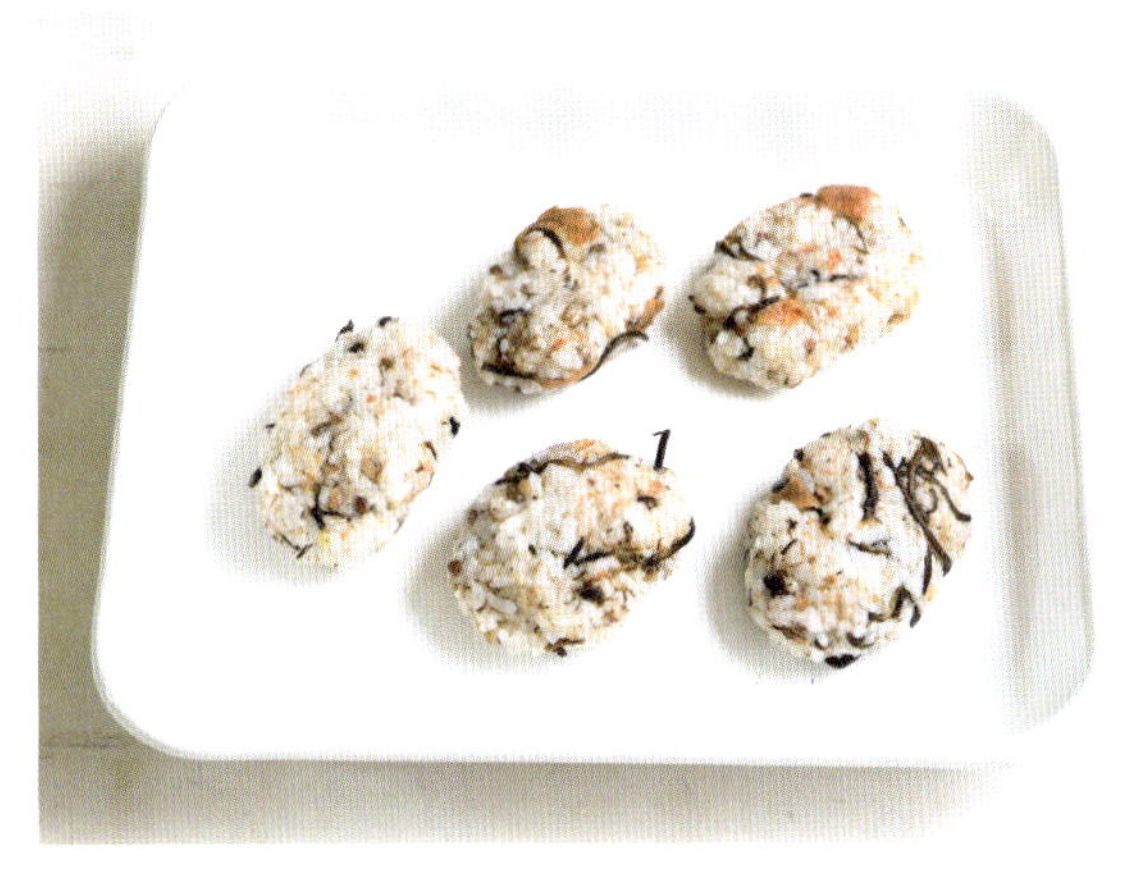

〈写真4〉

ひじき（乾燥）は100gあたりのカルシウム含有量が
牛乳の約10倍、食物繊維がごぼうの約9倍という栄養価。
そこで、雑穀、梅干し、かつお節を加えておやつに。
ひじきの量は限られますが、
雑穀のビタミン、ミネラル、梅干しのクエン酸、
かつお節のたんぱく質が加わり、バランスよいおやつに。
おにぎり感覚で栄養補給できます。

賞味期限　冷蔵／2〜3日

材料　約5個分
雑穀ご飯200g、生ひじき20g、米粉大さじ1、
梅干し10g、かつお節2g、米油（焼き油）適量

作り方
① ボウルに雑穀ご飯を入れ、スプーンなどで軽くつぶす〈写真1〉。
② 米油以外の材料を加え、なじむように混ぜ合わせる〈写真2〉〈写真3〉。
③ お好みの大きさの小判形にする〈写真4〉。
④ フライパンに米油を熱し、両面に焼き目がつくまで焼く。

※乾燥ひじきの場合は5gくらい水で戻して使う。
※冷蔵保存したときは電子レンジかフライパンで温める。

しっとりと柔らかい

豆腐だんご2種（茹で・焼き）

イソフラボンや
たんぱく質の豊富な豆腐と、
もち米を粉にした
白玉粉を混ぜて作る
シンプルなだんごです。
豆腐を加えることで
柔らか食感になり、
さらに栄養価もアップしました。
茹でだんご、焼きだんごで、
きなこ、黒糖、黒ごまなどをトッピング。
生地にココア、抹茶を混ぜて、
白、黒、緑の3色だんごに！
だんごのバリエーションは無限大です。

賞味期限　冷蔵／2～3日

材料　約24個分
白玉粉100g、絹豆腐100g

作り方

① ボウルに白玉粉と豆腐を入れ、なめらかになるまでよく混ぜる〈写真1〉。
※豆腐の水分はさまざまなので、水を少量ずつ加えて耳たぶぐらいの固さまで調節する。

② 生地をひとつにまとめ〈写真2〉、さらに24個分に丸める〈写真3〉。
※大きさ、個数はお好みでOK。

③ 茹でだんごは、鍋に湯を沸かして②を入れる〈写真4〉。浮いてきたら冷水に取り出す〈写真5〉。
※深さのある鍋で作業すると、浮いてくるタイミングを逃さない。

④ 焼きだんごは、③をグリルなどで焼き色がつくまで焼く。

⑤ 器に盛り、お好みできなこ、黒糖、黒すりごまなどをふりかけてもよい。
※ココアや抹茶を加えたアレンジだんごは、①の作業のときに生地に混ぜる。

〈写真1〉

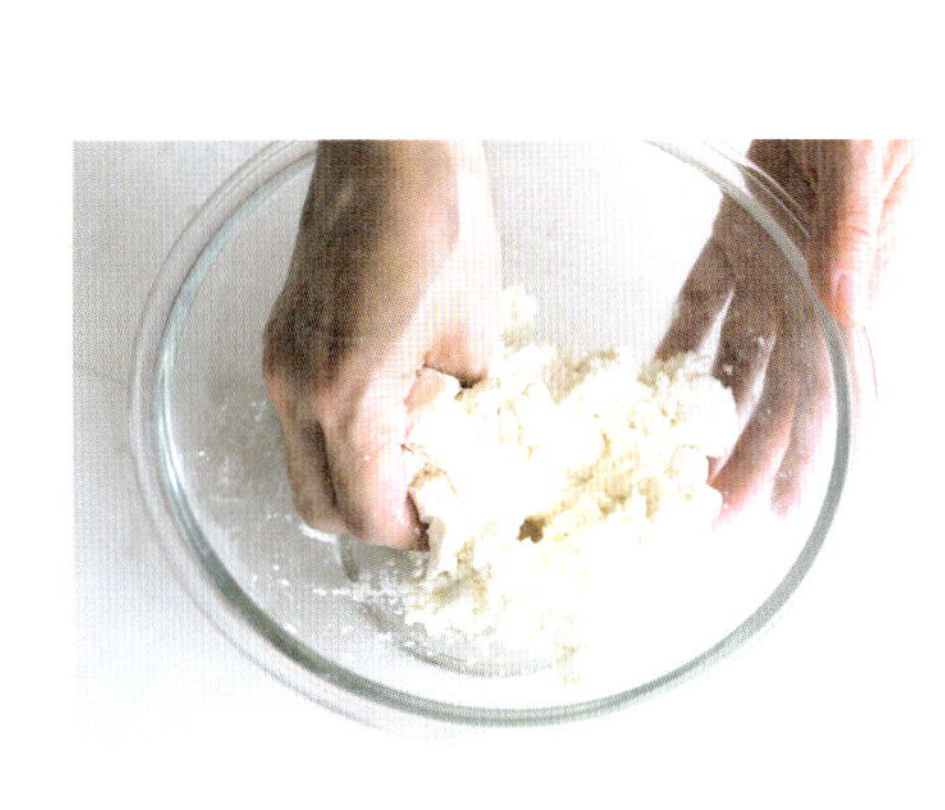

〈写真2〉

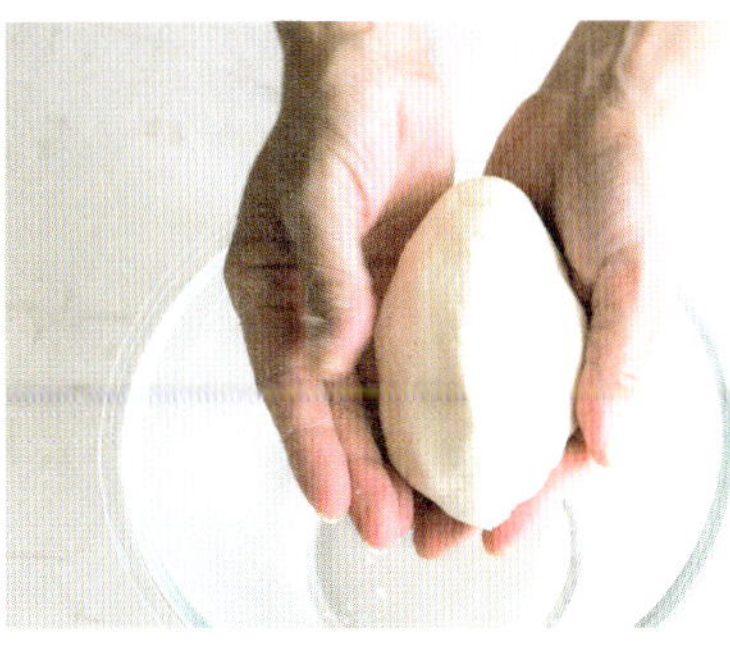

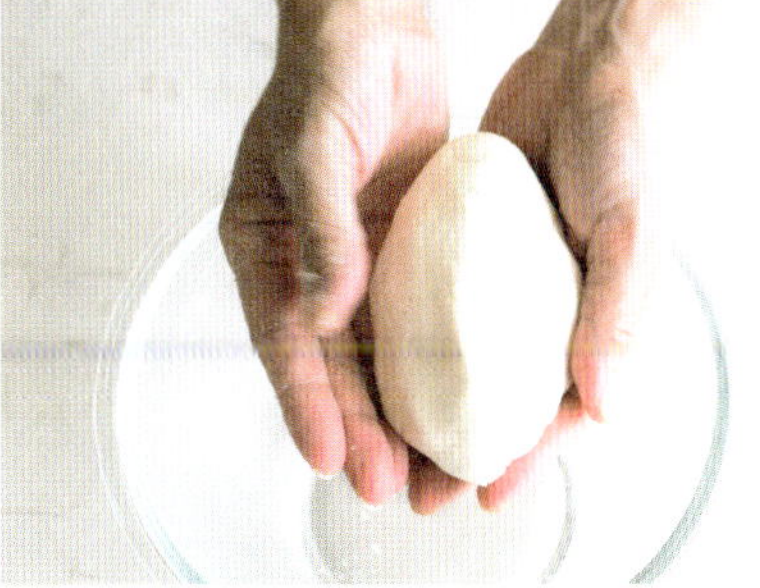

〈写真3〉

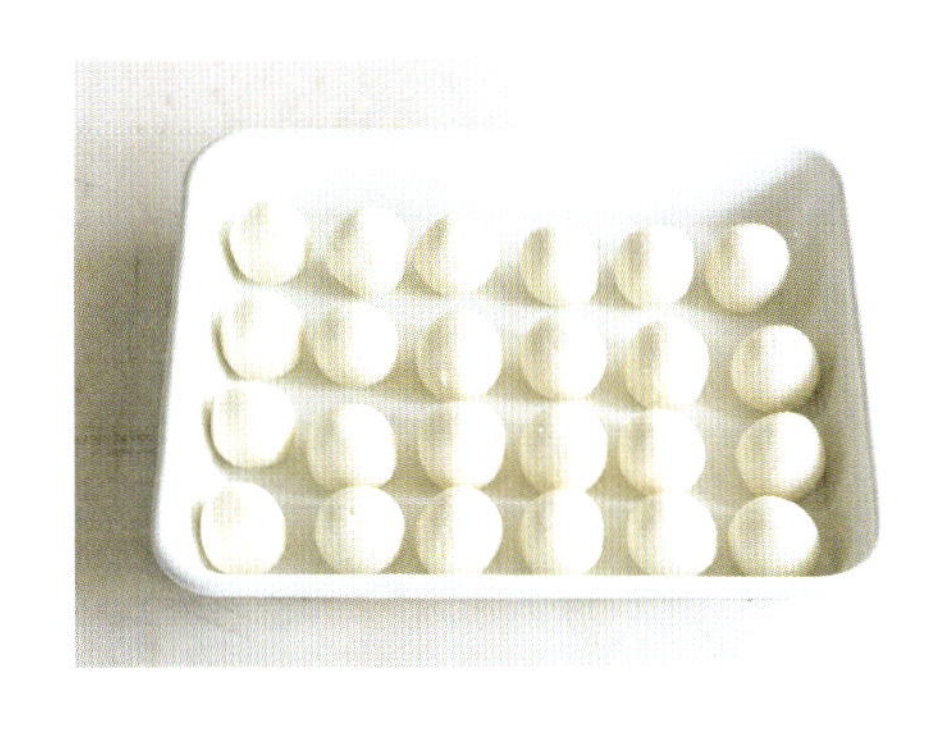

〈写真4〉

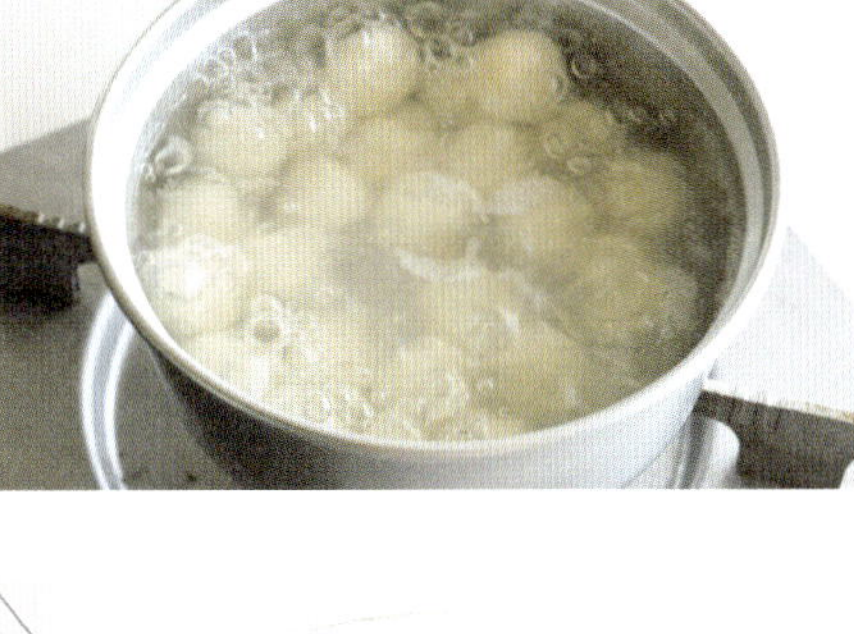

〈写真5〉

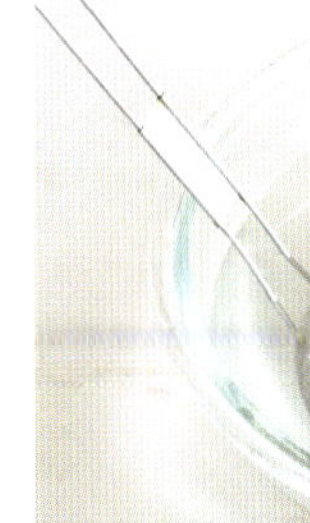

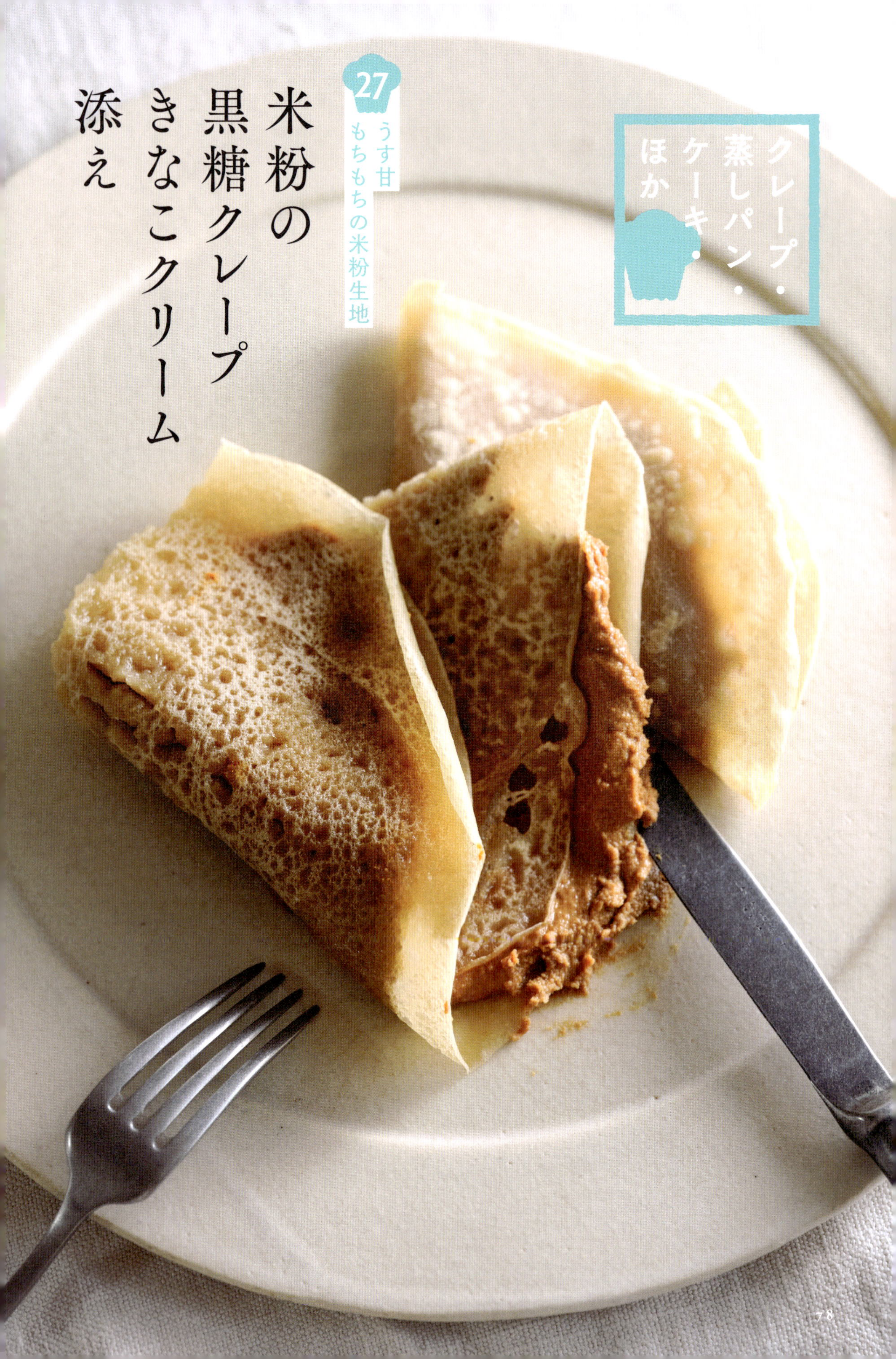

27

うす甘
もちもちの米粉生地

米粉の黒糖クレープ きなこクリーム添え

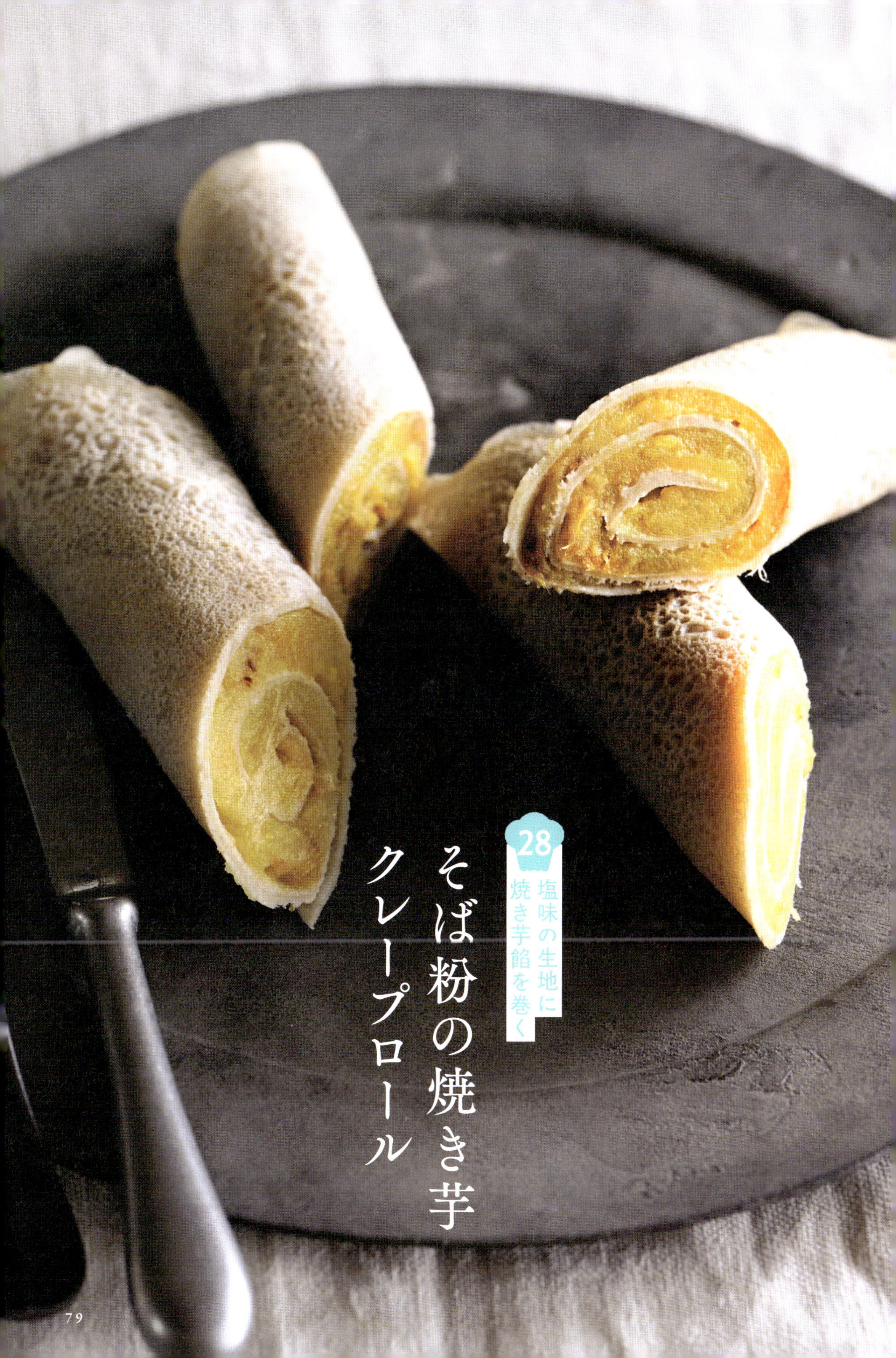

28

塩味の生地に焼き芋餡を巻く

そば粉の焼き芋クレープロール

米粉の黒糖クレープ きなこクリーム添え

もっちりしたクレープ生地がお好きな方には米粉がおすすめ。甘みづけにはビタミン、ミネラルが豊富な黒糖を合わせます。さらに、豆乳でのばしたきなこクリームなど塗ればたんぱく質も補え、美味しさも倍増します。

賞味期限　常温／1日　冷蔵／2〜3日

材料　直径16㎝約5枚分
米粉100g、米油小さじ2、黒糖大さじ2、水100㎖、米油（焼き油）適量

作り方

① ボウルに米油以外の材料を入れて、混ぜ合わせる。
② フライパンを熱して米油を薄くひき、レードルで生地を薄くのばす〈写真1〉。
③ 生地がふつふつとしたら〈写真2〉、ひっくり返して両面焼く〈写真3〉。
④ きなこクリームなど塗り〈写真4〉、4つ折りにする。

※きなこクリームは、きなこを同量の豆乳でのばす。お好みで黒糖をプラスしてもよい。
※冷蔵保存するときは、乾燥を防ぐため、2〜4つ折りにして個別にラップ包装する。

〈写真1〉

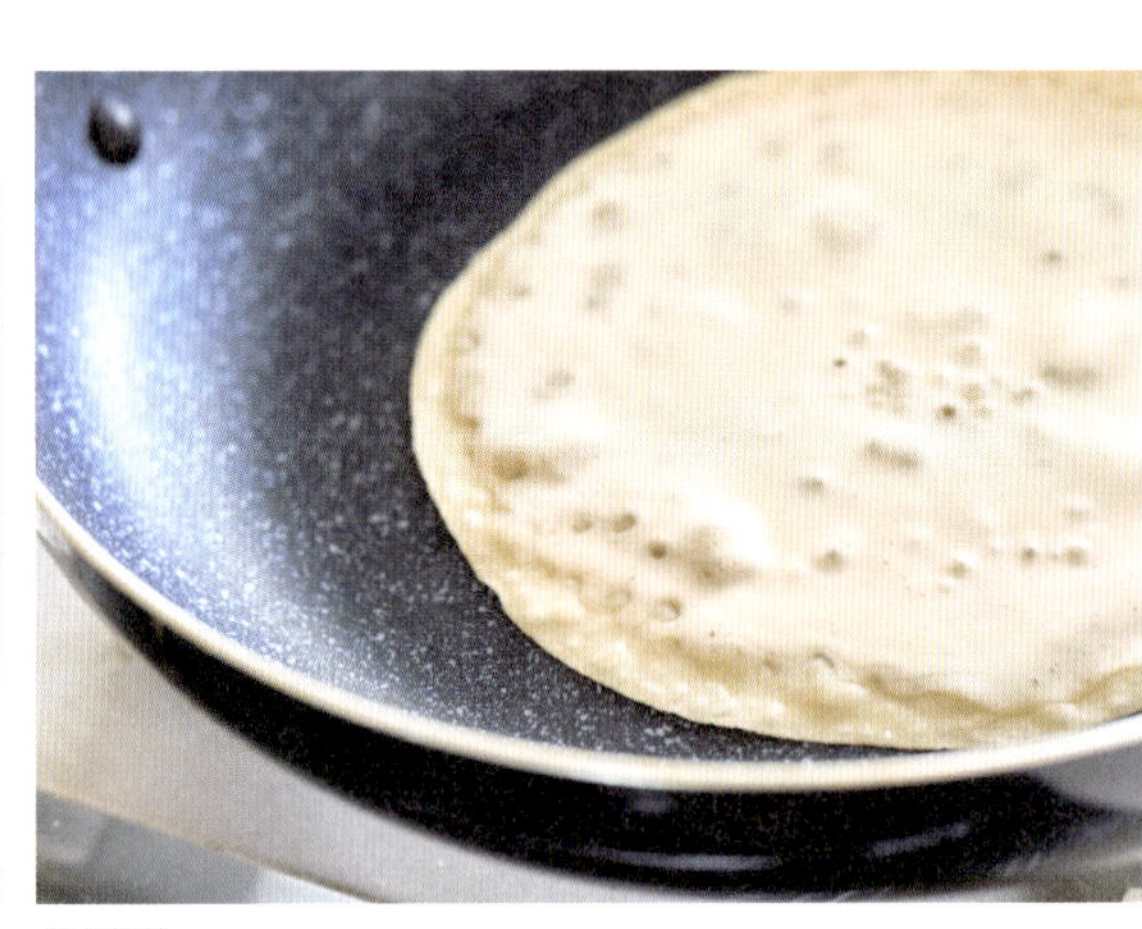

〈写真2〉

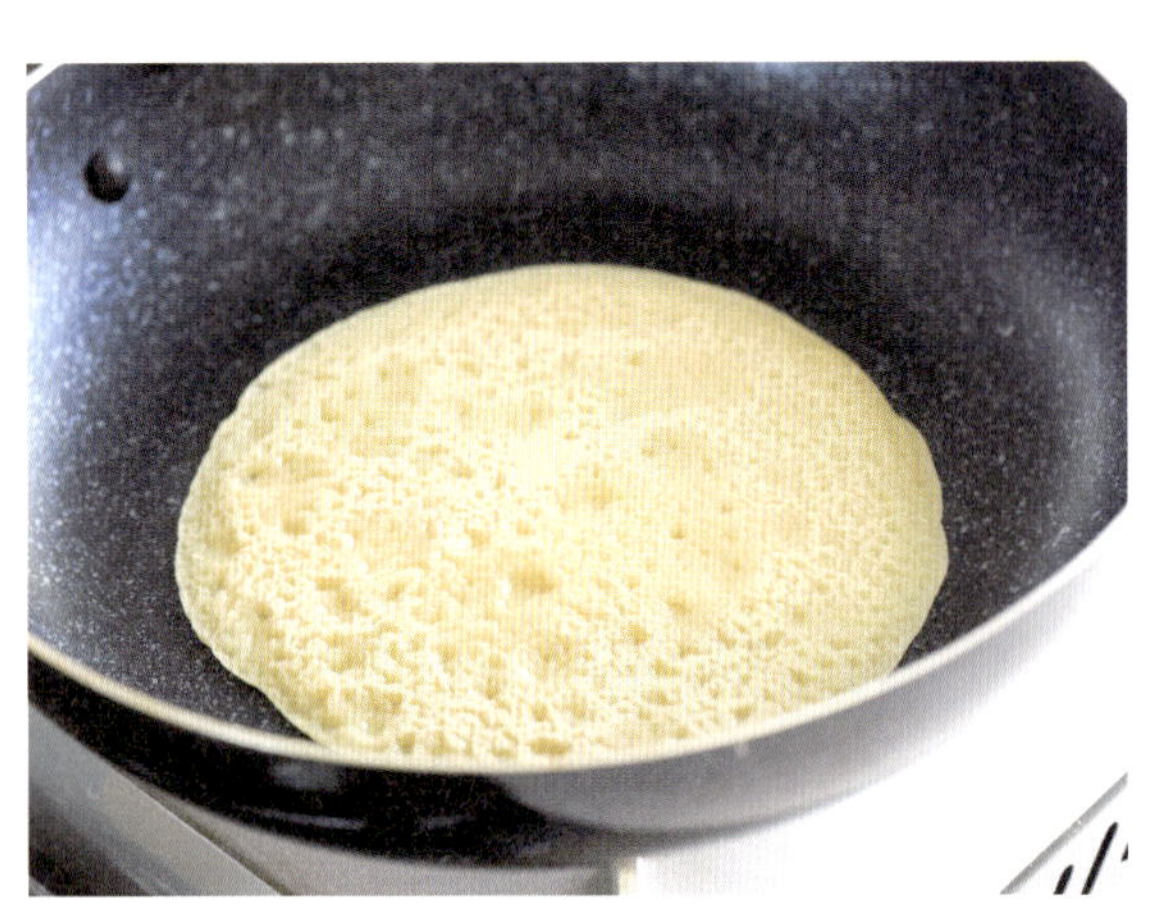

〈写真3〉

〈写真4〉

そば粉の焼き芋クレープロール

そば粉に含まれるたんぱく質、ビタミン、ミネラル…。
ガレット＝そば粉クレープは、シンプルに食べても
栄養を美味しく享受できます。
甘いものが食べたい日におすすめしたいのが、
焼き芋餡のロール。市販の焼き芋をつぶして巻くだけ。
大満足まちがいなしのスイーツになります。

賞味期限　常温／1日　冷蔵／2～3日

材料　直径約18cm約6枚分
そば粉100g、水250㎖、塩小さじ1/3、
焼き芋（中）約1本、米油（焼き油）少量

作り方

① ボウルにそば粉、水、塩を入れて混ぜ、30分ほど置く。
※生地を寝かせると、ねっとりと食感のよい生地になる。

② フライパンを熱して米油を薄くひき、①の生地をレードルで薄くのばす。

③ 生地がふつふつとしたら、ひっくり返して両面焼く。

④ 焼き芋をスプーンなどでつぶしてペースト状にする。

③の生地に塗り、手前からくるくる巻く〈写真5〉。
※冷蔵保存するときは、乾燥を防ぐため、2～4つ折りにして個別にラップ包装する。

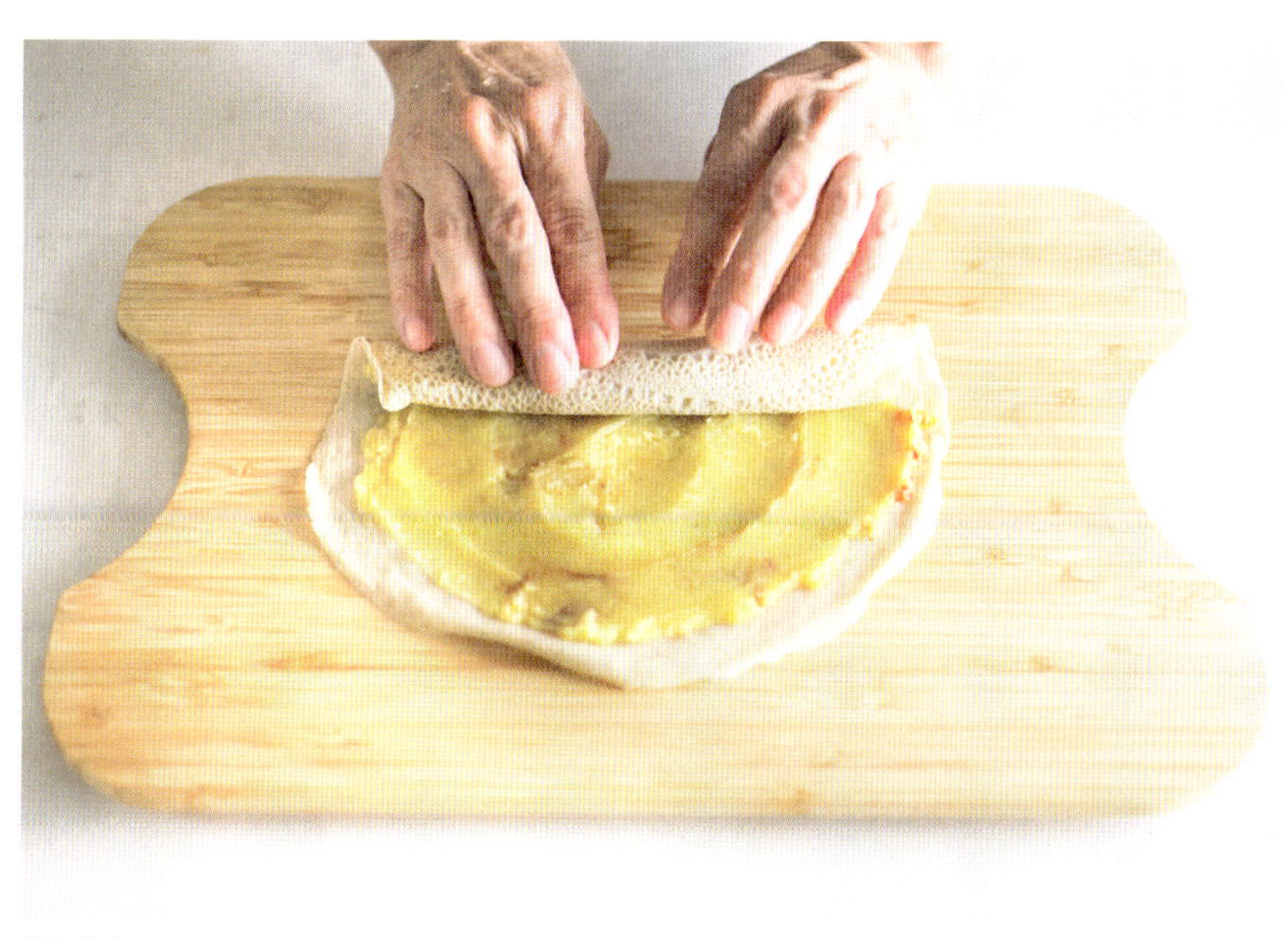

〈写真5〉

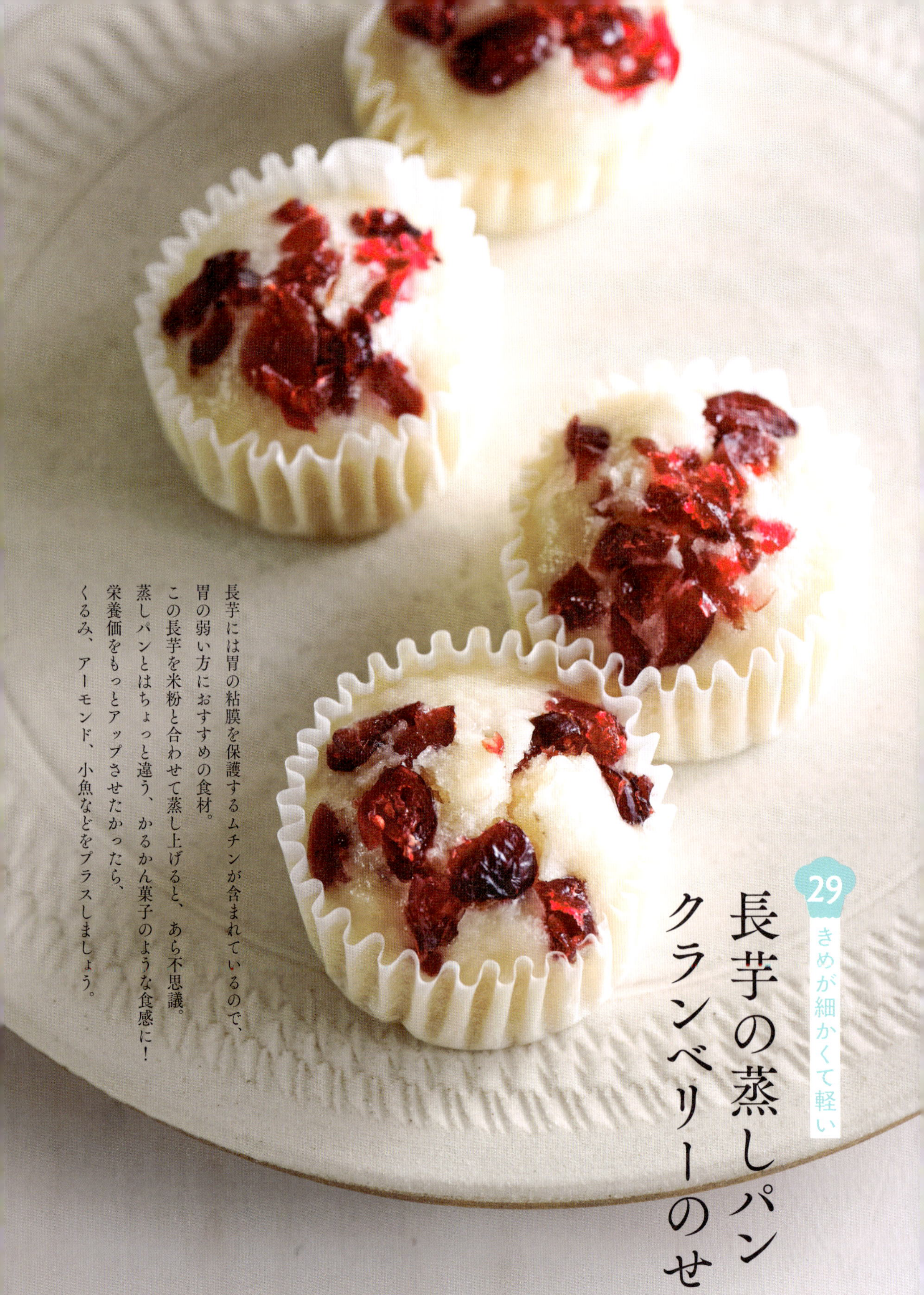

29

きめが細かくて軽い

長芋の蒸しパン クランベリーのせ

長芋には胃の粘膜を保護するムチンが含まれているので、
胃の弱い方におすすめの食材。
この長芋を米粉と合わせて蒸し上げると、あら不思議。
蒸しパンとはちょっと違う、かるかん菓子のような食感に！
栄養価をもっとアップさせたかったら、
くるみ、アーモンド、小魚などをプラスしましょう。

賞味期限　常温／2日

材料　直径5cm高さ4cm4個分

長芋（すりおろしたもの）50g、きび砂糖大さじ1、
米粉50g、ベーキングパウダー小さじ1、
水50mℓ、ドライクランベリー10g

作り方

① ボウルにクランベリー以外の材料を入れ〈写真1〉、混ぜる〈写真2〉。

② プリンカップにペーパーカップを重ね、①の生地を小分けにして入れる。刻んだクランベリーをトッピングする。
※中敷き用にペーパーカップなどを敷くと生地がくっつきにくい。

③ 少し深めのフライパンに3cm深さほどの水を入れて火にかける。

④ 沸騰したら火を止め、キッチンペーパーを敷き、その上に②を並べる〈写真3〉。上からキッチンペーパーをかぶせてふたをし、強火で8～10分加熱する〈写真4〉。
※キッチンペーパーを敷くと、沸騰してもカップが倒れない。
※②を並べるときにやけどしないように注意。

⑤ ④の生地を竹串で刺して、生地がつかなければ完成〈写真5〉。
※保存するときは、ラップで個別包装して保存容器に入れる。

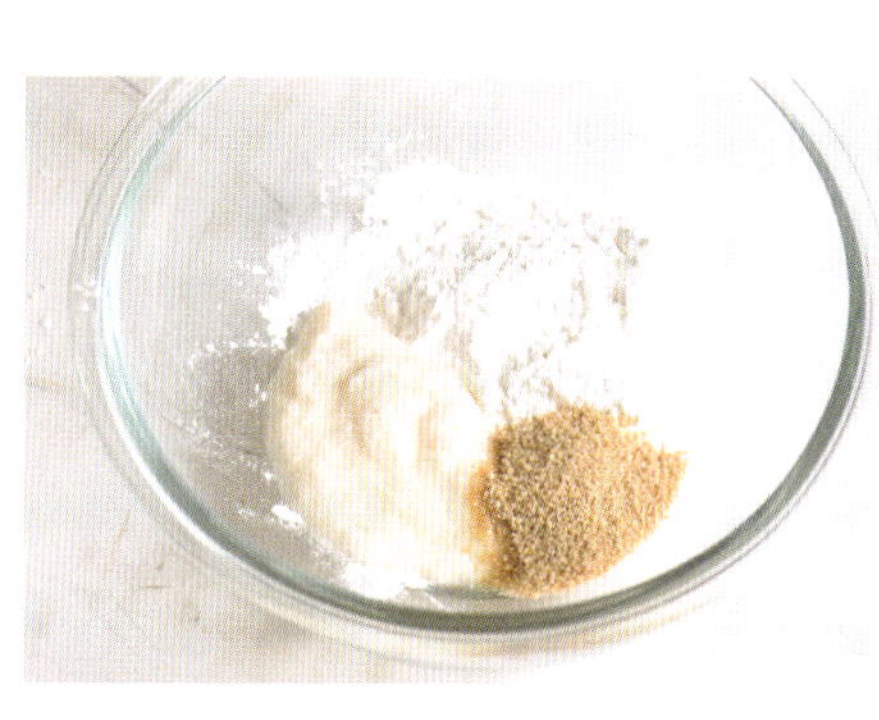
〈写真1〉

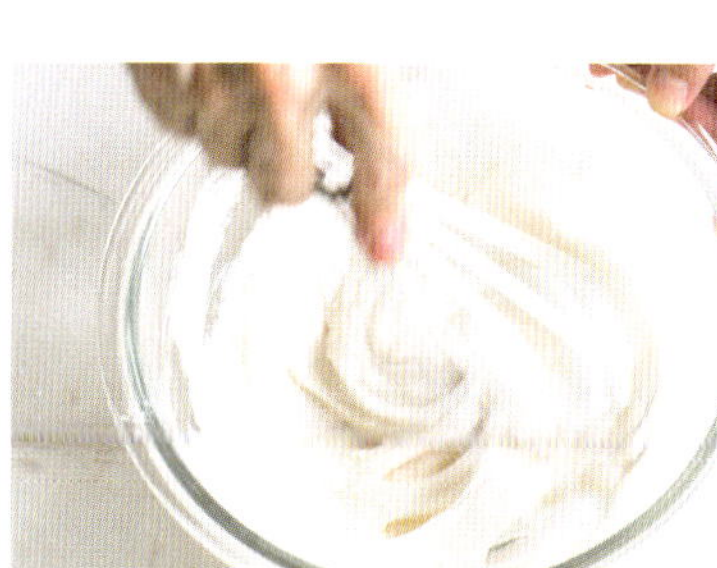
〈写真2〉

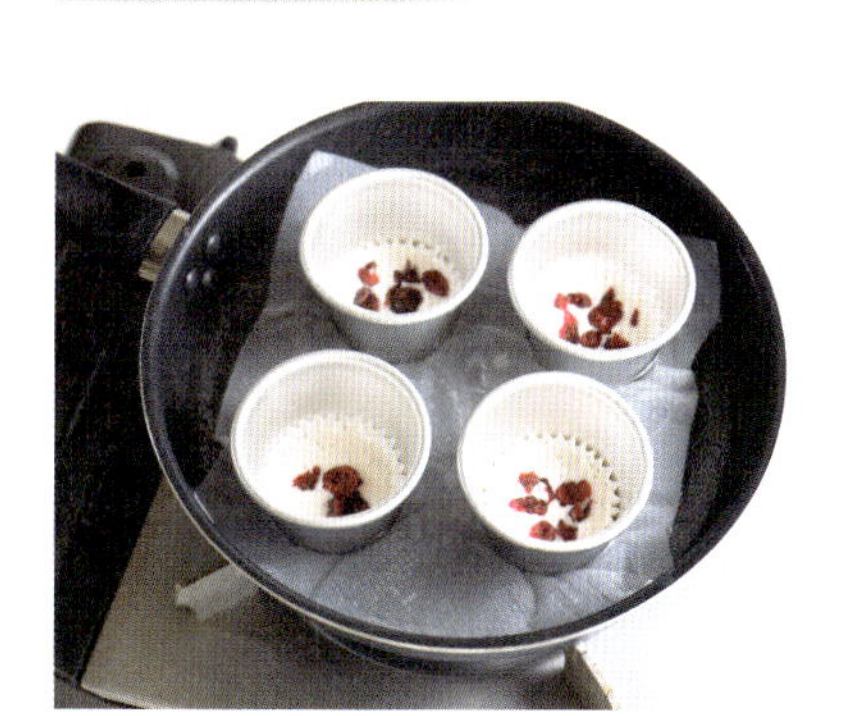
〈写真3〉

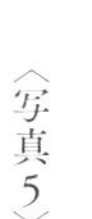
〈写真4〉

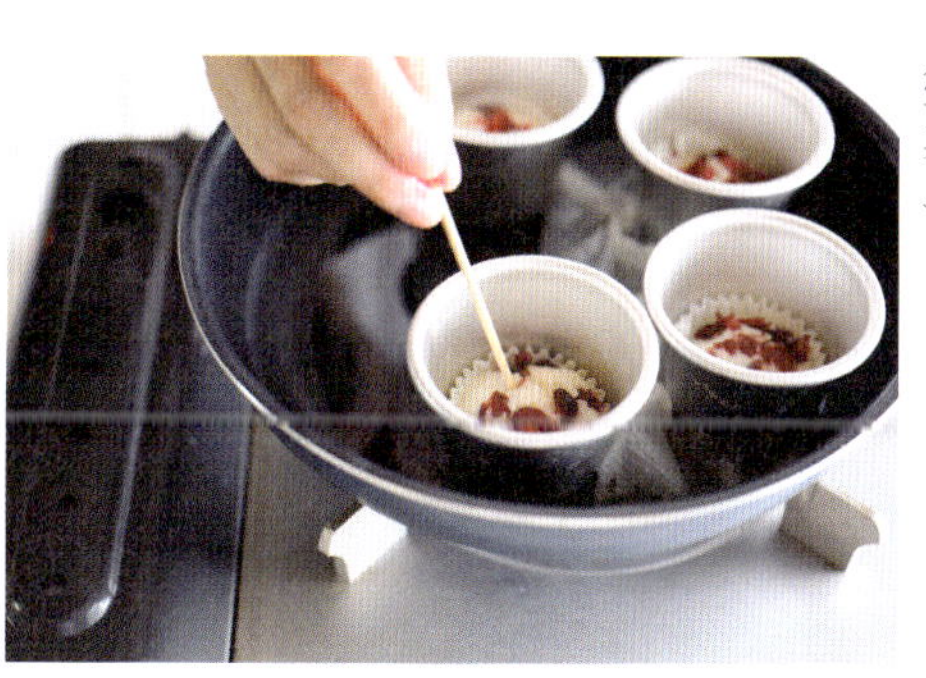
〈写真5〉

30 レンジでカンタン

デーツとくるみの米粉蒸しパン

賞味期限　常温／2日　冷蔵／2～3日

材料　10×18㎝の耐熱容器1個分

素焼きくるみ（無塩）20g、ドライデーツ30g、米粉60g、ベーキングパウダー小さじ1、甜菜糖大さじ1、無調整豆乳80㎖

作り方

① くるみは粗く刻み、デーツは種を取り粗く刻む。

② 耐熱容器に①以外の材料を入れ、粉っぽさがなくなるまで混ぜ合わせる。

③ ②の上に①を散らす。

④ 電子レンジ600Wで、2分30秒で加熱する。竹串で刺して、生地がつかなければ完成。

※耐熱容器のサイズは目安、お手持ちの容器でOK。

※冷蔵保存したときは電子レンジで10～20秒加熱する。

米粉と豆乳を混ぜ、
お好みの具材を混ぜて
レンジでチンするだけ。
時短簡単な蒸しパンです。
今回は、食物繊維、
ミネラル、カリウムが豊富で
スーパーフードと言われるデーツと
おなじみのくるみをイン！
きなこ&ごまの蒸しパンも
おすすめです。

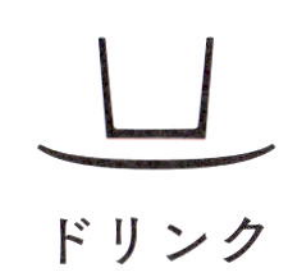

ドリンク

濃厚かつ、酸味と甘みがほどよい

葉野菜とブルーベリーとプルーンのスムージー

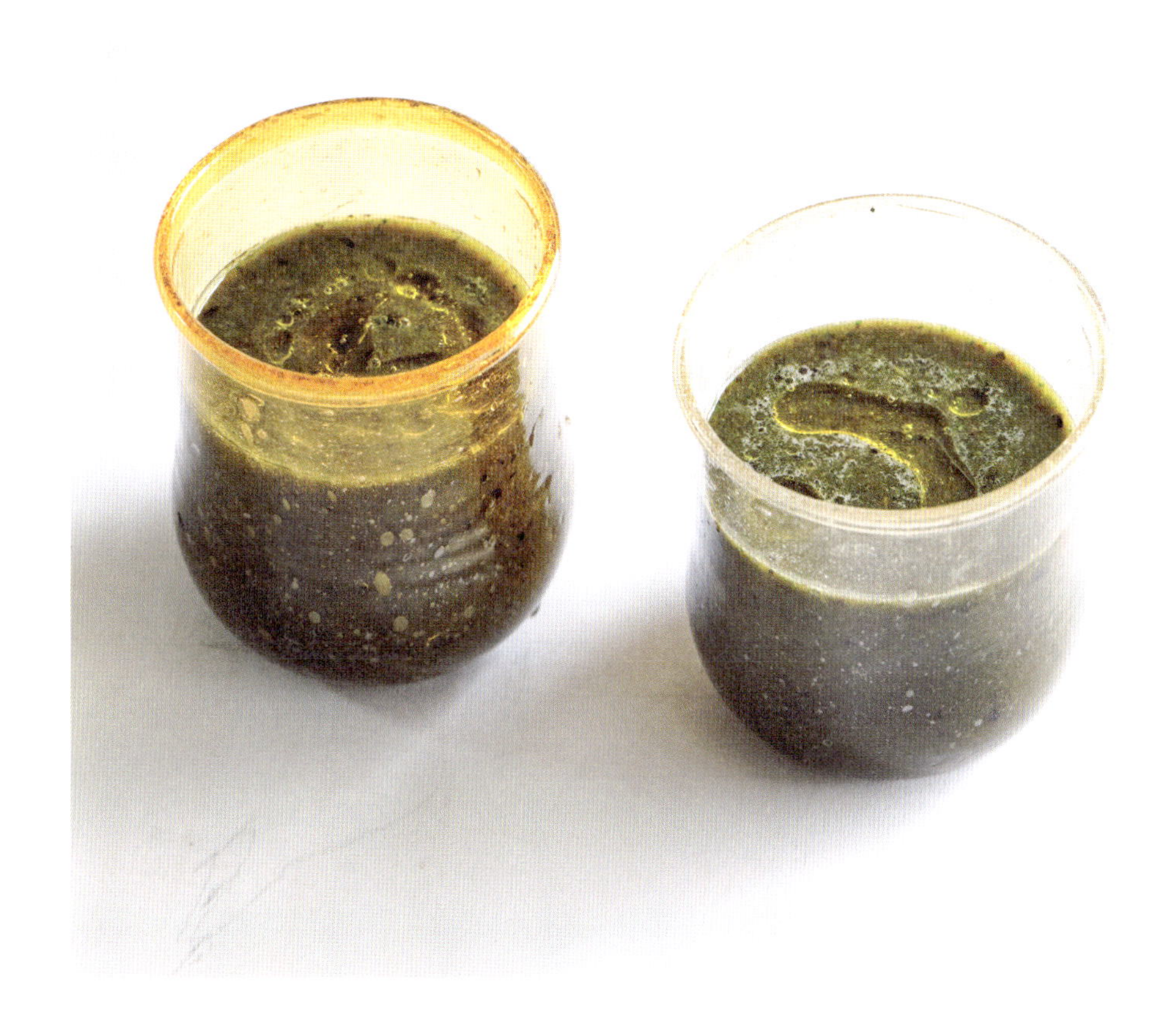

美味しい青汁スムージーのレシピをご紹介します！
抗酸化力があり、体を老化から守ってくれるケールとブルーベリー、カルシウムの多い小松菜、食物繊維の多いプルーンをミックスします。
最後に、飲む美容液といわれる、オメガ3系の亜麻仁油をひと垂らしして完成です。

賞味期限　冷蔵／1日

材料　2杯分
ケール30g、小松菜30g、ブルーベリー40g、ドライプルーン30g、水200㎖、亜麻仁油またはしそ油小さじ1

作り方
亜麻仁油以外の材料をブレンダーかジューサーでミックスし、グラスに注ぐ。亜麻仁油を垂らす。
※亜麻仁油やしそ油は、熱に弱いので、温めないこと。

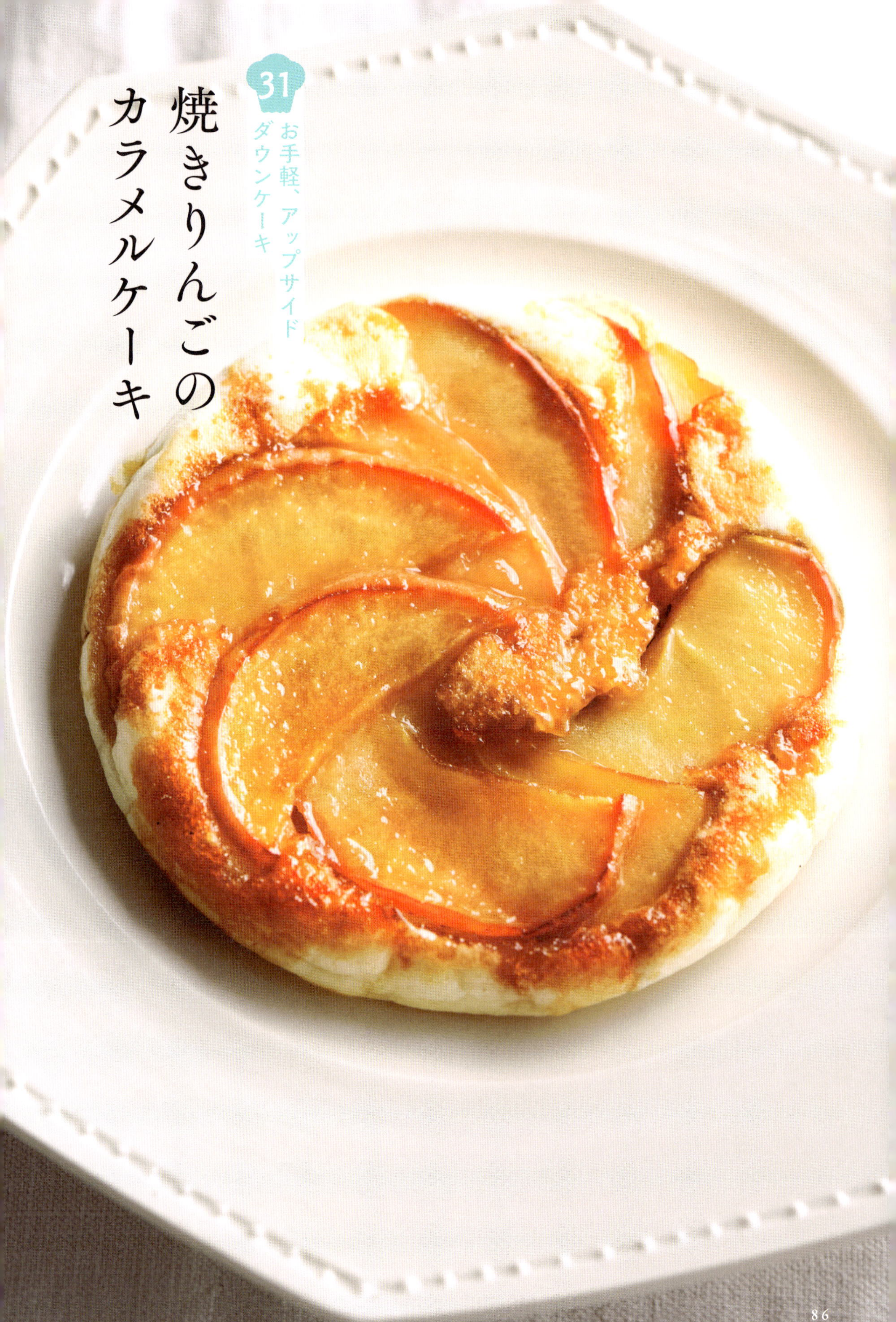

31

お手軽、アップサイドダウンケーキ

焼きりんごのカラメルケーキ

皮付きのりんごには
腸内をきれいにする食物繊維をはじめ、
カリウム、ビタミンCなどが含まれています。
りんごは健康と美容には欠かせないフルーツ。
フライパンひとつで手軽に作れる
温かいりんごのケーキをご紹介します。

賞味期限　常温／2日　冷蔵／2〜3日

材料　直径14cm 2枚分
りんご1/4個、米粉100g、
ベーキングパウダー小さじ1 1/2、
水100mℓ、きび砂糖大さじ1〜2

作り方

① りんごをよく洗い、皮ごと薄切りにする。米粉、ベーキングパウダー、水を混ぜ合わせて生地を作る。

② 直径14cmのフライパンにきび砂糖を広げ、その上に①を並べて、火をつける〈写真1〉。

③ 砂糖が溶け始めたら、①の生地を流し入れてふたをし〈写真2〉、弱火で5分ぐらい焼く〈写真3〉。
※目安は砂糖がしっかり溶けてカラメル色になるまで。

④ ふたを取り、裏返して2〜3分焼く〈写真4〉。同様に、もう1枚焼く。
※直径24〜28cmのフライパンを使用する場合は1枚分。
※冷蔵保存したときは電子レンジで10〜20秒加熱する。

〈写真1〉

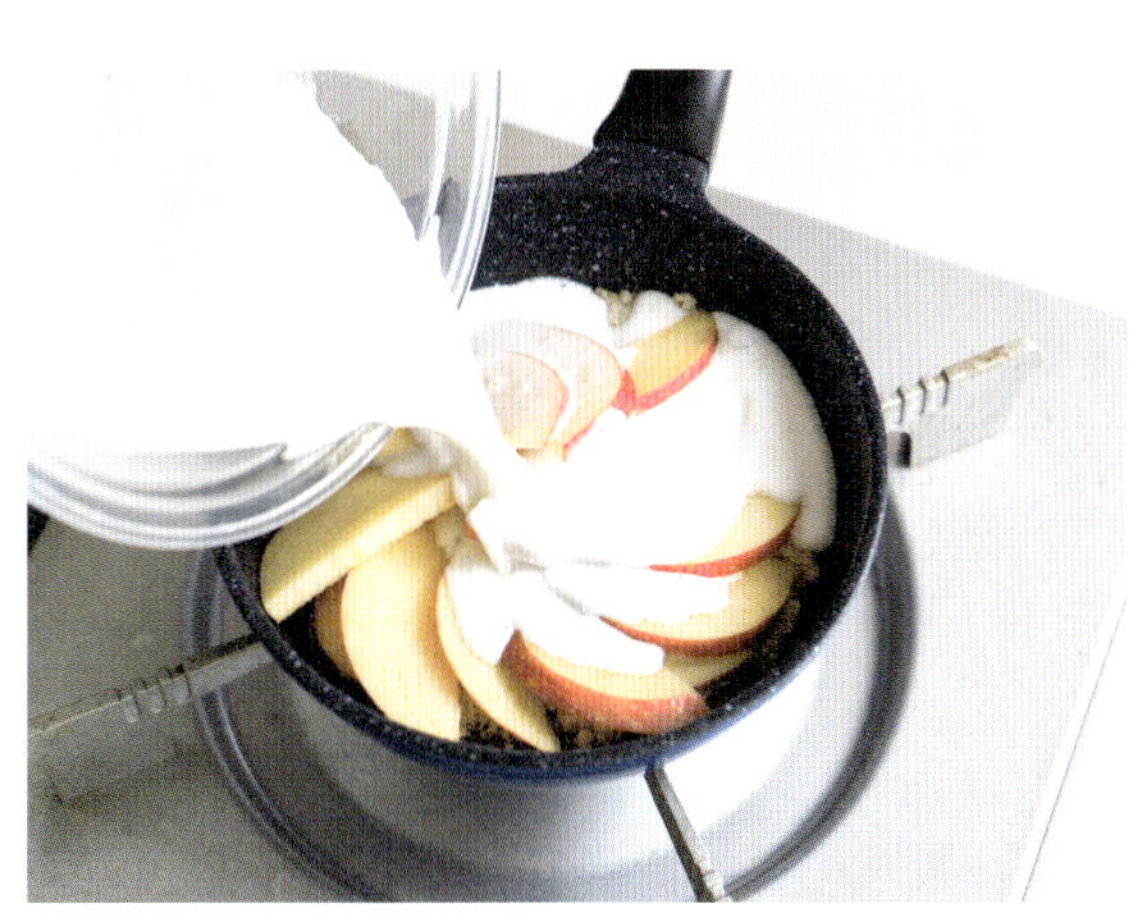
〈写真2〉

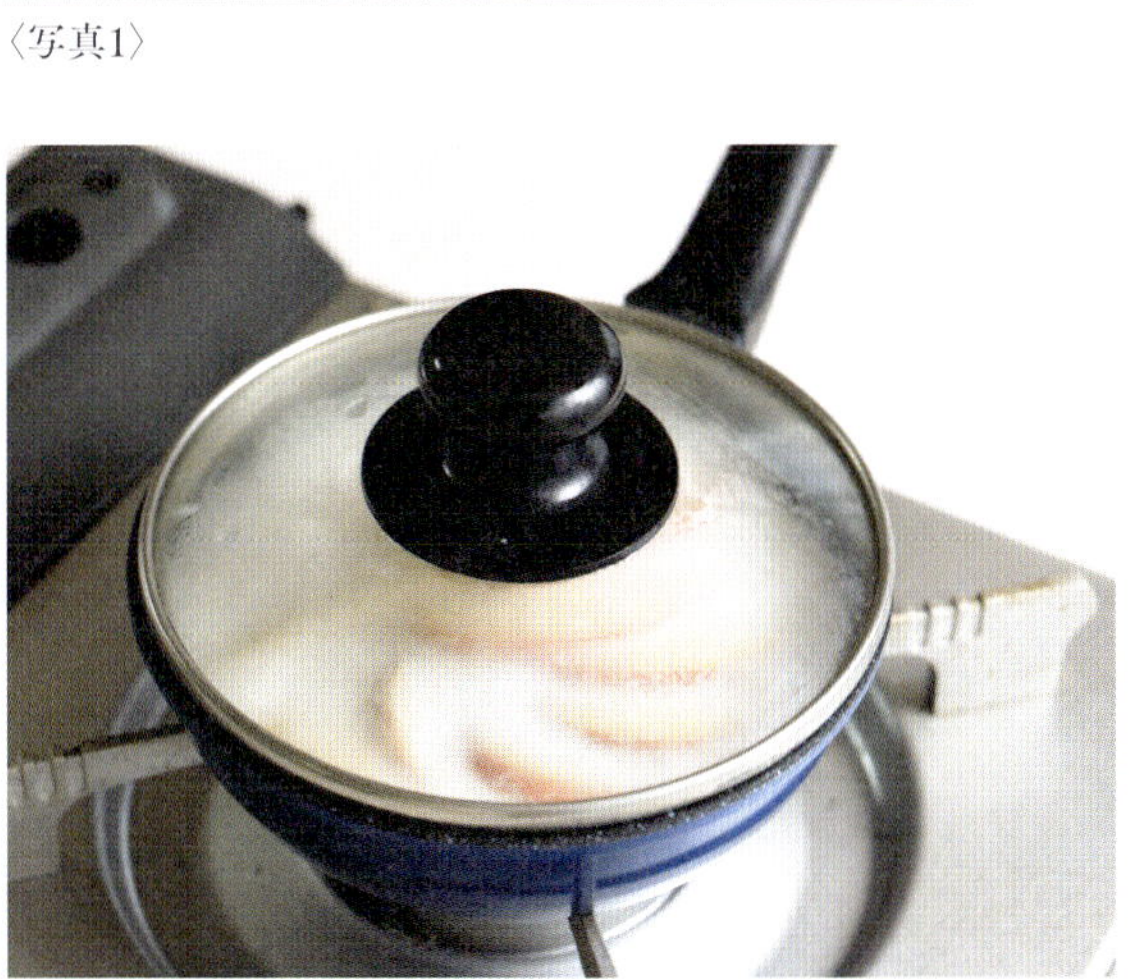
〈写真3〉

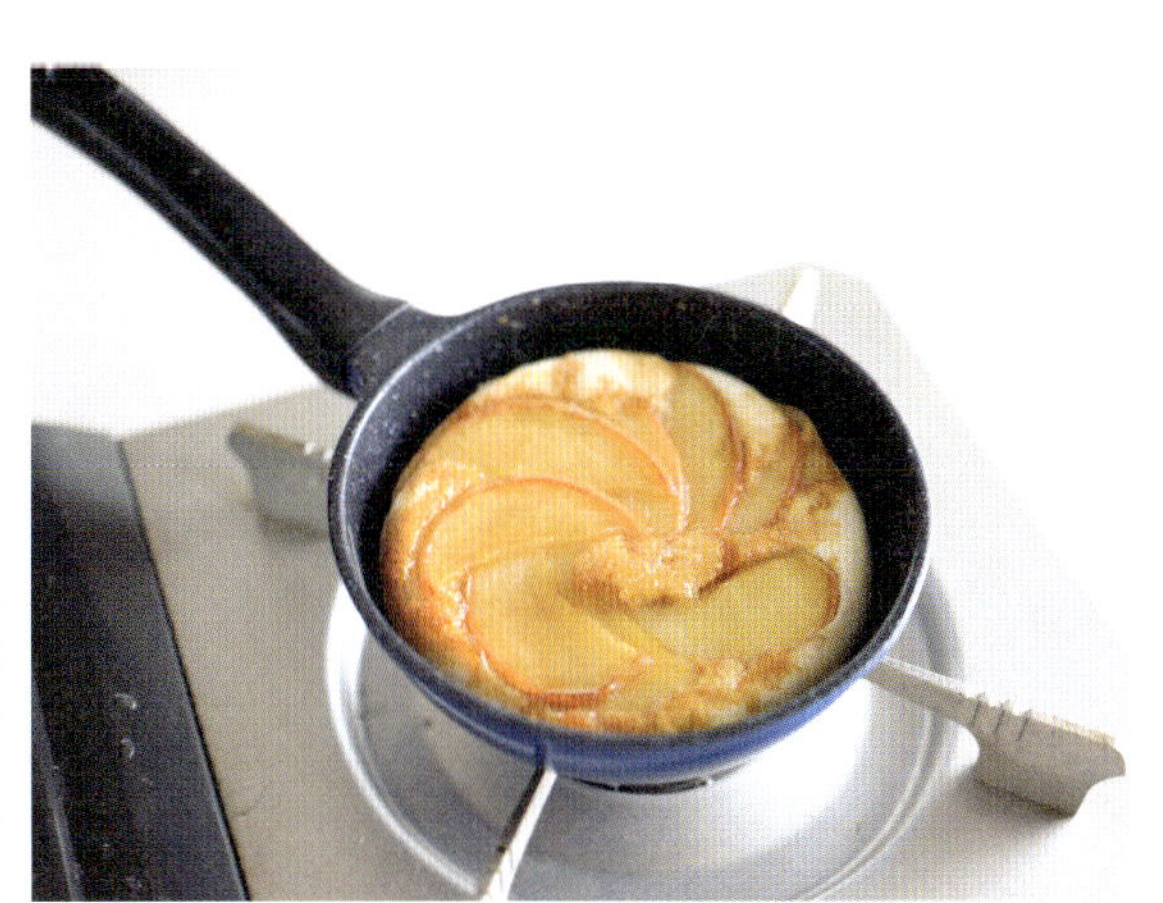
〈写真4〉

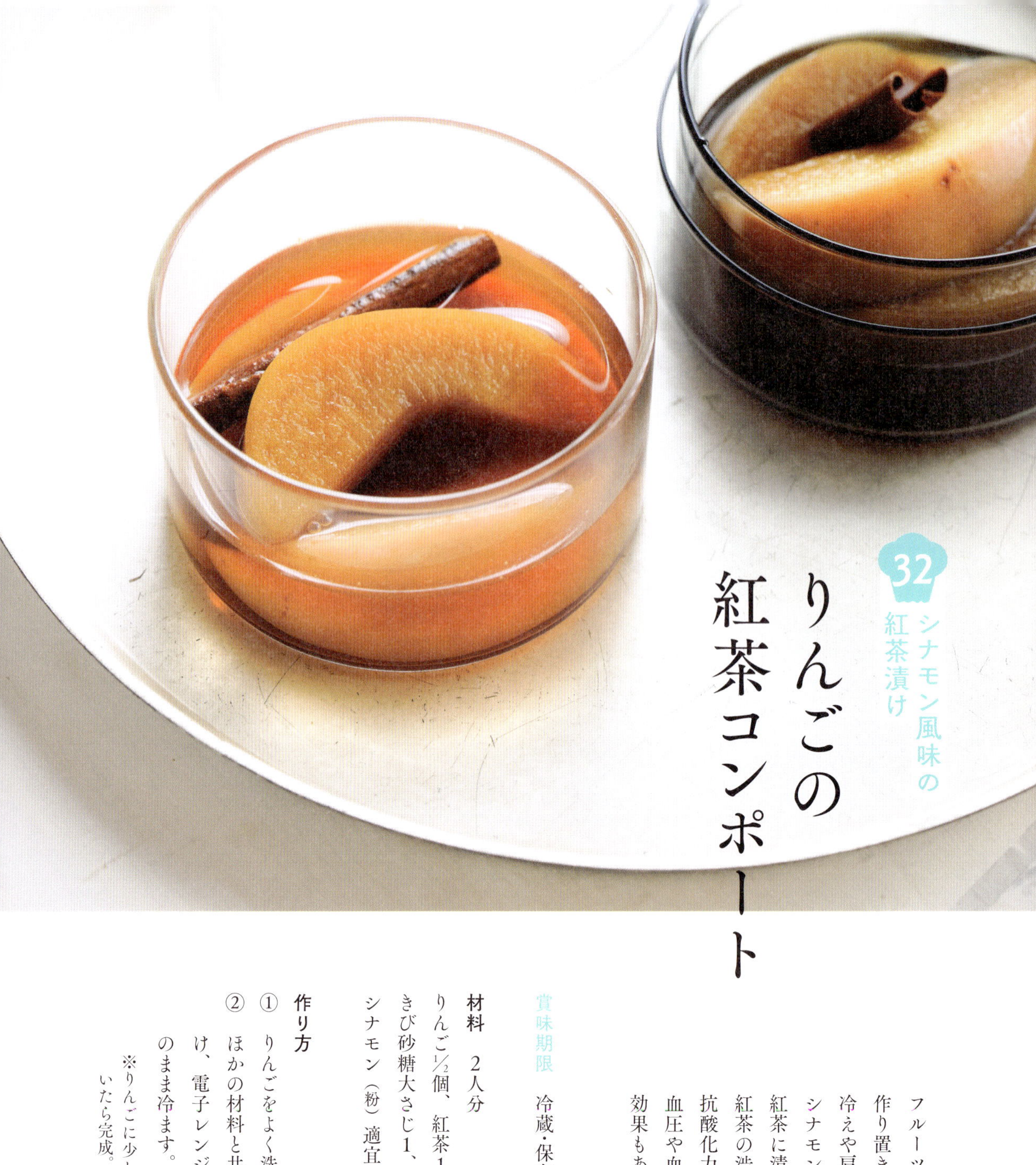

32

シナモン風味の紅茶漬け

りんごの紅茶コンポート

フルーツコンポートを作り置きしましょう。

冷えや肩こり、リラックス効果のあるシナモンを効かせ、りんごを紅茶に漬け込みます。

紅茶の渋みを作るカテキンは抗酸化力があり、血圧や血糖値を抑える効果もあります。

賞味期限　冷蔵・保存容器／1週間

材料　2人分

りんご½個、紅茶150㎖、きび砂糖大さじ1、シナモンスティック1本、シナモン（粉）適宜

作り方

① りんごをよく洗い、皮付きのままくし切りにする。

② ほかの材料と共に耐熱容器に入れる。ラップをかけ、電子レンジ600Wで4〜5分加熱する。そのまま冷ます。

※りんごに少し透明感が出て、紅茶の色がしみ込んでいたら完成。冷ます過程でさらに味がしみ込む。

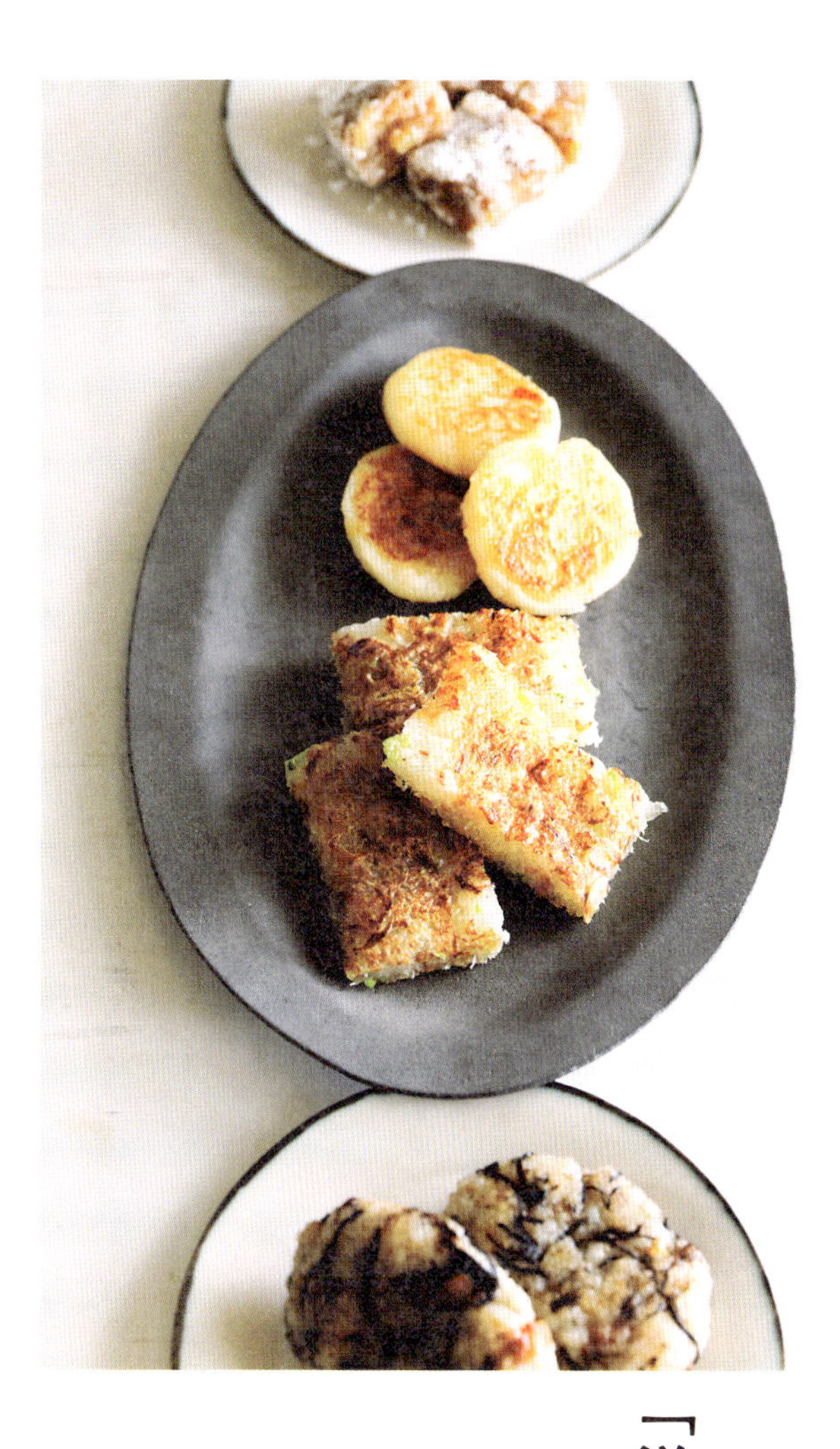

「滋養菓子」の味わい方

本書で紹介したお菓子とおやつ。毎日、楽しんでいただくために知っておくとよいことをQ＆A方式で紹介します。

Q 食べる時間帯はいつがよいですか？

A 3時のおやつだけではなく、食事の補助としての間食、デザート、朝食としても適しています。

効率的に栄養を取り入れることが、健康を維持するための秘訣。帰りが遅くて食事の支度が面倒だ、朝は食欲がない、食が細くなったなどの理由から、食事を抜いてしまう方にこそ、少量でも栄養価の高い滋養菓子がおすすめ。お好きな時間に、気軽に美味しく栄養補給してください。

＊栄養素は消化によって分解された後、約2時間で小腸の吸収が始まり、食後9時間までの間に栄養素の吸収はほぼ完了します。よって、寝る前は、消化に時間がかかる海藻、ごぼうなどの食材を使うおやつは控えた方がベターです。

Q 栄養素によっては、食べすぎは厳禁！というおやつはありますか？

A 過剰に摂取するとかえってからだによくない栄養素はあります。たとえば、脂溶性ビタミンのビタミンA・D・E＝吐き気や倦怠感、下痢腹痛など、水溶性ビタミンのナイアシン、ビタミンB_6、葉酸＝血管や細胞にダメージを与えることがあります。

本書で紹介したお菓子やおやつには、それらの栄養素を含むものがありますが、いずれも基準値以内です。レシピ通りに完成したお菓子は、安心しておめし上がりいただけます。

Q 「滋養菓子」は、大切な栄養素がかなり摂れるものばかりでした。一日にどのくらい食べたらよいですか？

A コツコツと毎日続けることで栄養効果、健康効果が高まります。なので、レシピ内の量であれば問題なくおめし上がりください。ただし、健康によいからと言って、食べすぎないようにしましょう。

「日々のおやつ」総集編

2章のお菓子・おやつの食材&栄養のお話をもうちょっと詳しく知りたい方のために、Q&A方式でご紹介します。

Q 食物繊維の多いクッキーを作るなら、**「おからのほっこりビスケ」**（P42）の、おからが最強ですか？

A 今回使用したパウダータイプのおからは、100gにつき食物繊維43・6gです。本書で登場した食材と比較すると、100gにつき、木綿豆腐1・1g、茹で大豆6・8g、きなこ18・1g、米粉0・6g、そば粉4・3gなので、その最強さがよくわかると思います。

食物繊維は腸を刺激して便秘解消の効果があります。腸内環境を整え、血糖値の上昇をゆるやかにしてくれますので、生活習慣病の予防に役立ちます。

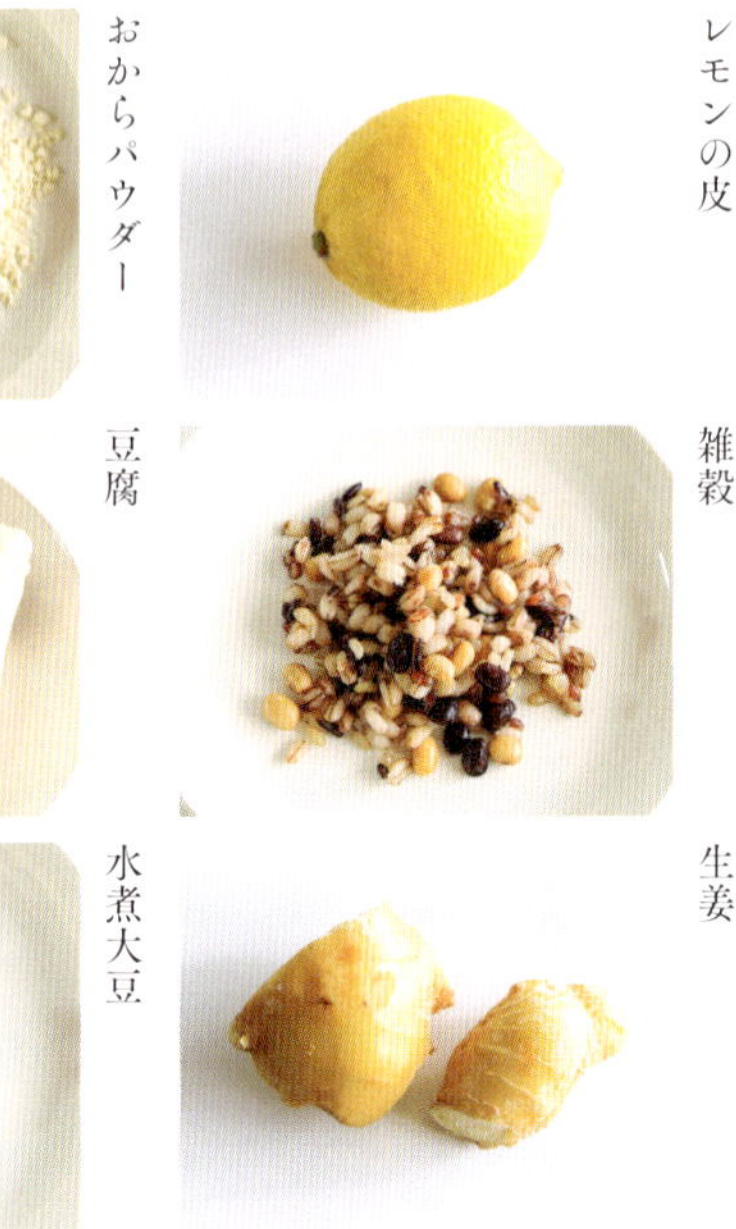
レモンの皮
雑穀
生姜

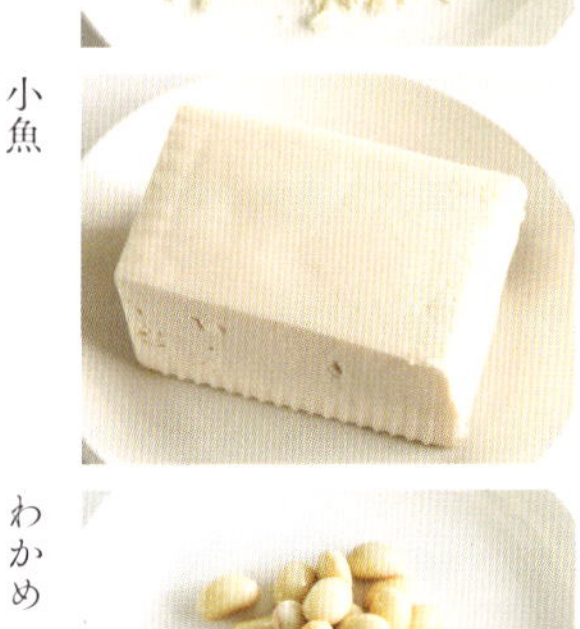
おからパウダー

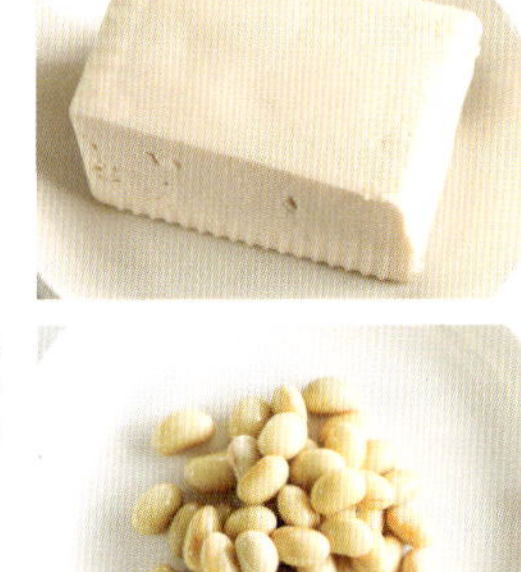
豆腐

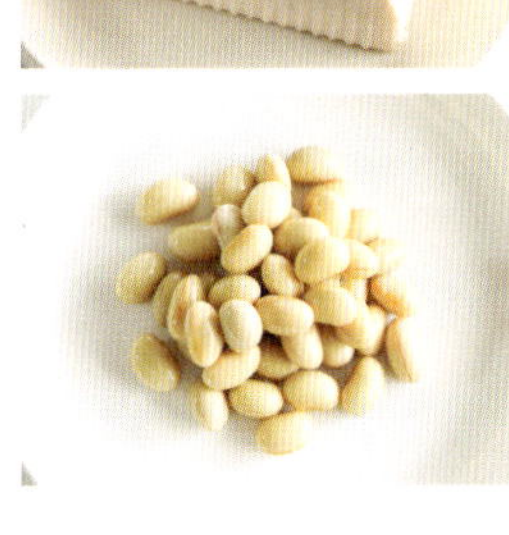
水煮大豆

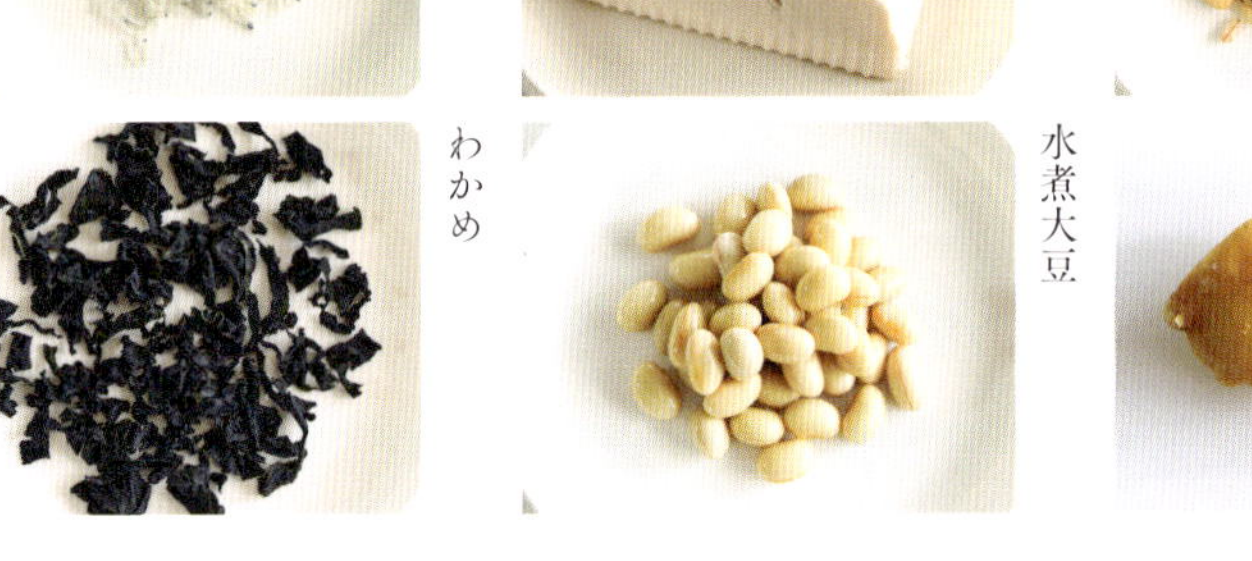
みそ
小魚
わかめ
ココア
黒糖

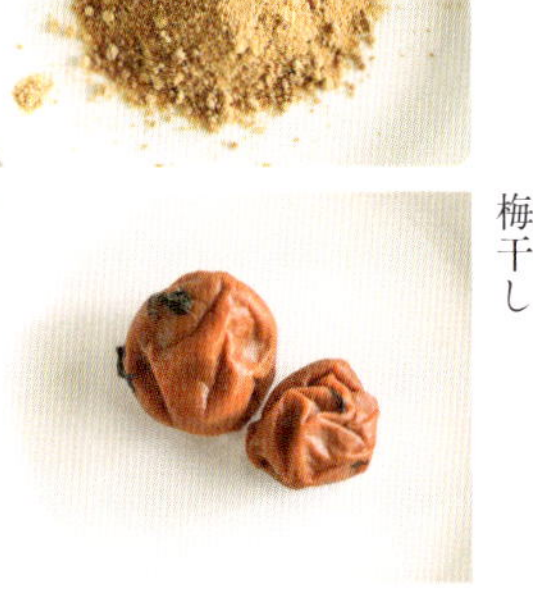
梅干し

Q **「じゃことわかめの焼き菓子」**（P46）で、酢にわかめを漬けてから使ったのはどうしてですか？

A わかめの調理に酢を使用すると、カルシウムなどミネラルの吸収率が上がります。作るときのコツは、粉類にお酢を加えるのではなく、酢にわかめを漬けること。その方がミネラルの吸収率がアップします。

Q ココアで作る**「チョコクリームサンド」**（P48）は、チョコレートを使うより、どのくらいヘルシーですか？

A ココアにもチョコレートにもカカオが含まれていますが、ココアは脱脂したカカオペーストを粉末にしたもの。そのため、チョコレートよりも脂質、カロリー共に抑えられ、さらに糖質は1/3に抑えられます。カカオの栄養価は、たんぱく質、カルシウム、ビタミンB群を含み、それに加えてココアにはポリフェノールも豊富です。

Q **「黒糖と梅の水あめ」**（P50）で使った黒糖。普段、使い慣れていないので、元となる原料や栄養価について教えてください。

A 黒糖には砂糖の主成分であるショ糖以外に、ナトリウム、カリウム、カルシウム、マグネシウム、リン、鉄などミネラルが豊富です。さらに、B_1、B_2、B_6なども含まれていて、白砂糖にはない栄養が期待できます。黒糖の原材料は「サトウキビ」ですが、他の材料を含んだ、加工黒糖もあります。原材料名に「サトウキビ」とだけ書かれたものを選びましょう。本書では使いやすい粉末タイプを使用しています。

Q 昔ながらのおやつもいろいろ登場しています。**「おしゃぶり酢昆布」「ポリポリ小魚ナッツ」**（P52）は、手作りすると添加物や保存料を入れずに作れてよいですね。

A 市販のお菓子は保存期間を長くする、味や風味をよくするなどの理由からどうしても添加物や保存料を添加する必要があります。すべての添加物が悪者とは言えないのですが、手作りおやつは食材のすべてを確認できますから、安心・安全と言えるでしょう。

保存料の中でも、着色料は見栄えをよくするためのもの。味や保存性には無関係なので、着色料の入った食品は買わない選択もベターです。

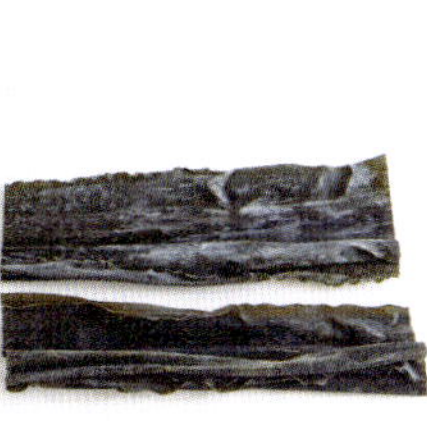
昆布

ごぼう

甜菜糖

黒すりごま

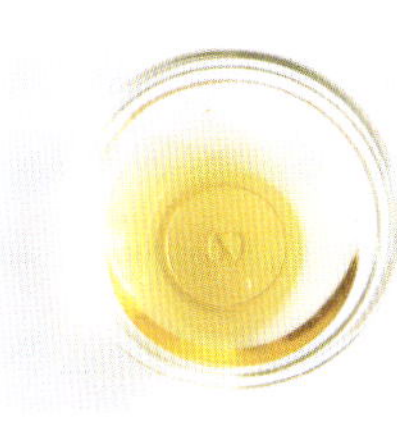
米酢

れんこん

小えび

かぼちゃ

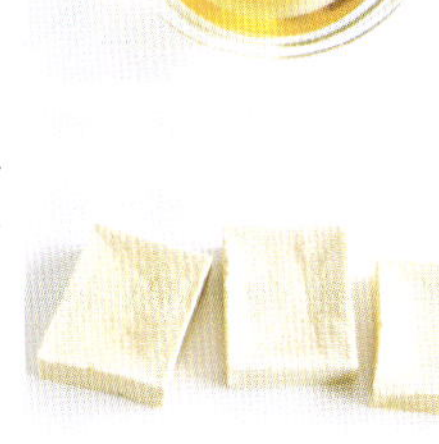
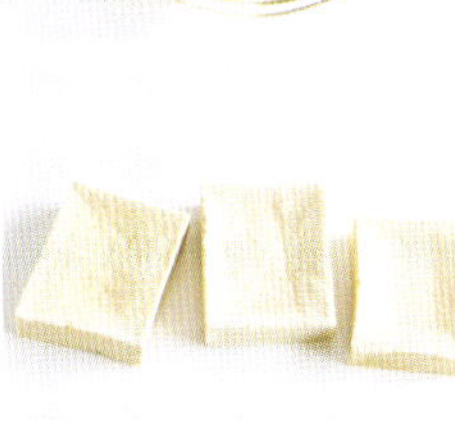
高野豆腐

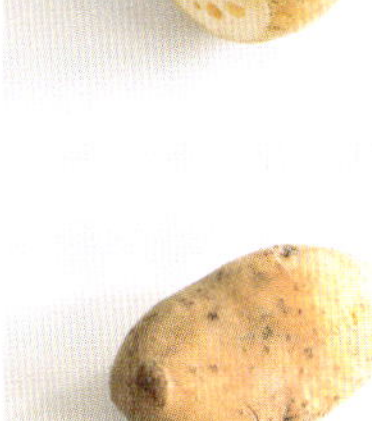
じゃが芋

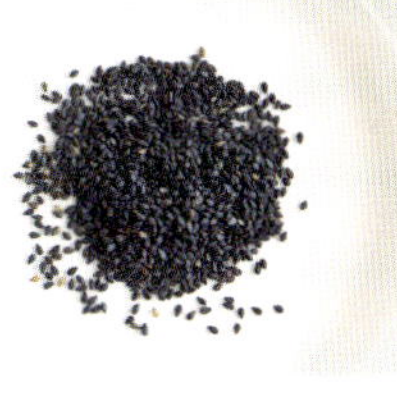
黒ごま

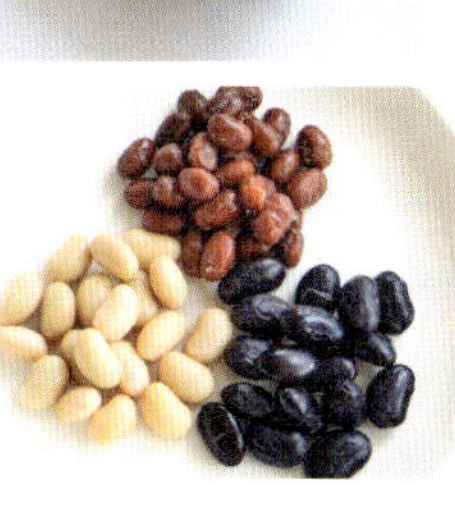
ドライ黒豆・ドライ大豆・ドライ小豆

Q 玄米は消化が悪いと言われています。**「玄米ぽん」**（P56）は炒るだけですが、気をつけることはありますか？

A 玄米の外皮は食物繊維なので消化しにくい部分です。から炒りすると、外皮が割れて細かくなり、消化しやすくなります。しっかりとはじける音がするまで炒ることが大切なポイント。また、炒ると玄米独特の臭みがなくなり、香ばしくなります。「玄米ぽん」が残ったら、お米と一緒に炊いてみましょう。通常の玄米ご飯より消化のよい、食べやすい玄米入りご飯になります。

Q **「大根の葉と小えびの大根餅」**（P73）では、大根おろしを使いました。大根おろしには酵素効果があるとのことですが、焼いても効果は変わりませんか？

A 残念ながら、大根おろしの酵素効果は、加熱により大半が失われてしまいます。ただ、加熱すると甘みが強くなるので、自然な甘みを楽しむことができます。また、大根の葉には脂溶性ビタミンのAとEが含まれ、油と一緒に調理すると吸収率が高まります。

Q 「**ひじきと梅おかかの五平餅風**」（P74）は、1〜2個でお腹がいっぱいになります。なにかプラスしてバランスのよい間食にするコツを教えてください。

A 一般的には一日200㎉の間食が適量とされています。このおやつは1個につき41㎉なので、たんぱく質が豊富な豆乳ドリンクと一緒に摂るとよいでしょう。

朝ごはんなら、カロリー不足を補うために、豆や豆腐を入れた具だくさんのみそ汁をプラスするのがおすすめ。

主食材のひじきには、骨の材料となるカルシウム、便秘・生活習慣病予防に必要な食物繊維、甲状腺ホルモンを作るヨウ素、抗酸化作用のβカロテン、骨の健康・血圧低下に欠かせないマグネシウムなどの栄養素が含まれています。

Q 「**豆腐だんご2種**」（P76）は、白玉粉と豆腐だけでとても柔らかいだんごになりました。それはなぜですか？

A 白玉粉はでんぷん性食品なので調理後、時間が経つに連れてでんぷんが老化し、固くなる性質があります。豆腐を加えると、一般的な水で作る白玉粉に比べ、でんぷんの老化を遅らせることができます。その理由は、豆腐には水分を長時間保持できる性質があるから。だんごの柔らかさが長持ちするのもそのためと考えられます。

豆腐は女性ホルモンと似た抗酸化作用のあるイソフラボンを含んでいます。コレステロール値の上昇を抑える効果も期待できます。

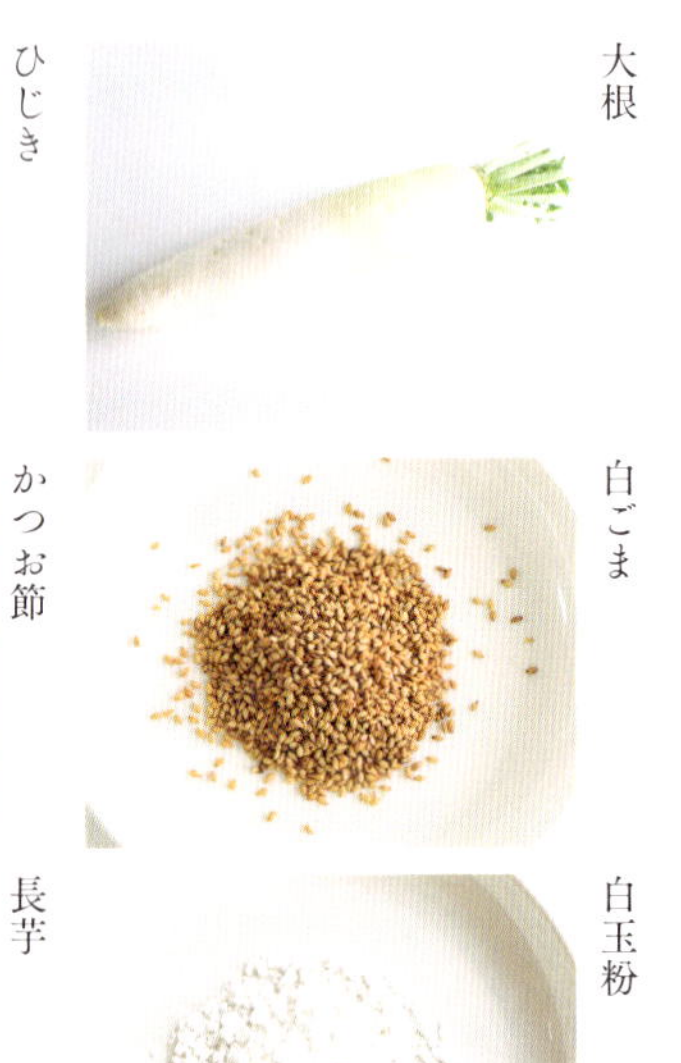

大根

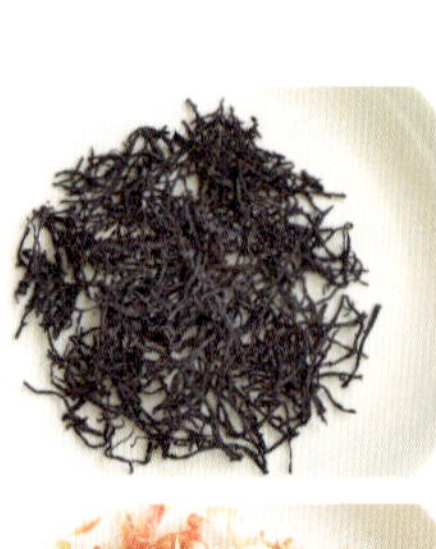

ひじき

ドライデーツ

ブルーベリー

白ごま

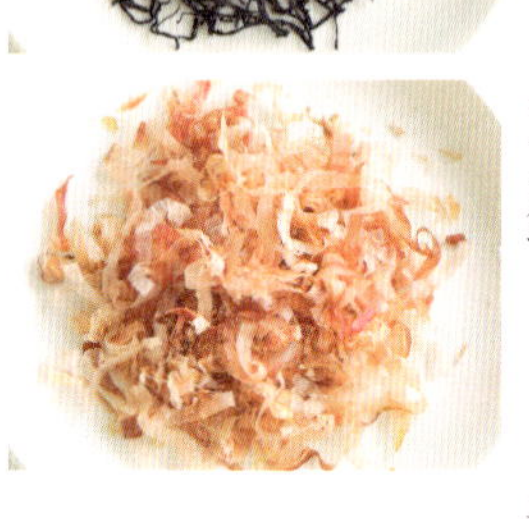

かつお節

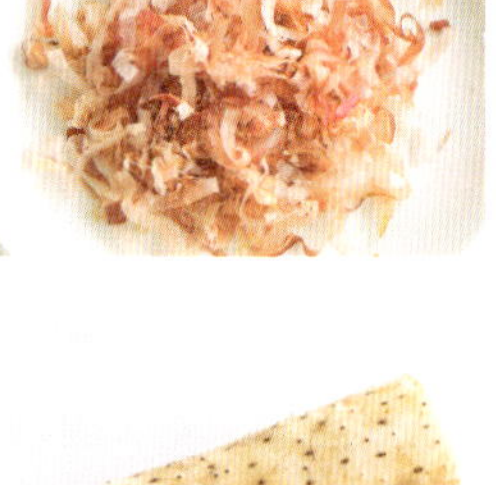

ケール

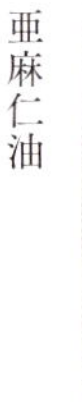

亜麻仁油

白玉粉

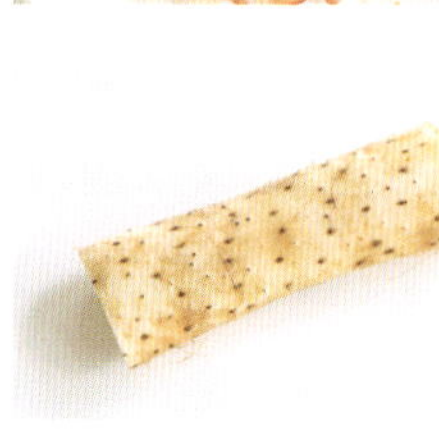

長芋

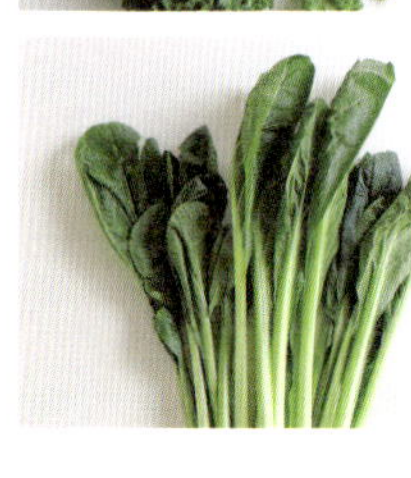

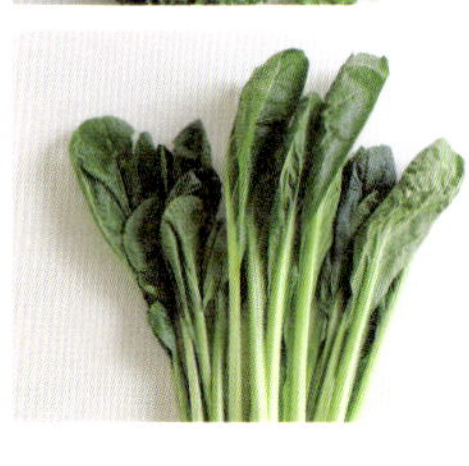

小松菜

シナモンスティック

Q 「**葉野菜とブルーベリーとプルーンのスムージー**」（P85）に加えた、亜麻仁油について教えてください。

A アマ科アマ属の一年草、「亜麻」の種子である亜麻仁から摂取される油を亜麻仁油といいます。

人間が体内で生成できず、食品からの摂取が必要となる必須脂肪酸のひとつ、オメガ3系脂肪酸（α—リノレン酸）を豊富に含んでいます。

オメガ3脂肪酸には、アレルギー症状など炎症を抑える働き、コレステロールの除去、動脈硬化・血栓の予防、血圧を下げるなどの作用があります。

不安定で酸化しやすいのが特徴で、特に熱に弱いので、加熱して使うレシピは適しません。スムージーやジュース、サラダなどに加えるのがおすすめです。

この本の決まり

・材料や作り方で表示している大さじ1は15㎖、小さじ1は5㎖、1カップは200㎖です。

・電子レンジは600Wを使用しています。

・ポリ袋は23×33㎝を使用しています。お手持ちのポリ袋でも代用できます。

・米粉は水と混ぜ合わせると、サラサラとした状態になるもの、もったりとした状態になるものの2種類にわかれます。本書では、サラサラ系を使用しています。米粉を買い求めたら、米粉と水各大さじ1を混ぜ合わせ、どちらのタイプか確かめてください。もったり系の場合は、それぞれのレシピ表示の水分に大さじ1の水をプラスします。

・甘酒は、米麹、酒粕の2種類があります。本書では、原材料が米の麹タイプの「2倍濃縮」を使用します。

・保存方法は常温の場合、保存容器に入れます。冷蔵の場合はラップに包んでから保存容器入れます。冷凍の場合は、個別にラップで包んでから冷凍保存用の袋または容器に入れます。

・賞味期限/常温とは、熱したり、冷やしたりしない室内のほどよい温度。15~28℃のことをいいます。

・食材の栄養価、含有量は「日本食品標準成分表（八訂）」を参考にしています。

滋養菓子 ととのえ別索引

2章のお菓子とおやつも、一章で紹介した「ととのえおやつ」と同様の効果があります。
栄養価としては1章のお菓子とおやつの方がととのえ力が高いですが、
複数の効果が期待できるものもあります。

01 パワーおやつ

免疫力アップ
風邪予防、
花粉症予防に

02 ほねほねおやつ

骨折
骨そしょう症予防に

03 てつてつおやつ

貧血予防
月経、
妊娠時に

04 ごはんおやつ

脳の栄養
エネルギー補給に

05
たんたんおやつ
筋肉
骨
臓器を強くする

枝豆入りそば粉餅（P20）／そば粉とくるみのクッキー（P41）
大豆ときなこのみそ棒（P44）／豆乳わらび餅（P66）／とろとろ豆乳ごまドリンク（P69）
米粉の黒糖クレープ きなこクリーム添え（P78）

06
目力おやつ
疲れ目に

人参とプルーンの蒸しケーキ（P21）／ゼラチンフルーツ茶（P31）
葉野菜とブルーベリーとプルーンのスムージー（P31）

07
あげあげおやつ
気分の落ち込み
不眠に

バナナ豆乳プリン（P24）／チョコクリームサンド（P48）
黒糖と梅の水あめ（P50）／とろとろ豆乳ごまドリンク（P69）

08
超活おやつ
腸内環境を整える
便秘、
ダイエットに

寒天の水菓子3種（P26）／おからのほっこりビスケ（P42）／チョコクリームサンド（P48）
おしゃぶり酢昆布（P52）／なんでもチップス（P54）／シンプル芋けんぴ（P60）
3色豆ようかん・甘酒ようかん・かぼちゃようかん（P62）／生姜風味の甘酒餅（P68）
とろとろ豆乳ごまドリンク（P69）／そば粉の焼き芋クレープロール（P79）
米粉の黒糖クレープ きなこクリーム添え（P78）／焼きりんごのカラメルケーキ（P86）
りんごの紅茶コンポート（P88）

09
ほかほかおやつ
冷えが気になる
自律神経を整えたい

ピスタチオとごま入り甘酒（P30）／甘酒仕込みの生姜クッキー（P40）
チョコクリームサンド（P48）／生姜風味の甘酒餅（P68）

10
美肌おやつ
日焼けによるシミ
シワ予防に

ゼラチンフルーツ茶（P31）／レモンと雑穀のビスケット（P37）
ソフトじゃがチップ（P59）／シンプル芋けんぴ（P60）
葉野菜とブルーベリーとプルーンのスムージー（P83）

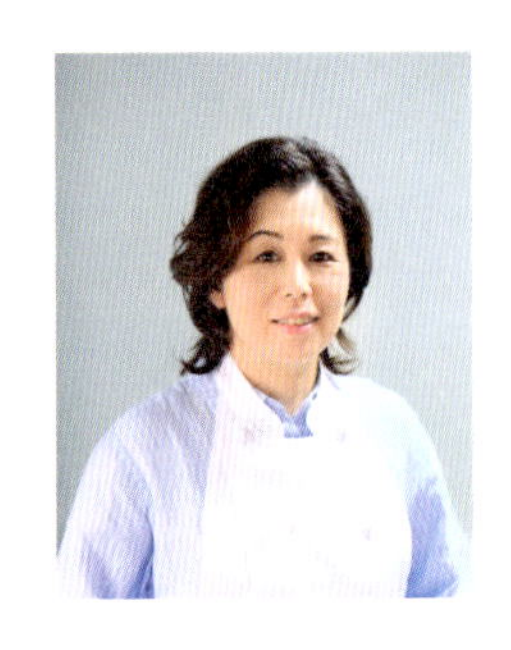

沼津りえ

管理栄養士、調理師、料理教室「COOK会」主宰。東京・阿佐ヶ谷を中心に、多くの料理教室を開催。バラエティー豊かで楽しいレッスンが好評で、教室はいつも盛況。シンプルで食材の旨みを引き出すおしゃれなレシピに定評があり、新聞・雑誌・テレビなどのメディアでも精力的に活動中。著書に『食品長持ち保存術』『55分で焼きたてパン』『米粉があれば！パンもおかずもおやつも極上』（主婦の友社）『低糖質だからおいしい！「おやつ&スイーツ」』（K&M企画室）など多数。

装丁・デザイン　平塚兼右（PiDEZA Inc.）
撮影　宮濱祐美子
スタイリング　諸橋昌子
調理アシスタント　沼津そうる
企画・編集　鈴木聖世美（hbon）
編集担当　平島実
協力　共立食品株式会社
https://www.kyoritsu-foods.co.jp/
撮影協力　UTUWA

からだとこころがととのう
滋養菓子

2024年9月25日　初版第1刷発行

著者　沼津りえ
発行者　廣瀬和二
発行所　株式会社日東書院本社
〒113-0033　東京都文京区本郷1-33-13　春日町ビル5階
TEL：03-5931-5930（代表）
FAX：03-6386-3087（販売部）
URL：https://www.tg-net.co.jp
印刷　三共グラフィック株式会社
製本　株式会社セイコーバインダリー

 ISBN 978-4-528-02456-4